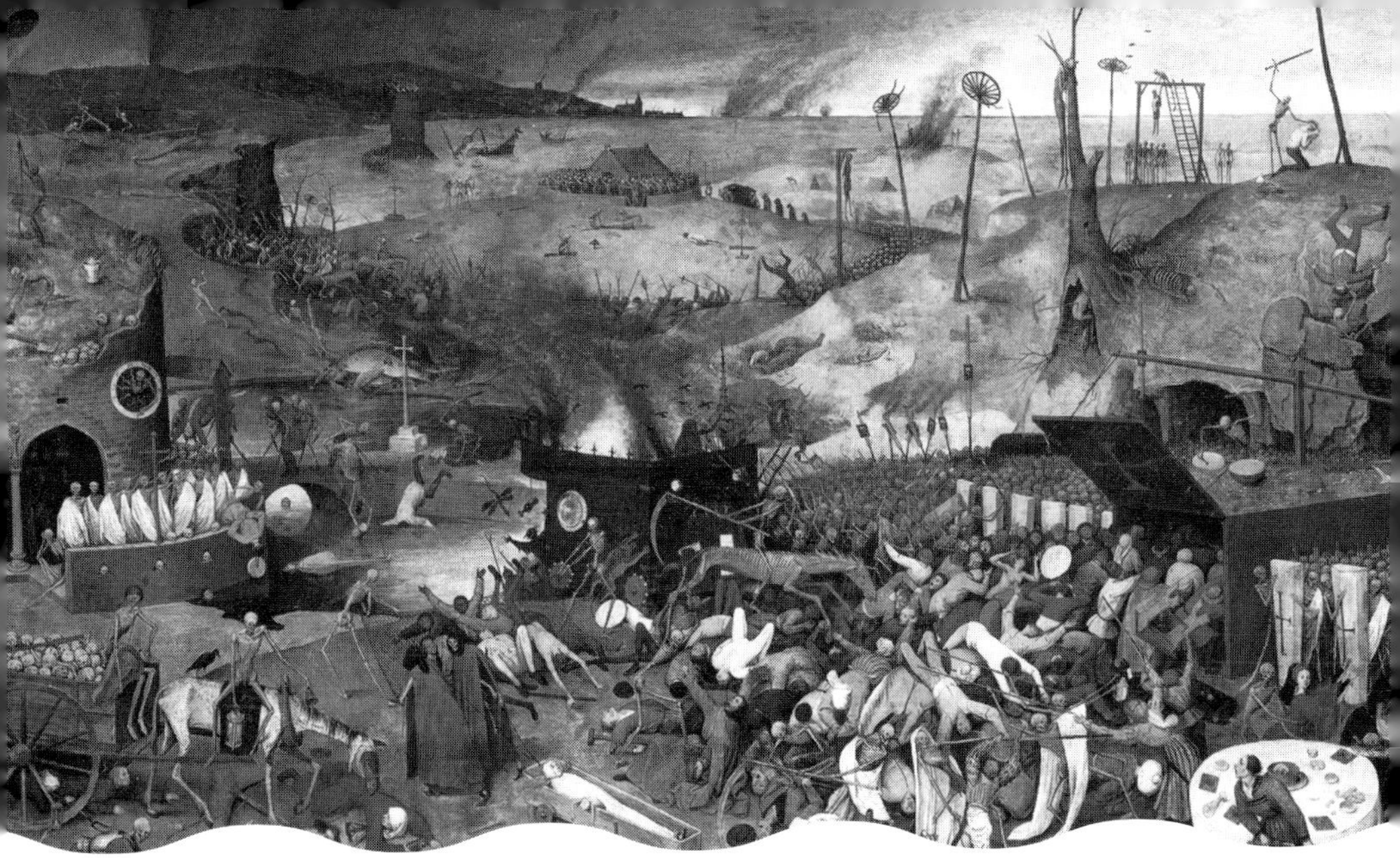

海と
ヒトの
関係学
4

疫病と海

秋道智彌・角南篤
編著

西日本出版社

目次

凡例　文中の（著者名　年号）は節末の参考文献を参照のこと。

はじめに

疫病の海洋人類史

秋道智彌

新型コロナウイルス感染症（COVID−19）がパンデミックの情況にある現在、疫病や感染症への関心が大きく高まっている。人類の疫病については、歴史を踏まえた研究が多い（マクニール 二〇二〇・石 二〇二〇、加藤 二〇一八、ダイアモンド 二〇一二、ハンセン、フレネ 二〇〇八、立川 一九八四）。国家や地域に着目した研究も、日本（酒井 二〇〇八）、中国（飯島 二〇二〇）、インドネシアのスラウェシ島（Healey 2005）、一九世紀中葉の琉球王国（照屋 二〇〇四、Jenkins ed. 2005、帆刈 二〇一五）、近代の上海（福士 二〇一〇）など多彩である。

さらに、ペスト（ケリー 二〇〇八）、梅毒（ケテル 一九九六、福田・鈴木 二〇〇五）、コレラ（見市 二〇二〇）、壊血病（バウン 二〇一四）など、特定の疫病を扱う研究や、交易と疫病の交錯に関する横断的研究がある（脇村 二〇〇五）。

医療史・疫病史の膨大な蓄積はあるが、疫病と海について包括的に論じた研究は見あたらない。本書では人類の疫病と海との関係性を第1章で人類史的視点から多角的に論じる。第2章では、海運に収斂《しゅうれん》して疫病と船舶についての話題を提供する。第3章では、海水に溶存ないし海生動物に蓄積された有毒物質や環境攪乱《かくらん》物質が人体や生態系、水産業にたいする影響について自然科学的なアプローチから検討する。第4章で人類はいかに疫病を封じ込めてきたかについて検証し、第5章でポストコロナ時代に向け、海に着目したヒトの新しい生き方を提案したい。

海を渡る疫病の世界史

疫病のポート・モデル

古来より、海は疫病の元となるさまざまな病原体を運んできた。船はその手段であり、疫病を輸送し寄港地で陸域に拡散させる歴史を刻んできた。出航前にヒトとモノが船に積載される（P1）。病原体をもつ可能性があるのは、ヒトと動植物・土壌・食品・飼料・水などである。出航後、航海を経て（O1）、寄港地でヒトとモノの入れ替えが起こる（P2）。ここで病原体をもつヒトと荷下ろしされたモノは陸地で疫病を拡散する。そして、新たに別の病原体が船に積み込まれ、つぎの航海へと進む。P1―O1―P2の過程で、病原体のキャリアが港（ポート）で出入りするとともに、航海中に感染が拡大し、壊血病のような疫病も新たに発生する。海における疫病の去就は、出航―航海―寄港の過程をユニットとするポート・モデルとして策定できる（図1）。バラスト水もこのモデルに当てはまる。以下、具体的な疫病と港・航海とのかかわりの歴史を例証してみよう。

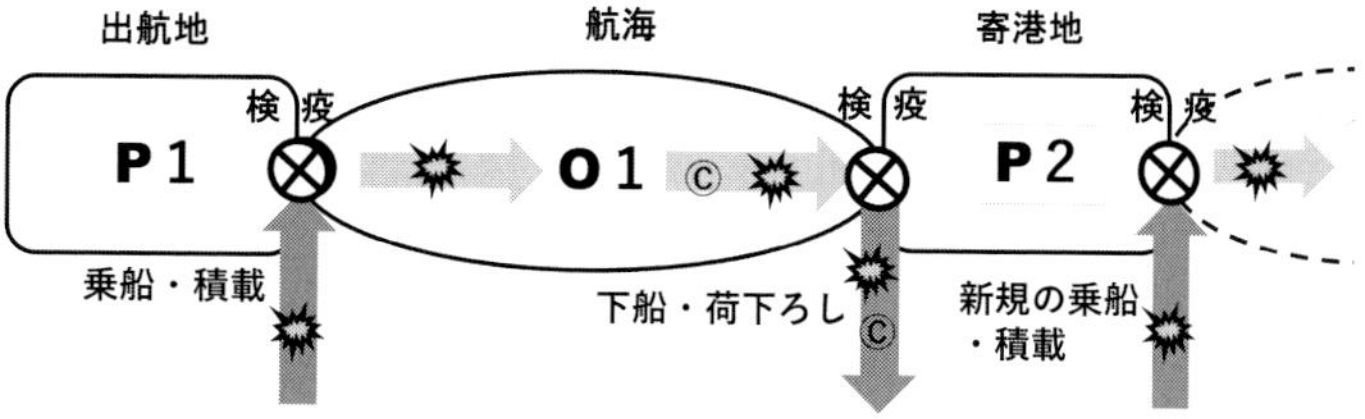

図1　海における疫病の拡散に関するポート・モデル（Port Model）

✸：病原体で、P1とＰ２の各ポートで出入りする (cf.COVID-19)
©：航海中（O1）の新規の疫病（cf. Vitamin-C 欠乏症：壊血病）
⊗：出航・寄港のさいの検疫で、実施されない場合もある

ヒトの拡散と風土病

人類史のなかで、動物媒介の疫病がヒトの移動とともに広がった例がある。本書で飯島渉は藤田紘一郎（一九九九）の説を踏まえ、リンパ系フィラリア症の病原体である東南アジア起源のバンクロフト糸状虫が、媒介蚊を通じて根栽農耕をともなうヒトの海を越えた拡散により東のオセアニアと西のアフリカに伝播《でんぱ》した例を挙げてい

る。ちなみに、日本でフィラリア症は長崎、鹿児島、愛媛、宮古諸島の風土病であり、明治期には西郷隆盛も罹患《りかん》した。現在、フィラリア症はジエチルカルバマジン（DEC）の駆虫薬の投与で完治し、根絶された歴史がある。

梅毒の拡散と海

梅毒の場合はどうか。C・コロンブスによるアメリカ「発見」後、乗組員が梅毒をもち帰ったとする梅毒中米起源説は、中米の古人骨に骨の腫瘍などの梅毒特有の病変が検知されたことで支持されている。直後、ヨーロッパで起こった第一次イタリア戦争（一四九四〜九五年）に、コロンブス隊のスペイン人船員でフランス軍傭兵《ようへい》として参加したものがあり、梅毒はまたたく間に拡散した。

南北アメリカと旧大陸間における疫病の移動は「コロンブス交換」の例であり（Crosby 1973）、梅毒以外にシャーガス病、黄熱病、イチゴ腫などが新大陸から旧大陸にもたらされた（図2）。

日本に梅毒が伝染した最初は永正《えいしょう》九（一五一二）年であった。中国では弘治《こうち》一八（一五〇五）年に梅毒が広東《かんとん》で流行しており、広東—那覇《なは》の感染経路が考えられる（稲福一九九五）（第1章の黒嶋を参照）。梅毒の日本への拡散は、F・マゼラン隊による世界周航（一五一九〜二二年）よりも早

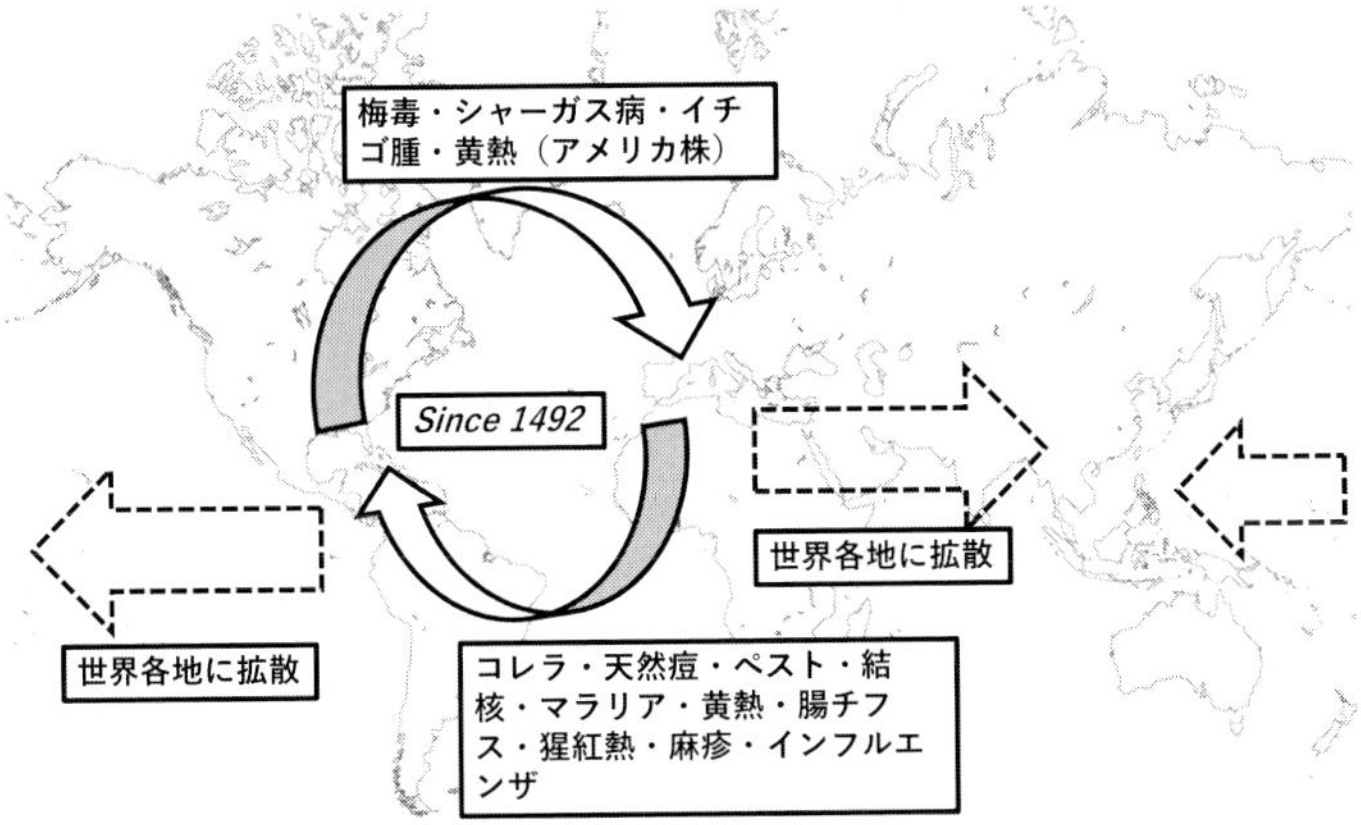

図2　コロンブス交換と疫病

多くの感染症が南北アメリカにもたらされた。多種類の栽培作物が旧世界に恩恵を与え、コーヒー・サトウキビなどのプランテーション作物が新世界に導入された。銃・鉄・アルコールなど、社会の発展とともに劣化・崩壊させる元となるモノが南北アメリカにもたらされた（ダイアモンド　2012）。アフリカ黒人も奴隷として新大陸に運ばれた。

かった（福田・鈴木　二〇〇五）。

琉球王国時代、那覇市内には花街（ジュリ）が三ケ所あった。花街は尚貞《しょうてい》四（一六七二）年、王府の命で創設され、このうち渡地《わたんじ》では那覇港に出入りする船員や島尻《しまじり》方面からの客を相手にした。王府による花街への集住政策以前からも、交易で来島する客をとる遊女の存在があった（萩尾　二〇〇六）。

「鎖国」下の江戸時代、オランダ人だけが寛永《かんえい》一三（一六三六）年に完成した長崎の出島に居留した。長崎奉行所は元禄《げんろく》二（一六八九）年に長崎市中に唐人屋敷を完成させ、中国人商人を市中に住まわせた。

「断なくして阿蘭陀《おらんだ》人出島より外江出る事」とある通り、オランダ人は出島の外へ出ることは禁止された。ただし、「傾城《けいせい》之外女入事」とあり、芸者は出島で商売をすることができた。

天然痘と文明の崩壊

天然痘は紀元前から知られ、一八世紀末、E・ジェンナーによる牛痘ワクチンの発明以降、一九八〇年の根絶宣言まで、じつに三〇〇〇年以上にわたり人類を苦しめた。最近、ヨーロッパの古人骨と歯から、現生の天然痘とは異なる遺伝子配列のウイルスが検出された。時代はヴァイキング時代（六〜一五世紀）に相当する（Mühlemann *et al.* 2020）。

一六世紀、天然痘やその他の疫病は中南米の文明を崩壊させる要因ともなったコロンブス交換の例である。大西洋を横断したH・コルテスはカリブ海のイスパーニャ島に滞在後、メキシコに上陸し、内陸部のアステカ帝国で侵略を繰り返すなかで兵士が疫病をもたらした（第2章の江藤を参照）。

南米では、F・ピサロの侵入前からカリブ海沿岸から伝播した天然痘がすでに一五二七年にコロンビア南部で大流行していた。インカ帝国の王も感染し、皇位継承の内紛もありインカ帝国は疲弊し、スペイン勢力の圧倒的な介入により滅亡した。

北米では、白人の入植後、イヌイットや北西海岸のハイダの社会に結核や天然痘がもたらされた（第1章の岸上を参照）。この場合も、捕鯨業者や毛皮業者などの海を介して北米に至った白人が疫病の「運び屋」となった。

強制労働力と疫病

スペイン、ポルトガルはカリブ海の島じまや南米におけるサトウキビ農園の労働力としてアフリカの黒人を奴隷として大量に送り込んだ。かれらが南米の下船地に持ち込んだ天然痘や新たな感染症に先住民が罹患して大量の死者を出した。オセアニアでもラパヌイ（イースター島）のポリネシア人をペルーのグアノ採掘労働に一〇〇〇名以上が酷使され、島に戻ったわずかな人びとも疫病に感染していたため、人口が激減した（第1章の片山を参照）。

アボリジニと天然痘・ペスト

オーストラリアには狩猟採集民のアボリジニが六万年ほど前から居住してきた。一七七〇年四月二九日、J・クックはシドニーのボタニー湾に上陸し、英国の流刑地として領有を宣言した。最初の天然痘がアボリジニで見つかったのは一七八九年四月であり、同年一～三月に来航したフランス船から感染が広がった（Goldsmid 1988）。その後、天然痘は一八二九～三一年、一八八一―八二年、一九一三年と大流行を繰り返し、アボリジニだけでなく白人も数多く命を落とした。

西洋人の来航以前、インドネシア方面からマカサーンと呼ばれる漁民がアーネムランドに至り、ナマコの採集と加工に従事した（鶴見　一九九〇）。アーネムランドにはモンスーン風に乗り冬季に至り、半年滞在し、乾燥ナマコを持ち帰った。マカサーンは漁業遠征を通じて疫病をオーストラリアに持ち込んだ。一八六一～六六年に北部準州で、一八六五～六九年にウエストオーストラリア州北西部で大流行した天然痘の感染源はアジアからの漁民であった（Goldsmid 1988、坂口・中園　二〇〇四）。

オーストラリアで一九〇〇～〇九年に起こったペストは船により持ち込まれたクマネズミとノミが原因であった。ペストはニューカレドニアからの船で侵入したが、感染の「起源地」はアジアである。ペスト菌に感染したネズミやノミはオーストラリアで輸入港となったメルボルン、アデレードを中心に、シドニー・パース・フリマントル・ブリスベーン・ケアンズに拡散した。だが、輸送船が寄港しなかったタスマニアやアーネムランドでの感染は皆無であった（Cumston & McCallum 1926; Goldsmid 1988）（図3）。

疫病と検疫

検疫のない時代や地域では、疫病の拡散は寄港地がネックとなった。検疫（quarantine）の語源は、イタリア語のベネツィア方言で「四〇日間」を表すクワランテーナ（quarantena）である。

ペストと検疫

一三四七年に端を発するペスト（黒死病）は欧州各地で猛威をふるった。その後、一七世紀までの間にアジア

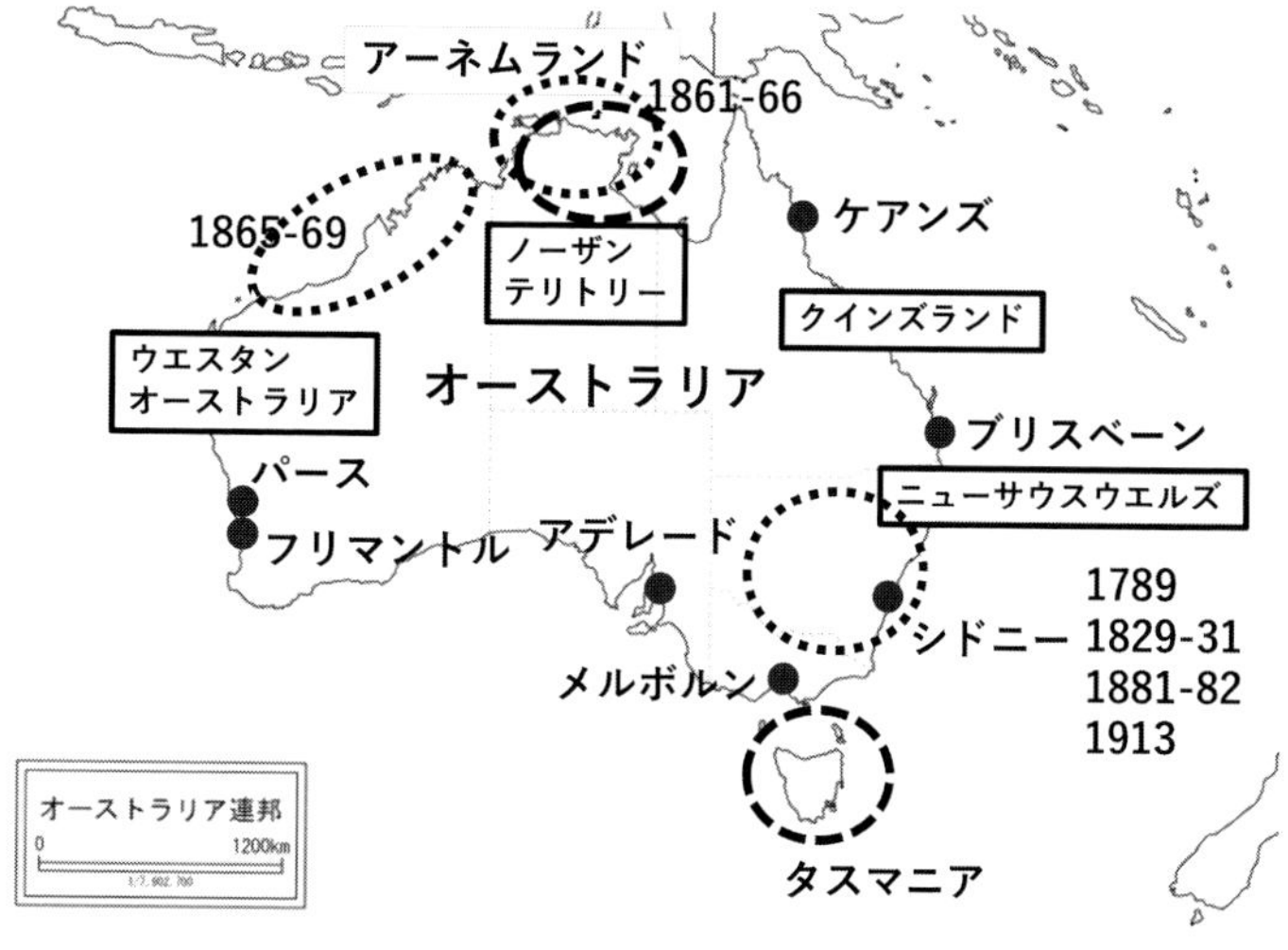

図3　オーストラリアの港と疫病の拡散

細い破線は天然痘の拡散した地域，点はペスト感染源の港（1900～1909）。太い破線はペストの非感染地域。数字は天然痘の大流行年。

各地でも大流行した。当時、黒死病の感染源が地中海交易の港市カッファ（黒海・クリミヤ半島）に由来することが察知され、ベネツィア共和国はアドリア海を経て東方から来航する交易船を三〇日間、クロアチアのラグーサに強制的に留めおく措置をとった。一〇〇年後の一四四八年には、ベネツィアに入港する船はさらに一〇日延長し、四〇日間の停船を義務付けた。ヴァロア朝時代のフランスのマルセイユ港でも、一三八三年に疫病の疑いのある船の船員と積荷は四〇日隔離する政策をとった（山下　一九六八）。これが検疫の由来である。最近、黒死病の主要因はネズミやネコではなくノミとする研究が、一四世紀のロンドン市内の墓場から発掘された人骨や歯のDNA解析からペストはげっ歯類やイヌ・ネコなどのペットからノミを介してヒトに感染する。最近、黒死病の主要因はネズミやネコではなくノミとする研究が、一四世紀のロンドン市内の墓場から発掘された人骨や歯のDNA解析からなされている（Dean *et al.* 2018）。

近世・明治期の日本における検疫と天然痘・コレラ

近世期、海外交易と人的交流のさかんであった薩摩《さつま》（鹿児島）と那覇で天然痘が多発した。そのさい、感染者を島に上陸させない措置がとられた（第5章の橋村を参照）。那覇では、薩摩からの疱瘡《ほうそう》感染者は那覇の漫湖《まんこ》（国場川下流）にある小島の奥武山《おおのやま》の龍洞寺《りゅうどうじ》に隔離して上陸を制限した（萩尾　二〇〇六）（図4）。

沖縄本島から八重山《やえやま》・宮古《みやこ》にもどる船が漂流して大陸や台湾に至り、現地で天然痘に感染してふたたび那覇に送還された場合でも、感染者は完治するまで自分の島には戻れなかった。小離島は感染者の入島を禁止することもあり、二〇数年後に島で再発するような事態も発生した。感染者の排除が一過性ではなく、長期にわたっていたことを如実に示している（小林　二〇〇〇）。

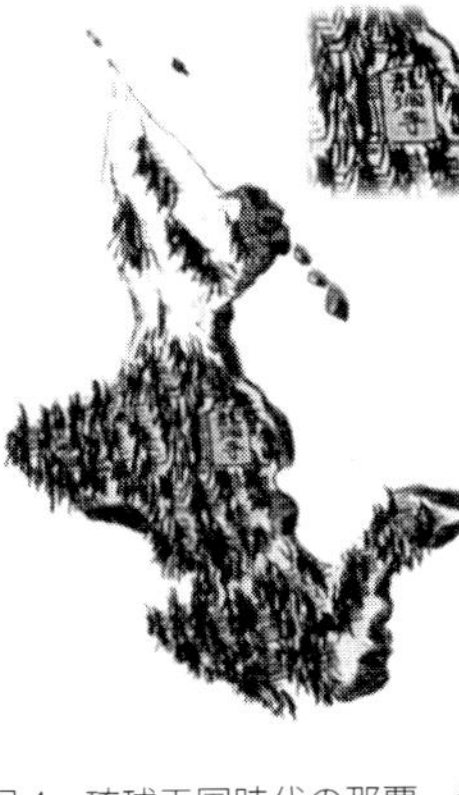

図4　琉球王国時代の那覇・漫湖の「奥の山」（奥武島）にあった感染症患者を隔離する龍洞寺。島の中央部にあった（宮城・高宮　1983）。

一九世紀前半から日本に通商を求めて数多く来航した外国船への薪と水の供給をめぐる議論の転回点となったのは、第一次アヘン戦争の終結による南京条約（一八四二）である。清国の敗北を受け、江戸幕府は南京条約の同年、「天保の薪水給与令」（薪と水を外国船に与えることを是とする法令）を発した。折しも、日本には文政《ぶんせい》五（一八二二）年に最初のコレラがオランダ船を介して長崎に上陸していた。外国船受け入れの動きと伝染病の拡大は幕府にとり喫緊の案件であった。

安政《あんせい》五（一八五八）年、長崎出島に着いたオランダ船由来のコレラは九州、京都・大坂から江戸までに広がり、一〇万人以上が犠牲となった。同年、幕府は安政五ケ国条約を米、英、仏、蘭、露との間で締結した。いずれも不平等条約であり、長崎、下田、横浜、箱館を開港し、在留外国人の治外法権を認めざるをえなかった。不平等条約の負の意味は、現代でも沖縄に駐留する米軍が新型コロナウイルスの検疫なしに日本に入国した例からも明らかである。

コレラ禍は明治以降もつづいた。一八七九年に北前船交易の船員に発生したコレラについて富山県射水市の北前船船主が取った防疫対策について詳細な分析があり、国内でも船を介して拡散したことがわかる（二谷　二〇一五）。

一八九四〜九五年の日清戦争後、大陸から二三万人もの帰還兵にたいして大規模な検疫が実施された（加藤　二〇二〇）。当時、広島市には大本営が、戦地に兵隊と大量の軍需物資を輸送する宇品《うじな》港があった。帰還兵の検疫は広島湾内の似島《にのしま》検疫所、彦島《ひこしま》検疫所（下関市）、桜島検疫所（大阪市）で実施された。似島東部には大規模な検疫所と関連施設が急造成され、一八九五年六月から開所した。ここには、帰還兵の消毒、感染者を隔離する避病院（伝染病隔離施設）、感染者のいた輸送船の乗員を一時的に隔離する停留舎などが設置された。この大検疫体制の指揮をとったのが臨時陸軍検疫部事務官長の後藤新平であり、昼夜をたがわず献身的な尽力を果たした（山岡　二〇一四）。

航海中の食と疫病

航海中の疫病で、かつて多くの船員が命を落とした壊血病（Carpenter 1986）について検討したい。

西洋帆船の食料

ポルトガルのヴァスコ・ダ・ガマによるインドへの航海は、一四九七年七月から一四九八年九月までに及んだ。アフリカのモンバサで柑橘《かんきつ》類を入手したこともあったが、リスボン帰還時、船員一四七名のうち九九名が壊血病などで命を落とした結果となった（生田　一九九二）。

一五世紀末以来、西洋の探検航海では壊血病予防策が喫緊の課題であった。英国海軍の軍医であったJ・リンドは柑橘類に壊血病を予防する効果のあることを一七五三年に論文とした（アトレー　二〇一五）。のち、一七六八年からのJ・クックによる探検航海でも、壊血病予防のための食事として、麦芽汁（大麦の麦芽を糖化した汁）、ザワークラウト（酢キャベツ）（図5）、柑橘類濃縮ジュース（ロブ）が積載された。クックはこれらの食材を利用し、第一回探検航海で壊血病患者を出さなかった。ただし、ロブは柑橘類を加熱しているのでビタミンCは失われている。

一八〜一九世紀、太平洋で捕鯨業に従事した船員の食事は、ソルト・ホースとかソルト・ジャンクと俗語で呼ばれる塩漬肉と堅パン（ハードタックないしシップ・

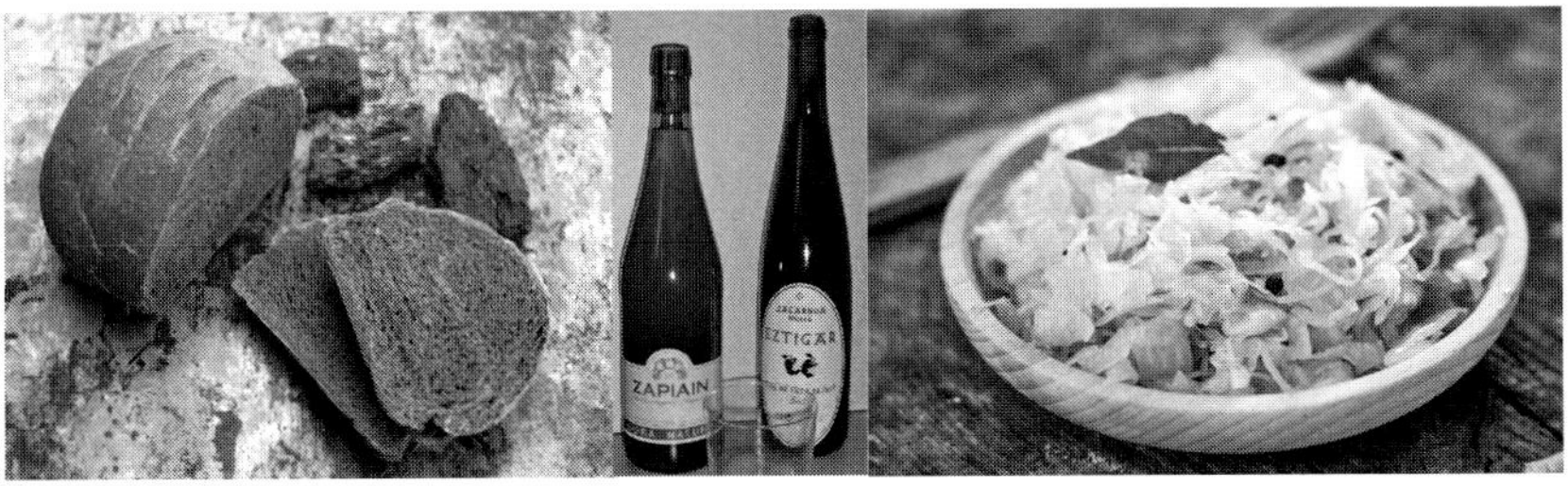

図5　北欧の松の樹皮入りパン、ペットゥレイパ（pettuleipa）（左）、バスク地方のリンゴ酒、サガルドア（sagardoa）（中）、酢キャベツ、ザワークラウト（sauerkraut）（右）。　ザワークラウトは生ならば、100gあたり14.7mgのビタミンCを含む。

ブレッド）であった（森田　一九九四）。壊血病に罹患する捕鯨船員が多く、補給地での生鮮食料の補給は喫緊の課題であった。

ジャガイモは新大陸発見後、スペイン人が一五七〇年代、南米より本国に持ち帰った（山本　二〇〇八）。麦作中心のヨーロッパでは一六～一七世紀にかけて戦乱が相次ぎ、麦作農地が荒廃した。ジャガイモの地下茎は踏み荒らされることもなく、次第に麦作に代わり南欧から東欧へと拡大していった。ジャガイモはデンプン質だけでなくビタミンCも含んでおり（蒸したもので一五mg／一〇〇g）、一八四〇年代のオーストラリア周辺海域の捕鯨船に積み込まれ、壊血病を軽減したとされている（Carpenter 1986）。いずれにせよ、一九一九年にビタミンCが壊血病に効くことがわかるまで西洋の帆船乗組員は多大な犠牲を蒙った。

ヴァイキングと松の樹皮入りパン

七～一二世紀、大西洋で活躍したヴァイキングの食事は干魚・塩蔵魚や干肉とパンであった。北欧圏ではライ麦や小麦のパンを食するが、ヴァイキングはライ麦に松の樹皮（バーク）を砕いて粉状にしたものを混ぜて焼いたバーク・ブレッドを食した。

フィンランドのサーミ人も麦の不作や戦争で飢饉《ききん》に陥ったさい、松の樹皮を混ぜたパンを食べてきた。松の樹皮とライ麦と混ぜたパンはフィン語でペットゥレイパ（pettuleipä）と呼ばれる（図5）。ペットゥは「松の樹皮」、レイパは「ライ麦」を指す。松の樹皮は抗酸化作用のあるポリフェノールを含んでいる（Scalbert and Williamson 2000）。スカンジナビアで広く使われたスコッツ・パイン（ヨーロッパアカマツ）の篩部《しぶ》には一〇〇グラム当たり八〇キロカロリーの熱量があり、しかもビタミンCを含んでいる（Zackrisson et al 2000; Adamant 2018）。パンには、スコッツ・パイン以外に落葉樹のエルム・カバ・ポプラなどの樹皮も使われた。

鄭和と糧船

一四〇五年、明の永楽帝の命を受けた鄭和《ていわ》は南シナ海からマラッカ海峡、インド洋を越えて東アフリカまでの遠征を達成した。鄭和の南海遠征は大航海時代以前における東アジアからの大航海であった。

鄭和の南海遠征は七次に及んだが、船員は壊血病に悩まされなかった。鄭和の船は「宝船」と称される五〇〇〇トン級の大型船で、全長一三八メートル、船幅五六メートルで、一〇〇〇人あまりが乗船した（宮崎 一九九七）（図6）。

遠征は二〇〇隻余からなる大船団で組織され、宝船のほかさまざまな役割をもつ水船、糧船、戦船、馬船が参画した。『明史・鄭和伝』によると、各船は自給用の水を蓄えていたが、緊急時には水船の積載する水が用いられた（「水船是緊急時備用」）。馬船には家畜を積み、肉食の材料を提供した（「馬船中上豢養牲畜提供肉食」）。糧船は各船が積んでいる食糧以外に、黄豆（大豆）・緑豆を積載するほか、豆芽菜を栽培した。これは航海中の野菜などの欠乏を補給し、敗血症を防ぐためであった（「糧船除了糧食以外尚携帯黄豆・緑豆以培養豆芽菜解決船上欠乏菜類食物引発的敗血症」）。豆芽菜は「豆もやし」である。大豆・緑豆の豆もやしはビタミンCを含んでいる。鄭

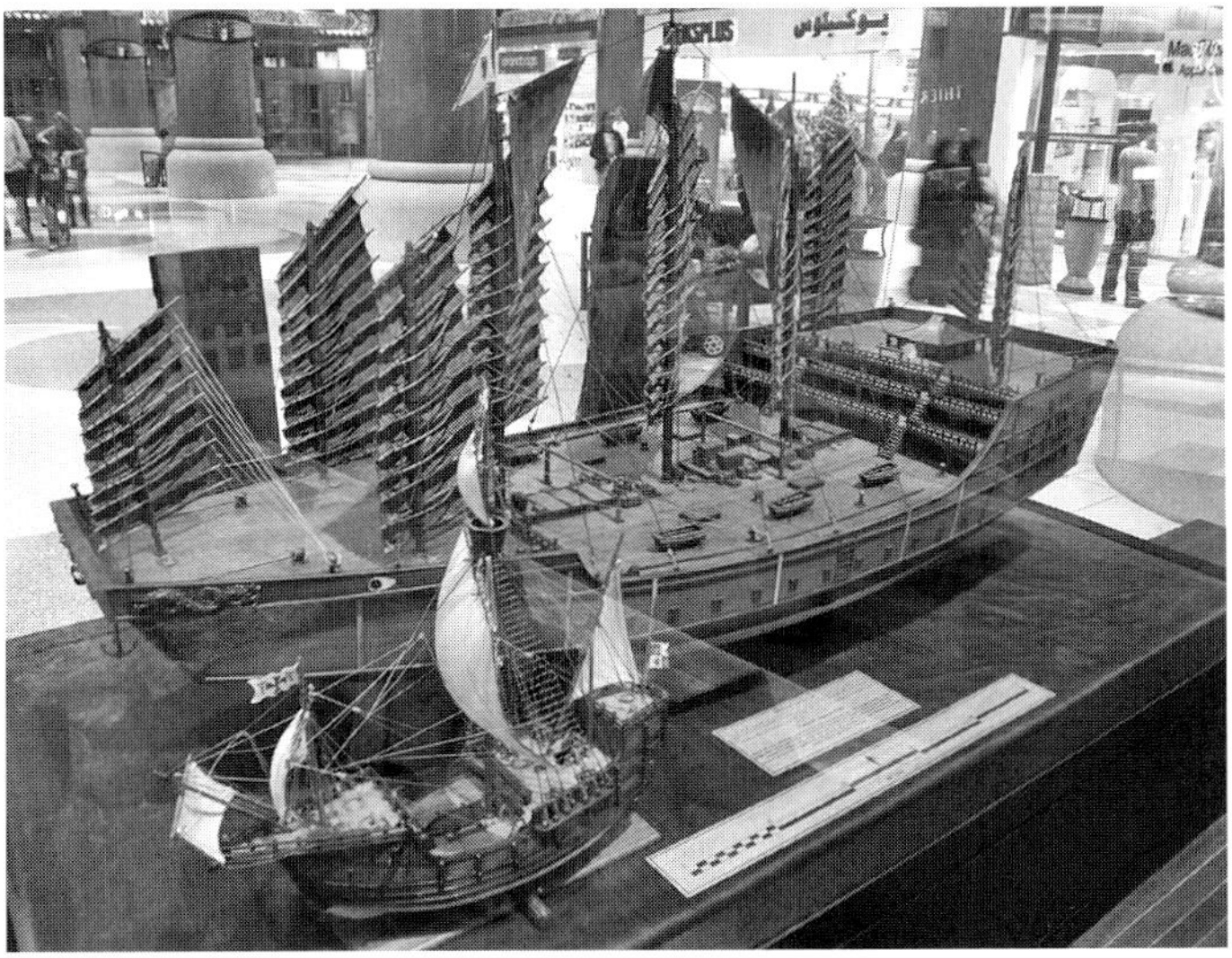

図6　明代・鄭和による南海遠征で使われた宝船の模型。左下はコロンブスの用いた帆船。

和の遠征航海で壊血病患者が出なかったのは航海中でも野菜を摂取していたからだ。

バスク捕鯨船とリンゴのサイダー

一一～一七世紀、北大西洋ではバスク人による捕鯨がおこなわれた。捕鯨はビスケー湾域だけでなく、ラブラドル半島やニューファンドランド島など北米海域にも及んだ。捕鯨船員は鯨油を支給されるとともに、バスク原産のリンゴ酒（バスク・サイダー）を一日、二～三リットル飲むようにとの契約が船主との間で交した（Reason 2019）。バスク語でこのリンゴ酒はサガルドア（sagardoa）と呼ばれる。リンゴはビタミンCを含んでいる。バスク人は捕鯨や漁業遠征に水よりもサガルドアを飲用し、壊血病に罹患することはなかった（図5）。

検疫と病院船

今回の新型コロナウイルス感染症の影響で、世界中で稼働していたクルーズ船が寄港する国から入港を拒否される事態があいついでおこった。船内の閉鎖空間ではエアロゾル感染が顕著であり、これまでクルーズ船以外でも空母や軍船で感染症のクラスターが発生した（第1章の門司を参照）。以下ではワールド・ドリーム号の例を取り上げよう。

このクルーズ船は香港を拠点に東南アジア・日本をまわる一五万トン級の大型船である。船は航海中、二〇一九年暮れに台湾での入国が拒否された。中国政府は一二月末、武漢《ぶかん》における新型コロナウイルス蔓延《まんえん》について世界保健機構（WHO）に最初の報告をした。これを受けた台湾政府はいち早く防疫体制を実施し、武漢閉鎖（二〇二〇年一月二三日）の前日に、武漢との団体旅行客の往来を禁止した。一方、二〇二〇年一月一九～二四日のツアーに参加した乗客のうち、三人の中国人が香港で下船後、陽性が判明した。つぎのツアーは二月二日に香港を出港し、台湾での入港を拒否されたので香港で待機した。乗組員全員の陰性が判明し、二月九日に全員の下船が許可された。乗組員一一〇四人のうちインドネシア人二二〇人は香港から乗組員だけで移動し、マラッカ海峡に近いビンタン島沖で待機したが、インドネシア政府から入港を拒否された。

ここでインドネシア海軍の病院船Ｄｒ．スハルソ９９０がジャワ島東部のスラバヤから派遣され、ビンタン島沖でワールド・ドリーム号のインドネシア人乗組員一八八人の救出作戦を実施した（一部は基幹業務のためクルーズ船に残る）（図７）。隔離場所はジャワ海のプラウ・スリブ（一〇〇〇の島の意味）にある無人島の小スバル島で、隔離は二月二八日に実施された。この島にはダイヤモンド・プリンセス号のインドネシア人乗組員六九人も羽田からチャーター便で帰国後、西ジャワのインドラマーユからおなじ病院船で三月二日に移送された（陽性感染者の九名は日本国内で収容）。島では両クルーズ船の乗組員はたがいに隔離されて経過が観察された。

無人島が選択された背景に、住民が居住する島嶼《とうしょ》で猛反対が起こった経緯がある。武漢周辺から帰国したインドネシア国民二三八人をリアウ諸島州ナトゥナ諸島の島に収容したが、収容に反対する地元住民の抗議デモがあった。クルーズ船と病院船が感染者の輸送先をどうするかが大きな話題となった（次頁図８）。

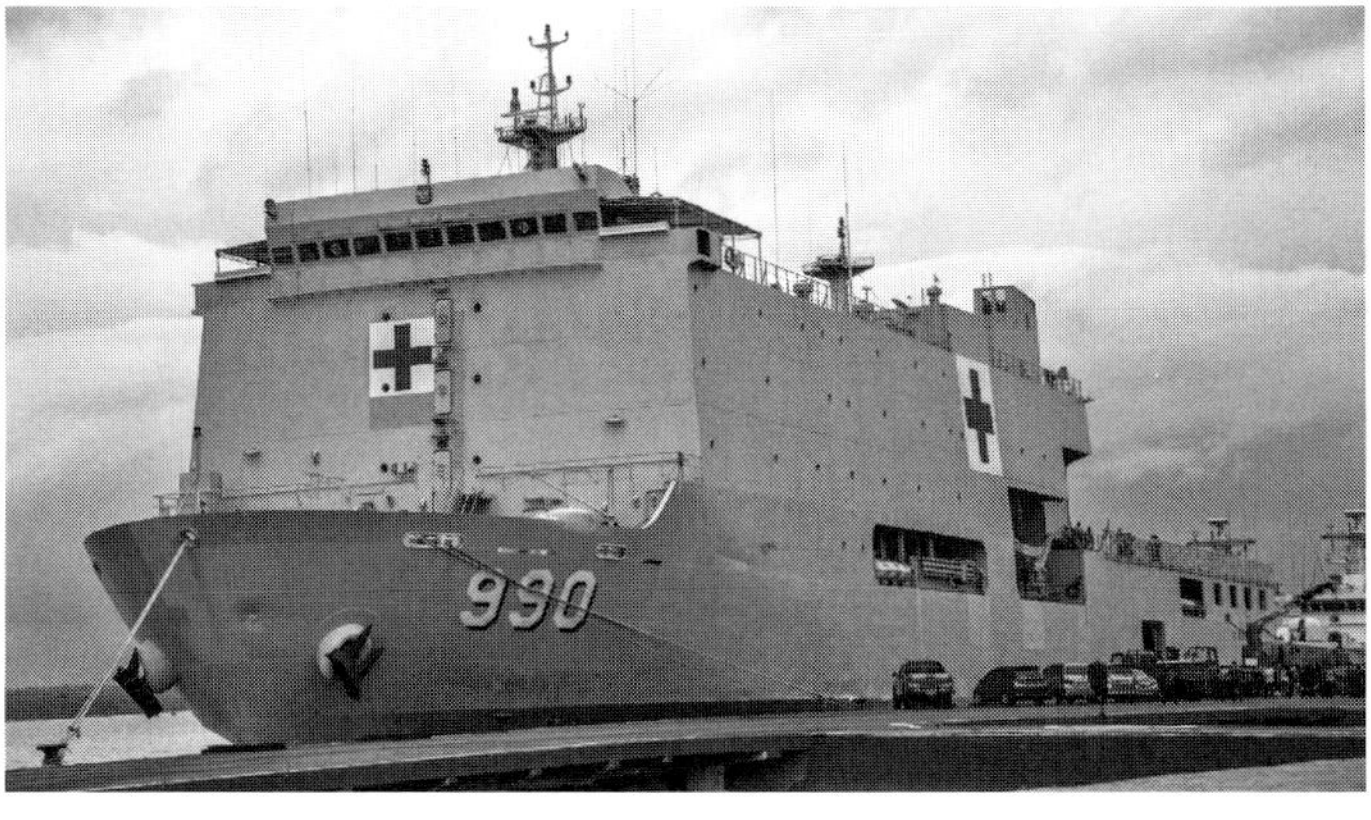

図７　インドネシアの病院船 Dr. スハルソ 990 号（Dr. Soeharso）（JUNI KRISWANTO/AFP）

海の汚染と疾病

感染症以外に、人類が今後、真摯に受け止めなければならないのが海洋汚染に由来する疾病の問題である。汚染された魚介類を摂取すると、内分泌系を撹乱《かくらん》してさまざまな疾病を発症する。水俣病《みなまた》では、メチル水銀化合物で汚染された魚介類を摂取した漁民に中枢神経系の疾患をもたらした。水俣病では工場からの汚染物質の不法投棄によって海中で生物濃縮され、ヒトや海生哺乳類に摂取される。また、マイクロプラスチックはＰＣＢやダイオキシン類と結合し、分解されることなく海洋を移動し、深海にも沈殿する。国連の主導するＳＤＧｓ（持続可能な開発目標）でも、目標一四に「海の豊かさを守ろう」の標語がある（図９）。「海の病」の元となる海洋汚染の軽減は、現在蔓延する新型コロナウイルス感染症より根が深い。ヒト以外の生き物を巻き添えにすることも自戒すべきであろう。

図９　国連によるSDGs（持続的な開発目標）の目標14にある「海の豊かさを守ろう」のロゴマーク

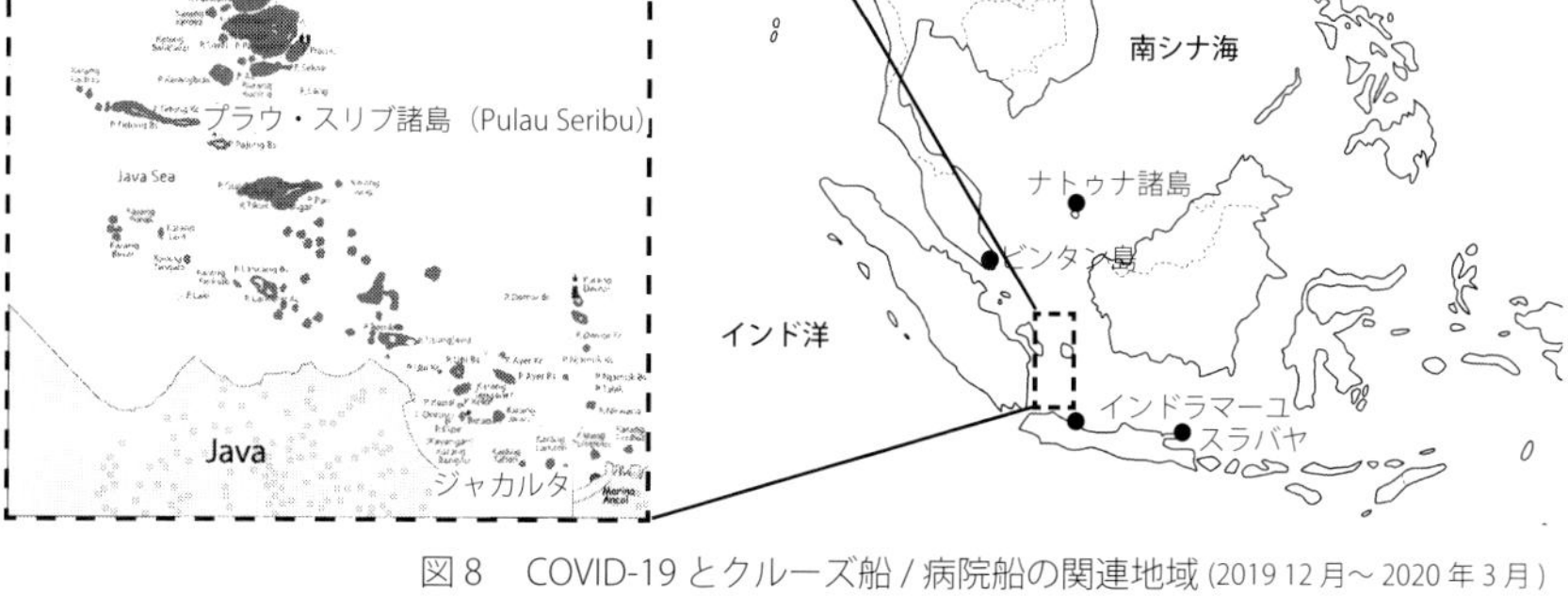

図８　COVID-19とクルーズ船／病院船の関連地域（2019 12月～2020年3月）
図にはないが、日本の横浜も関連することはいうまでもない。

ポストコロナ時代に向けて

人類史を通覧すると、海と疫病のかかわりは「港」・「船と航海」・「海洋の汚染物質」の三つの要素に集約できる。港における疫病の出入り（ポート・モデル）は、陸域における疫病蔓延につながる結節点となった。船による航海は、ヒトの移動した軌跡そのものが疫病の拡散につながったことを示している。一方、人為起源の海洋汚染は地球全体におよび、汚染物質は分解・消滅することなく蓄積・濃縮されることがわかっている。以上の三つの論点を統合し、本書をコロナ禍の下で疫病と海について考える書としたい。

参考文献

アトレー、ヘレナ　二〇一五『柑橘類と文明』（三木直子訳）築地書館
飯島渉　二〇二〇『感染症の中国史』中央公論新社
生田滋　一九九二『大航海者の世界Ⅱ　ヴァスコ・ダ・ガマ　東洋の扉を開く』原書房
石弘之　二〇二〇『感染症の世界史』ＫＡＤＯＫＡＷＡ
稲福盛輝　一九九五『沖縄疫病史』第一書房
加藤茂孝　二〇一八『続・人類と感染症の歴史』丸善出版
加藤真生　二〇二〇「日清戦争におけるコレラ流行と防疫問題」『日本史研究』六八九：一―二九
ケテル、クロード　一九九六『梅毒の歴史』（寺田光徳訳）藤原書店
ケリー、ジョン　二〇〇八『黒死病　ペストの中世史』（野中邦子訳）中央公論新社
小林茂　二〇〇〇「近世の南西諸島における天然痘の流行パターンと人痘法の施行」『歴史地理学』四二（一）：四七―六三
酒井シヅ　二〇〇八『病が語る日本史』講談社
坂口清・中園直樹　二〇〇四「オーストラリアにおける天然痘の歴史と"伝統"」『国際協力論集』一二（二）：一二五―一三六

ダイアモンド、ジャレド　二〇一二『銃・病原菌・鉄』（上・下）（倉骨彰訳）草思社
立川昭二　一九八四『病と人間の文化誌』新潮社
鶴見良行　一九九〇『ナマコの眼』筑摩書房
照屋善彦　二〇〇四『英宣教師ベッテルハイム：琉球伝道の九年間』人文書院
二谷智子　二〇〇九「1879年コレラ流行時の有力船主による防疫活動：宮林彦九郎家の事例」『社会経済史学』七五（三）：三一三—三三六
バウン、スティーブン・R　二〇一四『壊血病—医学の謎に挑んだ男たち』（中村哲也・監修、小林政子訳）国書刊行会
萩尾俊章　二〇〇六「琉球王国の那覇と首里—政治都市と貿易都市の位相」歴史学研究会編『港町のトポグラフィ』（港町の世界史②）青木書店、一四三—一七二頁
ハンセン、ウィリー／ジャン・フレネ　二〇〇八『細菌と人類—終わりなき攻防の歴史』（渡辺格訳）中央公論新社
福士由紀　二〇一〇『近代上海と公衆衛生—防疫の都市社会史』御茶の水書房
福田眞人・鈴木則子編　二〇〇五『日本梅毒史の研究』思文閣出版
藤田紘一郎　一九九九「寄生虫と感染症〈病と媒介動物の物語〉」酒井シヅ編『疫病の時代』大修館書店、一九三—二一四
帆刈浩之　二〇一五「東アジア医療史より見たベッテルハイム史料（3）」『沖縄史料編集紀要』三八：一—一一
マクニール、ウィリアム・H　二〇二〇『疫病と世界史　上下』（佐々木昭夫訳）中央公論新社
見市雅俊　二〇二〇『コレラの世界史　新装版』晶文社
宮城栄昌・高宮広尋　一九八三『沖縄歴史地図 歴史篇』柏書房
宮崎正勝　一九九七『鄭和の南海大遠征—永楽帝の世界秩序再編』中央公論社
森田勝昭　一九九四『鯨と捕鯨の文化史』名古屋大学出版会
山下喜明　一九六八「日本検疫史」『日本医史学雑誌』一四（一）：一—三四
山本紀夫　二〇〇八『ジャガイモのきた道—文明・飢饉・戦争』岩波書店
脇村孝平　二〇〇六「疫病のグローバルヒストリー—疫病史と交易史の接点」『地域研究』七（二）：三九—五八
山岡淳一郎　二〇一四『後藤新平　日本の羅針盤となった男』草思社

Adamant, Ashiey 2018. Pine Bark Bread-Traditional Scandinavian Recipe. https://practicalselfreliance.com/pine-bark-bread/（二〇二〇年七月八日閲覧）

Carpenter, Kenneth J. 1986. *The History of Scurvy and Vitamin C*. Cambridge University Press

Crosby, Alfred W. 1973, The Columbian Exchange: Biological and Cultural Consequences of 1492, *The William and Mary Quarterly*. 30 (3): 542.

Cumstone, JHL and F. McCallum 1926. The History of Plague in Australia. 1900-1925. *Commonwealth of Australia Service Publication* No.32, Department of Health Melbourne

Dean, Katharine R. *et al.* 2018. Human ectoparasites and the spread of plague in Europe during the Second Pandemic. *PNAS* 115 (6): 1304-1309.

Goldsmid, John 1988. *The Deadly Legacy –Australian History and Transmissible Diseases.* New South Wales University Press

Healey, David 2005. *Fertility, Food and Fever- Population, Economy and Environment in Northern and Central Sulawesi, 1600-1930*. KITLV Press

Jenkins, A.P. ed. 二〇〇五『沖縄県史 資料編2―1 The Journal and Official Correspondence of Bernard Jean Bettelheim 1845-54 Part I (1845-1851) 近世2』沖縄県教育委員会

Mühlemann *et al.* 2020 Diverse variola virus (smallpox) strains were widespread in northern Europe in the Viking Age. Science 369: p. 391. doi: 10.1126/science.aaw8977

Scalbert, A. and G. Williamson 2000. Dietary Intake and Bioavailability of Polyphenols. *The Journal of Nutrition* 130 (8): 2073S–2085S

Zackrisson, O. and L. Östlund, O. Korhonen, I. Bergman 2000. The ancient use of Pinus sylvestris L. (scots pine) inner bark by Sami people in northern Sweden, related to cultural and ecological factors. *Vegetation History and Archaeobotany* 9(2): 99-109 https://editors.eol.org/eoearth/wiki/Main_Page

Reason, Samuel 2019. Basque Sailors Never Died From Scurvy.

第1章

疫病の人類史

1 感染症の人類史

門司和彦

感染症とは何か

ヒトの感染症とは、ヒトがある微生物に感染し、症状をおこし（おこさない場合もある）、様々な経路で他のヒトに感染し、症状をおこす疾患である。疾患をおこす微生物を病原体という。病原体は一九世紀にパスツールとコッホらによって発見され、病原体の感染によって感染症がおこるという「病原体説（germ theory）」が確立する。病原体には、細菌や、ウイルス、原虫、真菌など様々な種類がある。コッホは、「1）健常者にない微生物が患者で発見され、2）その微生物が分離でき、3）分離された微生物の感染により他の人または実験動物で同じ疾患がおこり、4）その患者の病巣から同じ微生物が分離される」という「コッホの四原則」によって感染を定義した。

病原体の感染経路には、接触感染（患者の身体や分泌物、排泄物から病原体が口、鼻、眼、皮膚を通して侵入する）、病原体が付着したモノやドアノブなどを介する感染（fomite transmission）、蚊などによる媒介動物を介した感染、経気感染（飛沫感染、飛沫核＝エアロゾル感染、空気感染）、性（性行為）感染、母子感染、食物や水を介する経口感染、注射針や医薬品を介した医原性感染がある。

ヒトと病原体との関係、親和性には様々な段階がある。普段は他の動物だけにいて、ヒトに感染してもヒト―ヒト感染が極めて少ない段階（例：高病原性鳥インフルエンザ、狂犬病）から、他の動物にはなく、ヒト―ヒト感染だけがおこる段階（例：麻疹《はしか》、天然痘など）まである。

感染症の拡大

私たちホモ・サピエンスは一六万四〇〇〇年前までには魚貝類を集めて調理するようになり、九万年前までには漁具を生み出した（https://ch-gender.jp/wp/?page_id=5378）。筏《いかだ》や丸木舟を作り、河川、湖水、海沿岸を利用して漁をはじめ、移動手段としても使った。六―八万年前までには現代の我々につながる脱アフリカに成功し、一部は、海岸に沿って生息地を広げた。氷河期には海面が低下し、陸続きに拡散した。四―五万年前とされるオーストラリアの遺跡が海洋を渡った最古の証拠だとされる（後藤　二〇一四）。また、琉球列島の三万年以上前の人骨や石器も海上航海による。間氷期には海面が上昇し、多くの島嶼《とうしょ》ができる。新天地にはヒトは存在せず、新しい感染症にかかることは稀だったろう。

人類が船を発明し、海洋に進出し、遠距離を移動する以前は、多くの感染症は地域に留まった。当初は人口も小規模だったので、糞口感染する下痢症や、腸管寄生虫症、性的接触で感染する性感染症、母から子に感染する母子感染症、土着の媒介動物によって感染する媒介性疾患のみがヒトに定着した。流行は地域的で、風土病的だった。人の移入がない閉鎖人口では、季節的変動、年次的な流行周期は見られるが、ある程度一定の割合の範囲で感染と死亡がおこった。時折、陸伝いに移入者が疫病をもたらした。戦争も人口移動を伴い疫病の原因であっただろう。それは隣接した地域での出来事で、集団の離散、滅亡も起こったが、その地域限定的だった。感染は徐々に広がっただろうが、その速度は、船や飛行機ができるまでは遅いものだった。

やがて牧畜や農耕がはじまり、定住し、都市ができ、大規模な集団として生活するようになる。規模の拡大により、麻疹《はしか》、風疹《ふうしん》、結核、天然痘などヒト―ヒト感染で拡がるウイルスや細菌による感染症が家畜などからヒトに侵入し、定着する。そのころには沿岸移動のための船はすでに利用可能だった。五〇〇〇年前の遠洋航海用の船の遺跡が存在している。

日本では弥生時代に北九州と中国の漢との交流がおこり、中国から邪馬台国《やまたいこく》への使いは朝鮮半島岸沿いに日本に渡っている。結核菌による脊椎カリエスの痕跡は縄文時代の骨にはなく、弥生時代に見られるので、結核は弥生時代に日本に到来したと考えられる（加藤　二〇一三）。天然痘、麻疹、梅毒、コレラ、ペスト、インフルエンザなどの疾患も海を渡り、アジアの他地域から移入された。

時代は下るが、梅毒はコロンブスの部下達が新大陸から持ち帰り、ヨーロッパに広がった（異論もある）。日本には倭寇《わこう》により広まり、一五一二年には京都での流行が報告されている。江戸時代は梅毒流行の最盛期だった。一八五九年にはロシア艦隊が長崎に停泊し、臨時にロシア海軍病院を開設し、日本側は遊女の検梅《けんばい》を開始したが、それでもロシア水兵の四分の一が梅毒に罹《かか》った（小池慎也：年表②）。

感染症への対策

対策には、病原体説を基礎とした実験科学に根ざした医薬的介入（PI：pharmaceutical interventions）と、旧来からの公衆衛生的な非医薬的介入（NPI：non-pharmaceutical interventions）がある。NPIは社会的緩和策（community mitigation strategies）とも言われる。PIは、治療薬、検査キット、ワクチンなどを用いる。私たちは、一九世紀後半からワクチンと、抗生物質・抗菌製薬、抗ウイルス薬、検査キットなどの恩恵により多くの感染症を制御し治療できるようになった。しかし、COVID―19では、現時点で医薬的介入は不十分な状態にある。

一方、NPIは予防だけで治療はできない。NPIは、個人、社会、環境の三レベルからなる。

個人NPIは、自宅に留まる、人との距離をとる、安全な地域に疎開する、混雑した換気の悪い三密環境を避ける、咳エチケット、マスク、手指消毒、清潔、石鹼の使用、うがい、会食の回避、会話を控える、合唱を避ける、鼻呼吸、靴を脱ぐ、風呂・シャワー、頻繁な洗濯などの感染リスク低減行動と、防御面からの栄養、保温、睡眠、休養などの一般的健康状態を保つ行動がある。多くは社会NPI、環境NPIと表裏一体である。

ペストは、細菌 *Yersinia pestis* による感染症で、これまで三回の世界流行があった。一回目の流行は、六世紀の東ローマ帝国ユスティニアヌス時代におこり、対応は個人NPIが中心であった。この細菌はヒマラヤ山麓のげっ歯類とそれに寄生するノミを宿主とする。そのノミからヒトが感染する。ノミが吸血した箇所に近いリンパ腺が肥大し、腺ペストと呼ばれる。その後、敗血症をおこし皮膚が黒ずむ（後に「黒死病」と呼ばれる所以《ゆえん》である）。また、肺ペストを起こし飛沫感染もする。致死率が高く恐ろしい病気であった。現在では抗生物質の投与で致死率は低い。人とネズミとノミの移動がなければペストは世界に広がらなかった。ペストは、ササーン朝ペルシャ経由でエジプトに侵入し、エジプトのネズミが穀物と一緒に船に乗って、五四〇年代にコンスタンティノープル（現イスタンブール）に到来した。流行のピークでは一日に五〇〇〇から一万人が死亡した（加藤 二〇一三）。個人NPIだけでは感染は制御できず、地中海沿岸からヨーロッパで流行し、地域によっては八世紀まで続いた。

社会NPIは、交通遮断、都市封鎖、検疫（海上、陸上、航空）、国家封鎖、交易の禁止など外部からの感染症侵入抑制と、学級・学校、職場、飲食店の閉鎖、通勤・通学の制限、買い物、イベント・マスギャザリングの制限、公共の場でのソーシャル・ディスタンシング（social distancing）など内部での感染拡大抑制がある。国家体制により強制力が異なる。第二回目のペスト流行である一四世紀の黒死病の時代には、感染症の流行を恐れ、海上検疫や交通遮断の制度など社会NPIが発展した。

流行以前にモンゴル帝国が成立し、中国、ロシア、中央アジア、中東を結ぶ陸上交易が栄え、黒海から地中海の海上交易も盛んになっていた。それにともないクマネズミ（家ネズミ）がヨーロッパに侵入し、ノミと病原体をヒトの身近にしたことが、流行拡大の一因だとされる。一三四七年に船でペストがメッシーナに上陸し、その後、ヨーロッパ人口の三分の一以上が死亡した（濱田 二〇二〇）。ロンドンでは一三四九年だけで五万人が死亡した（加藤 二〇一三）。この時代には社会NPIが進んだ。一三七七年にはクロアチアで検疫が導入された。しかし、社会NPIでもペスト流行は抑えきれず、一六六五年のロンドンや、一七二〇年のマルセイユで流行が続いた。その後、流行が弱まった一因として、ユーラシア大陸からドブネズミが侵入し、クマネズミを駆逐したことが指摘されている。

環境NPIは、上下水道完備、環境美化、ごみ・死体・悪臭処理、消毒、都市・住宅環境整備、換気、河川の浄化などを指す。レオナルド・ダヴィンチは一五世紀末にミラノでペスト対策のための先駆的な都市計画を策定した。一六六五年のロンドン大疫病（great plague）もその翌年のロンドン大火（great fire）で終焉したとされる。その後、レンガ造りの建造物が増え、ネズミの数が減少した。最大規模の環境NPIは一八四〇年以降イギリスの「衛生革命」であり、公衆衛生史上、最大の貢献とされる（Tulchinsky *et al.* 2014）。フランスでもパリでスラムを壊し公園や病院、水道網を作るなどの都市環境整備が進んだ。

病原体説以前の「ミアズマ（瘴気《しょうき》）説（miasma theory）」は、

この衛生革命の理論的基盤を提供した。ミアズマ説は、社会要因として貧しい者の感染リスクが高いことに注目し、社会的保護（social protection）の制度を充実させていった。環境NPIの多くは、すぐに実行できない施策で、前もっての社会体制、資金、政策意思がなければ実現できない。

一九世紀末から二〇世紀の第三次ペスト流行では、アジアとアメリア大陸を中心に一九〇三年から一九二一年に一〇〇〇万人が死亡した。ヨーロッパは、環境NPIの発展と医薬的アプローチの発展により、感染侵入を阻止した。日本では北里柴三郎らが活躍して感染の拡大を阻止し、一八九九年の侵入から二七年間で二四二〇人の死者に止めた。それ以降、日本ではペスト患者はでていない。

感染症には、環境・社会・行動学的アプローチと医薬的介入の一体化した対策が必要である。COVID―19はその重要性を再認識させた。

新型コロナウイルス、SARS―CoV―2とCOVID―19

二〇二〇年現在、パンデミックを起こしている新型コロナウイルス（SARS―CoV―2）は、COVID―19という呼吸器と全身の感染症の病原体ウイルスである。このウイルスは、ヒトに侵入し、またたく間にヒト―ヒト感染を確立した。感染症では、1）一人の感染者が何人に感染させるか（基本・実効再生算数）、2）感染のインターバルの長短、3）感染者あるいは発症者の致死率、4）発症者の回復までの期間（病床期間）、5）免疫の獲得と継続性、が重要である。新型コロナウイルスは潜伏期間より感染インターバルが短く、発症する前に他人を感染させるので対策が難しい。基本再生産数は1・4―2・5とされている。

感染経路は、飛沫、飛沫が付着したモノとの接触、飛沫核、エアロゾル感染である。糞便《ふんべん》からも感染する。どれが相対的に重要な感染経路かは不明だが、換気の悪い密閉された場所で、人が密集し、密接する三密状態で感染しやすい。エアロゾル感染と空気感染の違いは感染に必要なウイルス量の違いである（空気感染はより少量の病原体の侵入によるとされる）。長時間にわたって三密状態になるとエアロゾル感染のリスクが高まる。横浜のダイヤモンド・プリンセス号では、乗員・船員三七一三名のうち七一二名が感染し一四名が死亡した。オーストラリアのルビー・プリンセス号では二七〇〇名のうち六〇〇名が感染し一一名が死亡した。アメリカの原子力空母セオドア・ルーズベルトでは、五〇〇〇名のうち七一〇名が感染し一名が死亡した。長崎のコスタ・アトランチカ号では六二三名のうち一四九名が感染し、死者はいなかった（長崎 二〇二〇）。以上の事例は、船舶など居住空間が狭く、換気も半循環型で、三密になりやすい場所で流行がおこることを示している。大きなクラスターがおこる原因は換気の悪さによるエアロゾル感染の可能性が高い。窓の無いスナックやクラブなどでカラオケや大声で会話することが感染をおこしやすい。

日本の感染症対策は戦前からの結核対策が基本となっている。患者を早く発見、隔離し、治療し、他への感染を防ぎ、接触者を検査し、クラスターの発生を阻止する。また、住宅環境が悪く密集地での発生が多いことから住環境や行動などへの指導も行う。つまり、医薬的介入とNPIを統合した対策を行政・保健所と民間の医療機関が協力して実施する。保健医療スタッフに対して感染者が少なければこの対策が機能する。完全ではないが、現段階（二〇二〇年一〇月）で日本が感染を抑えられているのは、国民の協力と、これらのクラスター対策のおかげである。

クラスター対策での封じ込めが不十分な場合、1）集団のある程度の割合が感染し、「集団免疫」状態ができるか、2）それに類似した状態をワクチン接種によってつくるかしかない。1）の場合でも流行のスピードを抑えて医療崩壊を起こさないことが重要となる。死亡率を下げる治療薬が見つかれば、あるいはウイルスが弱毒化すれば、COVID—19は「悪性の風邪」のような存在となり、あまり話題にされなくなるだろう。現在、死亡数は世界で百万人を超え、全死亡の五〇分の一程度であり、前述したペストなど歴史上の疫病と比べたら軽いものである。それでも医薬的介入ができないと、社会に多大な影響を与えることが顕著となった。

COVID—19などのウイルス疾患は後遺症をおこすので侮ってはいけないが、それでも、子どもや若者の死亡が少ないことは不幸中の幸いである。しかし、流行を放置しておけば、強毒性の変異をおこす危険性があり、感染速度はできる限り遅くしなければならない。その意味では、米国やブラジル、タンザニアなどの政策は間違っている。また、日本で感染を抑えたとしても、海外から侵入するリスクが常にあるため、感染症にはグローバルな対策が不可欠となる。海外に感染者がいる限り、日本でのCOVID—19の対策は終了しない。

海と感染症

海で暮らす人々の疾病

インド太平洋の海で暮らす人々、船で暮らす漂海民や海上の杭上家屋に暮らす人々の病気についての記録は多くない。マレーシアのサバ州からの報告と私信では、コレラ、結核、デング熱などが発生しているという。フィリピンやインドネシアからの非正規な労働者の移入もあり、患者のすべてが海洋民というわけではない。

蚊によって伝搬されるマラリアは、かつては熱帯だけでなく世界中に蔓延《まんえん》し、主要な死因であった。本書で秋道智彌も書いているが、船や海上で暮らす人々は、マラリアの媒介蚊であるハマダラカの発生地から遠いためマラリアに罹患《りかん》しにくい。仕事や商売、飲水などを得るために陸地に行くこともあるだろうが、夜、海上で暮らすことは、夜間吸血性のハマダラカから逃れる上で合理的である。日本でも沖縄の八重山諸島では、マラリアが存在しない波照間島《はてるまじま》などの小島からマラリアが存在する西表島《いりおもてじま》に昼間だけ開墾に出かけていた。それが戦争中に強制移住を迫られたために戦争マラリアが勃発し、八重山諸島の人口三万二〇〇〇人の半分が罹患し、その二割強が死亡した（http://shimanosanpo.com/churajima01/kohama00/rekishinen_02.htm）。波照間島では、住民一五九〇名ほぼ全員が西表島でマラリアに罹患し、四七七名が亡くなっている。

デング熱を媒介するヤブ蚊はヒトの近くで繁殖するため、デング熱を防ぐためには水瓶などに蓋をするなどの工夫がいる。昼間に刺されることから、上陸した際に感染する可能性がある。デング熱はインド太平洋地域で近年、流行が拡大している。チクングニア熱やジカ熱も蚊による感染症でこの地域に散在している。

蚊が媒介する致死性の高い感染症としては、黄熱《おうねつ》（黄熱病）がある。西アフリカ起源で、奴隷貿易でカリブ諸島やアメリカ大陸に侵入した。森林地帯ではサルから吸血したヤブ蚊によってヒトが刺され感染する。一八世紀にはヨーロッパの港で黄熱病を対象とした海上検疫が行われた。それでも北米、ヨーロッパで都市型黄熱が流行し恐れられた。都市型は患者を吸血した蚊により感染する。不思議なことにデング熱が流行する東南アジア、南アジア、オセアニアでは、輸入例を除いて黄熱が流行した記録はない。

排泄物処理も多くの感染症と関連するが、海上トイレはその解決策でもある。食中毒などを避け、清潔な暮らしをしている限り、海上生活は、涼しい風が吹き、暑さをしのぎ、病気から逃れる快適な暮らしだという。一方で、船を使って近隣の村々や都市と行き来する生活はその他のヒトーヒト感染症の伝搬を容易にしたであろう。また、台風や嵐、津波の被害を蒙《こうむ》るリスクや海賊に襲われるリスクも存在する。それでも、支配されるリスクをゾミア的に逃れ、陸地社会との関係を保ちつつ、交易や漁業などの便益性、移動性、子どもの教育、医療サービス、感染症や災害のリスクを総合的に計算し、伝統的な生活をしつつ、今日のグローバル化のなかで生き延びる方策を模索してきたものと思われる。後述する天然痘、赤痢、麻疹、インフルエンザなどが、彼らの間でどのように流行するかは面白いテーマであるが、具体的報告は見つけられなかった。船で暮らす漂海民や海上の杭上家屋に暮らす人々は、換気は良いだろうが、家族同士は密接に暮らしている。果たして、海上生活は、COVID—19流行に強いのだろうか、弱いのだろうか。サバ在住の専門家に聞いたところ、二〇二〇年一〇月末現在、東海岸のクナックの漂海民の間でCOVID—19が流行していて、患者の半数は隔離されたが、残りの半分は他の地域に移動したという。他の地域でも患者が出現しているが、全体像は不明で、把握するにはしばらく時間がかかるという（Ahmed、私信）。

航海の感染症

より長い航海をするようになって感染症は世界に広がった。船旅は、人々が長い時間、換気の悪い狭い空間に密集して生活するため、感染症を増幅して寄港地に運ぶ危険性が高い。積荷や人と一緒に、ネズミや、ノミ、シラミ、蚊も移動し、病原体も移動し、船内と寄港地に感染症を拡大させた。長い船旅では、壊血病（ビタミンC不足）や脚気（ビタミンB1不足）による死亡もおこった。免疫力も落ちて感染が蔓延しやすくなる。三密状態で、結核やインフルエンザなども船のなかで感染が拡大した。大航海時代に幽霊船が多かったのも海難事故以外に、感染症と栄養失調が原因になっていた。

一五世紀の大航海時代が始まるまではヨーロッパでは前述のペストが最も恐れられていた。それ以外にも、天然痘、麻疹、マラリア、インフルエンザ、赤痢、チフス、結核、ハンセン病（癩《らい》病）、猩紅《しょうこう》熱、ジフテリア、オタフク風邪、百日咳、淋病などがあった。それらが、アメリカ大陸やオセアニアに侵入し、大きな被害を与えた。また、一五世紀末には梅毒が新大陸からヨーロッパに持ち込まれ、その後、各地に広がった。黄熱病もアフリカからアメリカ大陸に広がった。

感染症は過去の感染による免疫の有無が大きな差をもたらす。その地域の人々にとって未知の感染症に接すると極端に高い死亡率を示す。その一部は集団の遺伝的特性によるかもしれないが、多くは疫学的隔離による現象である。病原体が集団に定着するにつれて、集団免疫によって感染流行は部分的となり、小規模化し、死亡率は抑制される。多くの場合、病原体は弱毒化し、ヒトと共存関係に向かっていく（そのような自然選択がヒトにも病原体にも働く）。例えば、コレラなどの水系・経口感染する下痢症の場合、上下水道が完備され、環境衛生が良好で、医療サービスも良い場合には、侵入した後に猛威を振るうリスクは少ない。反対にそれらが貧弱であれば、アウトブレイクが拡大するリスクが大きい。

オセアニアの感染症の歴史

オセアニアは、人類が最後に移住し、開拓された場所である。また、西洋文明が最後に到達し、植民地化した場所でもある。オーストラリア、ニューギニア、ソロモン諸島には、約五万年前に人が移住したが、それ以遠の地域への定住は三一〇〇年前からのことであり、ニュージーランドには一二〇〇年ごろ、ハワイには九〇〇年ごろとされる（Horwood *et al.* 2019）。

島嶼の規模から考えて、オーストラリア以外では大きな人口を維持することはできず、ヒト－ヒト感染する病原体が発生し、常在する確率は低かった。オーストラリアでもアボリジニの人口はまばらで、多くの感染症を維持する規模ではなかった。外部から持ち込まれない限りオセアニアの感染症は限定されたものだった。ニューギニアやニュージーランドでもその状態が大航海時代以前まで続いた。マラリアは媒介蚊が生息する地域では猛威を奮う風土病であったが、生き残った人々は平衡状態を維持していた。蚊のいない島嶼ではマラリアは定着しなかった。

西洋の人々との接触により、一六世紀から一九世紀にかけて太平洋諸島に致命的な感染症が流行し、人口が減少した（Penman *et al.* 2017）。クックの第一次航海（一七六八—七一）以降、外来者には症状がない場合でも、現地人には感染症が流行し、人口が減少し、社会システムが崩壊に瀕した。ハワイではクックが訪れた一七七九年には人口は二〇—四〇万人と推定されたが、一八三一年には一三万人となり、ハワイ人は七万人程度となり、一九一〇年には、混血を入れてもハワイ人は四万人弱となった（山本 二〇二〇）。ヴァヌアツ共和国のアネイチュム島では一八二〇年からの一〇〇年間で人口が三六〇〇人から二〇〇人に、イロマンゴ島では一九世紀半ばから一九五七年の間に約一万二〇〇〇人から約二〇〇〇人まで減少した（藤井 二〇二〇）。

まとめると、1）島嶼人口は、孤立している限りにおいては大陸よりも感染症による死亡が少ない。2）しかし、その分、外部から感染症が持ち込まれると、その影響は大きい。3）そして、歴史上様々な感染症が次々と到来した。4）船による移動の発達は大きな役割を果たした。5）到来の仕方は、蒸気船やジェット機の時代となって大きく変化した。

以下では天然痘、赤痢、麻疹、コレラ、インフルエンザについて、オセアニアを中心とした島嶼部での過去の流行状況を概観する。

天然痘

人類が人為的に撲滅に成功した唯一の感染症である天然痘のウイルスは、一万五〇〇〇年前以降に旧大陸で誕生した。アメリカ大陸には一五世紀のコロンブス交換まで存在せず、アメリア大陸に侵入した際には大流行し、多大な死者を出した。その様子は、マクニール（原著一九七六）、ダイアモンド（原著一九九七）らによって報告されている。一部の地域では天然痘やはしかなどの感染症により、現地人の人口が九割以上減少したという。

日本には六世紀に仏教と前後して到来し、以後、重篤な疾患となる。江戸時代には繰り返し流行し、小児の死亡も多く、生き残っても多くの失明者を出した。八丈島には一七九五年に侵入し、罹患者一四〇〇名、死亡者四〇〇名だったとされる（加藤 二〇一三）。同様のことがそれ以前一二四一年にアイスランドで発生し、七万人の人口のうち二万人が死亡した（Fenner et al. 1988）。一八世紀のヨーロッパでは年間約四〇万人が天然痘で死亡したという。ロンドンでは一九世紀前半まで患者数が多かったが、一八世紀末にジェンナーが開発した種痘《しゅとう》（牛痘《ぎゅうとう》）によって流行は抑えられていった。インド、フィリピン、ジャワなどでも一九世紀初頭に種痘が導入されている。日本では、それより約半世紀遅れて、種痘が浸透していった。

オセアニアでは、一七八三年にパラオに侵入し、一八五四年にカロリン諸島で人口五〇〇〇人のうち二〇〇〇人が死亡し、一八五六年にはグアム島で人口一万五〇〇〇人のうち五〇〇〇人が死亡した。ハワイには一八五三年にサンフランシスコからの船が天然痘を運び、現地人の八％が死亡した。

オーストラリア・アボリジニでは、一七八〇年代、一八三〇前後、一八六〇年代に流行がおこり、人口が減少した。一八三〇前後から海港検疫が強化され、流行は小規模に収まった。ニュージーランドにはヨーロッパ人は一八四〇年に移民として到着した。その時は検疫のおかげで天然痘は侵入しなかったが、一八七二―一九〇四の間に小規模な感染がおこった。パプアニューギニアでは、一八九三年と九五年に、北海岸のドイツ植民地で天然痘が流行した。ドイツの船に乗っていたマレー系船員からの感染だとされる。ドイツは予防接種を実施したが、完全には制御できなかった。

イースター島では、一八六三―六四年に島民がペルーから帰島した際に天然痘と結核が持ち込まれ、その後、人口は一一〇人にまで減少した。

赤痢

赤痢はコレラよりも早く太平洋の島々に侵入し、一八世紀後半から二〇世紀初頭かけて大規模に流行した（Shanks 2016）。タヒチには一七九二年に侵入した。フィジーでは一八〇二―三年に人口の五分の一が赤痢で死亡した。ハワイでは一八〇三―四年に五〇〇〇から一万五〇〇〇人が死亡した。フィジーでは一八九〇年にソロモン諸島から赤痢が持ち込まれ、流行がおきた。

赤痢より遅れて後述する麻疹が侵入すると、麻疹のあとに免疫が低下し、赤痢が発生し、死亡率を押し上げた。オセアニア諸島では、感染症など様々な理由で人口が減少したことにより農園で働く労働者の地域内移動が船によって行われた。その結果、赤痢などの疾患が島から島へと広がり、時に流行をおこし、さらに人口を減少させるという悪循環がおこった。

麻疹

麻疹は、赤痢より遅れてオセアニアに広がった。帆船時代には、二週間の潜伏期間のうちに疾病が島々に到着することはなかったので、麻疹は流行しなかった。一九世紀の半ばに蒸気船が導入されると、航路の日数が短縮され、ハワイには一八四八年に侵入し、若者を含むすべての年齢層が罹患した。サモアには一八九四年に侵入し、全人口の最大四分の一が死亡した。フィジーでは一八七五年に人口の約四分の一が死亡し、一九〇三年にも流行がおこったが、連続して流行するにつれ、死亡率は下がった。

麻疹は空気感染し、基本再生産数が１２―１８と極めて流行しやすい。一度、感染すると再感染は極めてまれである。そのため、二五万人程度の人口が存在し、免疫のない新生児が生まれないとその地域から消滅する。小さな島には麻疹は常在しない。しかし、そこに麻疹が侵入すると多くの死者がでる。

北海に浮かぶフェロー島では、一七八一年に麻疹の流行があってから六五年間、流行がなかった。一八四六年に捕鯨のために来島した一群から麻疹が流行した。デンマークの医師、パノムが調査に派遣され、麻疹の感染に関する詳細な調査をおこなった。流行年の死亡はそれまでに比べて、三〇―五〇歳で二・五倍、五〇―六〇歳で五倍となっていた。六五歳以上の麻疹死亡はなかった（ギセック 二〇〇六）。

私たちは、麻疹を子どもの病気だと勘違いするが、進入時には免疫がない世代の高齢者が重篤化する。ＣＯＶＩＤ―１９も現存する多くの人が感染すれば将来は子どもの病気か、繰り返し感染する風邪のような存在になっていくはずである。

一九六〇年代から予防接種が開発され、麻疹の流行は抑えられるようになった。しかし、二〇一八―一九年に太平洋諸島で麻疹が流行した。それは、予防接種の接種率が低下したところに外部からウイルスが持ち込まれたことによる。麻疹では約九三％の人が抗体をもっていれば流行を防ぐことができる。

コレラ

コレラは水様性の下痢をおこし、おもに脱水で急激に死亡する致死率の高い疾患である。一九世紀初頭までベンガル湾周辺の風土病であった。一八一七年からアジア全域に広がり、日本にも一八二二年に長崎から侵入した。日本ではその後、一八五八年、一八七九年に一〇万人を超える死者を出し、それ以外にも一万人規模の死者を出す流行が数回みられた。ヨーロッパには一八三〇年に、米国には一八三二年に、そして、ハワイには一八五〇年にカリフォルニアから侵入した（Tognotti 2013）。ちょうど、蒸気船と鉄道によるグローバリゼーションの時代だった。医薬的対処法はなく、検疫と衛生交通遮断（sanitary cordons）をはじめとした多くのNPIによる対処がなされた。また、国際衛生会議が頻繁に開催され、国際的な対策が検討された。しかし、ヨーロッパではフランス革命後の個人の自由を尊重する時代となり、強制力のある社会的NPIはうまく機能しなかった。さらに、四〇日の検疫はペストには合理的であっても、コレラや黄熱病には適していなかった。病原体説が社会に受け入れられるようになり、個別の感染症に対する対策が進んだ。

インフルエンザ

一八九〇年（ロシア風邪H1N1型）、一九一八年（スペイン風邪H1N1型）、一九五七年（アジア風邪H2N2型）、一九六八年（香港風邪H3N2型）、一九七七年（ソ連風邪H1N1型）にインフルエンザAが流行した。一九一八―二〇年のスペイン・インフルエンザは第一次世界大戦の影響もあり、世界中で五〇〇〇万人が死亡したと推定されている。フィジー、ニュージーランド、ナウル、サモア、サイパン、ハワイでは、先住民の死亡率が高かった。サモアでは、サモア人の五人に一人が死亡した。世界平均の致死率は三%であったが、西サモアでは二二%、一部のアボリジニでは五〇%と報告されている。ニューギニアやマーシャル諸島はスペイン・インフルエンザを逃れたが、数十年後にインフルエンザの流行が発生した。二〇〇九年のインフルエンザの時にもオセアニア人は非オセアニア人より重篤化した。これは、オセアニア人が、肥満や糖尿病などに罹患しているからなのか、過去のインフルエンザへの罹患に関係する免疫上の問題なのか、あるいは遺伝に関連があるのかはまだ明らかになっていない。

世界が十分に繋がっている今の文明がある限り、島に生きる人達も漂海民も感染症から逃れることはできない。感染症は発生初期の封じ込めが大切であり、次に、地域への侵入防止と、地域内での拡大阻止が重要である。COVI

D―19のパンデミックは改めて、感染症対策の重要性を知らしめた。

参考文献

加藤茂孝　二〇一三　『人類と感染症の歴史』　丸善出版（モダンメディア連載二〇〇九―二〇一一）

ギセック、ヨハン　二〇〇六『感染症の疫学』（山本太郎他訳）昭和堂

小池慎也　作成年不詳　『健康診断関連年表②：感染症』　全衛連ホームページ上で公開（http://www.zeneiren.or.jp/anniversary/index.html）

後藤明　二〇一四　「環太平洋海域の原初的造船技術について―熱帯・亜熱帯域における船殻形成の概観」『国際常民文化研究叢書』五：一五九―一八四

崎長ライト　二〇二〇　『死者ゼロの真相　長崎クルーズ船新型コロナ災害との激闘』長崎新聞社

ダイアモンド、ジャレッド　二〇〇〇『銃・病原菌・鉄』（倉骨彰訳）草思社

濱田篤郎　二〇二〇　『パンデミックを生き抜く―中世ペストに学ぶ新型コロナ対策』朝日新書

藤井真一　二〇二〇「侮辱と心配―新型コロナ感染症がソロモン諸島国へもたらした変化」（https://fieldnet-sp.aa-ken.jp/293/2）

マクニール、ウィリアム　一九八五『疫病と世界史』（佐々木昭夫訳）新潮社

山本真鳥　二〇二〇「太平洋諸島と疫病」（https://oceania.hatenablog.jp/entry/2020/05/29）

Ahmed, K. 2020, personal communication

Fenner, F. *et al.* 1998, Smallpox and its eradication, WHO, https://apps.who.int/iris/handle/10665/39485

Horwood, P. *et al.* 2019, "Health Challenges of the Pacific Region: Insights from History, Geography, Social Determinants, Genetics, and the Microbiome", *Front Immunol.* 10: 2184. doi: 10.3389/fimmu.2019.02184

Penman, B.S. *et al.* 2017, "Rapid mortality transition of Pacific Islands in the 19th century", *Epidemiology and Infection* 145: 1-11, DOI: https://doi.org/10.1017/S0950268816001989

Shanks, D. 2016, "Lethality of First Contact Dysentery Epidemics on Pacific Island", *Am J Trop Med Hyg.* 95(2): 273-277, doi: 10.4269/ajtmh.16-0169

Tognotti, E. 2013, "Lessons from the history of quarantine; from plague to influenza A", *Emerging Infectious Diseases* 19(2): 254-259.

Tulchinsky, T. *et al.* 2014, The New Public Health, 3rd Edition, Elsevier, eBook ISBN: 9780124157675

2 ラパヌイ（イースター島）の歴史を引き裂いた感染症ウイルス

片山一道

はじめに

地球上はコロナ禍の嵐のさなか。新型コロナウイルス（SARS−CoV2）が感染拡大、それを病原とする新型コロナウイルス感染症（COVID−19）がパンデミック状態になった。サイレント・キラーにして、インヴィジブル・インベーダーの妖怪が世界中を彷徨《ほうこう》しているかのようだ。そんななか、ある突飛な思考が脳裏でうごめいた。

南太平洋はポリネシア、その東端に浮かぶラパヌイ（イースター島）が本稿の舞台である。この辺境性の強い孤島には、おそらくは一〇〇〇年以上に及ぶ人間の歴史が続いたが、それを担った先住ポリネシア人の口碑伝承類が乏しく、残された有形無形の社会・文化遺産や歴史遺産をめぐる記憶は、さながら神隠しにあい、肝心な部分が失われたかのようである。まことに奇妙な状態と言えよう。このような状態は、いったい、なにがゆえに生じたのだろうか。

そもそも、先住者たちの記憶が喪失したのであれば、彼らが育んだ巨石文化などにかかわる謎が謎を産み、不思議が不思議を増長する現象が生じてもおかしくない。たしかにラパヌイには、そんな現象が似つかわしいようだ。

ほんとうに人々は、記憶を喪失したのだろうか。その原因はなんだったのだろうか。はたして特別な原因があったのだろうか。あったとすれば、いつの頃のことだったのか。もしかしたら、疫病などが関係するのではなかろうか。だとすれば、どの手の疫病なのだろうか。あるいは何と何の疫病なのだろうか。どれほどに大きな影響を及ぼしたのだろうか。脳内の思考が加速する。

そんな問題設定のもと、ラパヌイの「一八六二年事件」に焦点を当て、文献類を少々点検してみたい。

南太平洋のポリネシア人とウイルス性感染症（多くは謀ったように天然痘（smallpox）と記述される）との邂逅《かいこう》をめぐる事例が少なくない。南太平洋の孤島での暮らしのなかで、ながらく無菌状態にあった先住者たちと西欧人がもたらしたサイレント・キラーたる疫病との出会いは、どんな言葉も役者不足と思えるほどに甚大《じんだい》な衝撃と被害をもたらしたのだ。

西欧世界とラパヌイのミクロコスモスとの不幸な出会い──「一八六二年事件」

絶海の孤島ラパヌイでは、一八六二―六三年、あるいは一八六四年にかけて、「一八六二年事件」と呼ぶべき歴史的事件が起きた。

この事件は、人間世界の辺境のなかの辺境にあるような小島で、あるいは人間史の盲点となるような場所で起きた出来事であるが、当時の西欧人たちが南太平洋での植民地争奪戦の終盤あたりで起こした衝撃度の強い事件と言えよう。さらに先住民系の人々に対する非道さにおいて、不幸の大きさにおいて、この界隈《かいわい》では最上位にランクされるべき悪名度の高い事件の一つかもしれない。

かつて一九世紀の頃、「地球のヘソ」とも呼ばれたラパヌイという名の孤島で、①無辜《むこ》の島民たちが強欲な西欧人の船乗りたちに目をつけられたそのとき、どんな事件が待ち受けていたのか、②その事件は、それ以前のラパヌイ人の文化、社会の行方をどう左右したのか、③一〇〇〇年もそこらもの歴史の記憶が帳消しになったのは、なぜなのか。④その張本人は、いったい何だったのか。あるいは、⑤サイレント・キラーのごとき感染症だったのか。鉄の文化だったのか。銃砲の脅威だったのか。

これらの問題は、大陸文明世界と海洋島嶼《とうしょ》世界との出会いをめぐる世界史学の問題として、生活条件の脆弱《ぜいじゃく》なる海洋島嶼世界における人間誌学の問題としても、十分に解明されねばなるまい。

それとともに、本稿の肝心要のポイントについて、つまりは、新しい未知の感染症に出くわしたときにラパヌイの人々の側に起こった悲劇の激しさと結末について、もしも詳《つまび》らかにできるならば、まことに幸甚である。かつてウイルス性感染症の親玉のごとく見なされていた天然痘や麻疹《はしか》（measles）などが引き起こした彼らの悲劇の内訳と悪夢のごとき経緯とが、より具体的になるよう試みたい。

実のところラパヌイは、同じくポリネシアの東部にあるマルケサス諸島やタヒチ諸島（どちらも、フランス・ポリネシア）やハワイ諸島のような大型の島々よりも、もっと激しく、もっと急速に、かつ、もっと残酷なかたちで、西欧人の欲望と毒牙とに蹂躙《じゅうりん》された歴史をもつ。

先史時代のラパヌイ社会が絶頂期を迎えたのは、あるいは、モアイの巨石像が一〇〇〇やそこらもの数となるほどに、どんどんと製作されていた頃と軌を一にするようだ。まさに西欧人が来航し始める頃か、その少し前の頃のことのようだ。その頃の人口については、諸説ふんぷん。考古学者や文明論学者たちの一万人以上説（たとえば、ダイアモンド 二〇〇五）。あるいは六〇〇〇〜八〇〇〇人説（Bahn and Flenley 1992）、さらには三〇〇〇〜四〇〇〇人説、一八世紀に来訪した西欧人航海者たちの二〇〇〇〜三〇〇〇人説、などなど。どの推定値も一長一短、強みと弱みとがある。ともかく、はっきりした物言いは控えたいが、あえて筆者は、いくぶんはアバウトながらも、三〇〇〇〜五〇〇〇人あたり、と想定している（片山 二〇一九）。ともかく日本の淡路島の半分以下の大きさの島は、何千人かそこらの規模の人口を擁していたようだ。

しかしながら、一九世紀のなかばをすぎ、一八六〇年をすぎし頃、突如、人口が激減した。たいへん不幸な出来事が原因だったのだ。もちろん、西欧人と接触するようになるや、新参の疫病も侵入するようになる。ときに、それが殺人兵器のような役割を果たす。たとえインフルエンザや季節性の風邪などでも、はじめて接触した島民には悪夢以外のなにものでもなかった。実際、ポリネシアの小島では今なお、インフルエンザの類が稀人《まれびと》のように訪れては、さながら悪魔の使いのごとく、ひどい悪さをしでかす。

ラパヌイの一八六二年のとき、最大の疫病神はペルーの商船による人間狩りと、それに続く天然痘か麻疹《はしか》かの蔓延《まんえん》だったようだ。一九世紀のなかばをすぎた頃、ポリネシアの少なからずの島々が、これら人災等の犠牲となったのだ。

人間狩りに続く疫病の災厄―ラパヌイ社会・文化の崩壊と歴史の喪失と

一八六二年のことだ。ペルー船団が来て、一〇〇〇人以上の島民を集団誘拐（大半は成人男性らしい）し、ペルーの島々でグアノ（鳥糞が堆積したリン鉱石）採掘や農園労働のために連れ去った（1）。その島民は一年足らずでラパヌイに帰されることになったが、まずいことに、なかに天然痘らしき疫病の感染者がいたようだ。それが蔓延し、燎原《りょうげん》の火のごとく島を呑みこんでしまったとのこと。

さながら死者たちの島のようになった。人口はガタ減りに減り、一説によると、その後に一〇〇人余りに減少し、さらに六〇人か五〇人ほどに激減したとの話も残るほどである（2）。

つまり、ラパヌイ先住ポリネシア人の人口は、最盛期の百分の一ほどの絶望的な数にまで減った可能性が高い。まさに人々も、社会も部族も、巨石文化もなにもかもが壊滅状態に陥り、島の伝統生活、口碑伝承類、物質文化、精神文化への執着がなくなり、それゆえに、島の歴史などについては記憶喪失の状態となり、ただ疲弊感が覆うばかりとなったのではあるまいか。

その後、チリ本国経由で西欧系やラテン系（メスチーソの人々）の移住者、タヒチなどからのポリネシア人（遠く昔、ラパヌイ人となった人々とは別の道を歩んできた人々）の移住者が増えていき、人口は徐々に回復したが、ラパヌイ人のアイデンティティは底なし沼に沈みゆくがごときことになったのであろう。

よそ者の人たちも多くなった。ポリネシア人といえどもタヒチ人などは、多分に異なる道を歩んできた人たちなのであり、再びピッタリと一つになることはなかったようだ。先住ラパヌイ人には、そして昔ながらのラパヌイ文化には、ラム酒ビンの首よりなお細い「ボトルネック現象（または「ビンの首効果」、英語でBottle Neck Effect）」が生じることになったであろう。一八六二年以前の長い歴史や、口碑伝承、伝統文化などの多くが、そのビンの首を通り抜けることなく、過去の側に止まりて、人々の記憶には残されなかった。それに、そもそものラパヌイ人の系譜をたどる人々の圧倒的多数が、忘却の淵《ふち》に埋もれたようになり、それ以降の社会と分断されたわけだ。それこそ、もはやモアイに聞くほかないような状態になってしまったわけである（片山 二〇一九）。

ラパヌイの過去の記憶をたぐり寄せる手段たる伝承のレパートリーも、すっかり減少することになった。かくて、ラパヌイの歴史は、一八六二―四年を境に、過去と現代とに分断されてしまったかのようだ。

そんなこんなで、ラパヌイ島に根をはってきた人々の生活感覚のようなものが薄れゆき、「根無し草」のごとき人々、方々から寄せ集まった人々の多き島となった。ますます不思議感が充満する謎めいた島となった。

ラパヌイに現住するポリネシア系の人たちは少なくないが、その多くは、どこかポリネシア人らしくなく、西欧人などとの混血かと思える人が目につく理由であろう。実際、多くの人がポリネシア語を話すが、タヒチ方言のポリネシア語、あるいはタヒチ諸島なまりのポリネシア語ではないか、とのこと。本来の固有ラパヌイ語（ラパヌイ方言のポリネシア語）は、もはや、言語学者の語彙《ごい》集のなかにとどめられるほどにしか残らず、あまり使われていないそうだ。

歴史学における疫病史観

世界史や日本史などの歴史科学において、ウイルス性感染症は、歴史を編年するためのキイワードたりうるのだが、なにぶん、個々の疫病に関する実証的、かつ客観的な記録が乏しすぎる。しかも裏づけがとりにくいから、一方的な議論になりがちで、現実的な議論ができるまでに至らないのが悲しいところ。

梅毒や結核やマラリアなど、細菌性などの疫病ならば、病死者の遺骨をたよりに、当の疫病の鑑別診断が可能であり、症状とか免疫、感染力とか、当時の流行や蔓延の状況とかが、ある程度は判明しうる。だが、ウイルス性疫病は、どこか鵺《ぬえ》のようなところがあり、いかんともしがたい。

たとえば、McNeill（1976）、速水（二〇〇六）、ダイアモンド（二〇〇〇）などを読み進めながら、血が湧き心が躍る歴史学のダイナミズムに興奮を覚えるのは、疫病禍の恐怖、不気味さ、スケールの大きさ、リアリティ、不条理などがゆえにだが、その興奮に水を差す「ほんまかいな」の思いも、ぬぐいきれない。

人間の「元気」という名の「気のもの」、「快気」という「生き生きとした状態」、「精気」という「はつらつとした意気ごみ」などを容赦なく、音もなく、跡かたも残さず、なにごともなかったかのように、人間から奪い去っていくのが、ウイルス性感染症のアウトブレイクであろう。いっさい人間の意図など及ぶことなく、莫大《ばくだい》な被害をもたらす。さながら、初めから、なにもなかったかのごとく、なにもかもを徹底的に奪い去っていく。ともかく、すこぶる残虐にして、横暴きわまりないのだから、まさに不条理を絵に描いたような現象。人間くささが強い現象だから、歴史学における編年には申し分ないわけなのだ。

世界史の流れのなか、ことに西欧人が世界侵出を始める頃、その流れを方向づけ、最大限に加速させたのは、当時の戦闘手段たる「銃」ではなく、その原料であり、文明の象徴のようでもあった「鉄」でもなく、まさに感染症の「病原体」なのであった。そうした主題で独自の歴史史観を展開するのが、ダイアモンド（一九九七）であり、以下は、そこからの引用である。

「世界史においては、いくつかの場面において、たいていの場合は、当の感染症に免疫力のある西ヨーロッパ系の人たちが、免疫力のない人たち（南北アメリカ、アフリカ大陸、オセアニアなど「新世界」の先住民系の人々）に疫病をうつしたことが、その地のその後の歴史の流れを決定的に変えてしまった。天然痘をはじめとして、インフルエンザ、チフス、腺ペスト、その他の伝染病によって、ヨーロッパ人が侵略した大陸の先住民の多くが死んだようだ。たとえば、メキシコのアステカ帝国は一五二〇年のスペイン軍の最初の侵攻には耐えていたが、その後に大流行した天然痘によって徹底的に打ちのめされたようだ。（中略）ヨーロッパからの移住者たちが持ち込んだ疫病は、彼らが自分たちの移住域を拡大するよりも速いスピードで南北アメリカ大陸の先住部族のあいだに拡散し、コロンブスの大陸発見（原文ママ、正確には「到来」？）以前の人口の九五パーセントを葬り去ってしまったという。（中略）ヨーロッパからの移民にともなう南アフリカ先住民のサン族社会が崩壊したことの最大の原因は一七一三年の天然痘の大流行であった。オーストラリア先住民の人口を減少させることになった最初の天然痘の大流行は、英国人がシドニーに住みはじめてまもない一七八八年に起こっている。太平洋諸島での記録が残っている事例では、一八〇六年にフィジー諸島を襲った疫病（病名は不詳）の大流行がある。これは、難破船から逃れた数人のヨーロッパ人が持ち込んだ疫病がもとになっている」（ダイアモンド 二〇〇〇：一一四―一一五）。

南太平洋で疫病が伝わった事例は、トンガ諸島やハワイ諸島（Katayama *et al.* 1988）、マルケサス諸島やタヒチ諸島（サッグス 一九七三）などの島々で知られている。しかし、たいていの場合、たしかな事実、実際の年月、事態の成り行きなど、よくわからない。もちろん感染症の名前も定かならず。天然痘が代名詞のように使われており、「天然痘など」とされていることが多い。

ともかく、たいていの島々で「天然痘のような疫病」が猛威を振るい、西欧人の先兵か先駆け、あるいは実質的な先遣軍団として、新世界の植民地化において、なにがしかの役割を果たしたのはたしかなのだ。

ラパヌイの「一八六二年事件」

いささか唐突だが、絶海の孤島のラパヌイで一八六二―六四年の頃に起きた凄惨《せいさん》な大事件のことに話を転回する。人間世界の辺境のまた辺境のような小さな島で起こされた大事件であるが、人間史での特記すべき歴史的事件であることも、まちがいない。人間による人間に対する乱暴狼藉《ろうぜき》の事件であり、あるいはウイルス感染症の代名詞か親玉かのごとく人口に膾炙《かいしゃ》することの多き天然痘による、人間に対する不条理を絵に描いたような物語でもある。

まずは、ダイアモンドから引用である。

「イースター島には、一七七四年にクック船長が短期逗留して以来、少人数ではあるものの、ヨーロッパからの訪問者が絶えたことはなかった。ハワイ、フィジーそのほか、多くの太平洋の島々でも記録されているとおり、そういう訪問者たちが持ち込んだヨーロッパの疫病のせいで、それまで、いわば無菌状態にあった多くの島の島民たちの命が奪われることになったと見て間違いはないだろう。ただ、伝染病に関する具体的な記述が見られるようになるのは、一八六三年ごろに天然痘が蔓延してからのことだ。ほかの太平洋の島々と同じく、イースター島でも、島民たちを奴隷労働に使うための拉致、いわゆるブラック・バーディングが一八〇五年頃から始まり、一八六二年から六三年に最悪のときを迎えた。

イースター島史上もっとも苦難に満ちたこの時代、二〇隻余りのペルー船がおよそ一五〇〇人（住民の半数ほどに当たる）の島民を連れ去り、競売にかけて、ペルーの鉱山における鳥の糞石（グアノ燐鉱石）の採集をはじめ、さまざまな雑役に強制した。拉致された島民たちのほとんどは、囚われた状態のまま命を落とした。国際的な圧力が高まるなかで、ペルーが十人余りの奴隷を帰島させた際、その島民たちが新たな天然痘を持ち込んでしまった。一八六四年に、カトリックの宣教師たちが島に定住し始める。一八七二年には、わずか一一一人の島民しか残されていなかった」（ダイアモンド　二〇〇五）。

この引用部分の後半のパラグラフこそが、本節の肝心要である。ラパヌイの人々の日常的な言い伝え、祭事や儀式における口碑伝承、石像や岩絵などの意味、あるいは民俗芸能の奥義などとして、ながらく継承されてきた記憶の一切合財が、過去の闇に向けて、送り返されることになった可能性が高いのだ。先祖の先史ラパヌイ人の頃から一〇〇〇年ほどにわたり、秘伝され、記憶から記憶へとリレーするがごとく口伝されてきた事跡のあらかたが、生活・文化・社会に関わる民俗伝承類、摩訶不思議な巨石建造物の意味いわれ、さらには島びとのアイデンティティやメンタリティまでもが、すっぽりと引き抜かれたように、その後の歴史から、欠落してしまうような出来事だったのだ。

「一八六二年事件」に関する定説の類、いくつかの引用

ポリネシアのさまざまな島々のこと、そこの先住民たる人々のこと、彼らが育んできた特異な歴史のことなどについて、筆者自身が興味を抱き、ポリネシア人の研究をめざす契機となったのは、まさしく、R・サッグスの『The Island Civilizations of Polynesia』（1960：邦題は『ポリネシアの島文明』一九七三）だった。まずは、そこから要約だけを引用する。ペルー人による奴隷狩り事件（一八六二年事件）と、その前後のことについては、一部をメトロー（Metraux 1940、ルートリッジ夫人からの聞き書きかと思える）から引用して、次のように簡略に認める。

「ヨーロッパ人たちがイースター島の舞台に登場したのは、典型的なモアイ巨人像が作られ、血なまぐさい氏族闘争がくり広げられていた一八世紀のことであった。西欧人の訪問者たちは、おしなべて、島民からは悪意をもって迎えられたようだ。（中略）一九世紀のなかばになると、ペルーの奴隷狩りがやってきた。南米の沖合にある島々でグアノ採掘の強制労働に使役するために、一八六二年に八〇〇―一〇〇〇人ほどの島民を連れ去った。その翌年、数名の者が帰還を許されたが、そのときにイースター島に天然痘が持ちこまれた。一八六三年は島の死亡率は非常に高かった（ちなみにメトローは、天然痘と並べて、結核や梅毒の名も挙げている。もちろん結核も梅毒も潜んでいたのかもしれない

が、ウイルス性感染症ほどには急激にかつ大量に、死者を招くことはなかったのではあるまいか）。彼らがヨーロッパ人からの「この上なく貴重な贈り物」たる疫病、主に天然痘（原文は、chief among which was smallpox）をもち帰ったのだ。この恐るべき疫病により人口が激減し、つづいて飢餓が襲った。このとき、イースター島の文化に死が始まり、人々は疾病により破局をむかえた。さらに血なまぐさい争いごとがうち続き、人々から生きる望みすら奪いさっていった」（サッグス　一九七三）。

つぎは、太平洋先史学の泰斗であるP・ベルウッドの記述である。

「一八六二年に最も忌まわしい出来事が起こった。およそ一〇〇〇人の島民が奴隷商人につかまり、ペルーへ連れ出されたのである。このアメリカ大陸へ渡った島民中九〇〇人は、ほんの短期間のうちに死亡してしまい、それを憂えたイギリスとフランスは、強くペルー政府に働きかけた。その結果わずか一五名の生存者がイースター島に送還されることになった。ところが、さらに不幸なことには、帰還者が天然痘を患っていたことである。当然のことながら、天然痘が島中に蔓延し、その結果多数の死者が出た。他方、多くの島民が今度はタヒチへプランテーション労働に連れていかれた。一八七七年には驚くべきことに、全島にわずか一一〇名の生存者を数えるにすぎなかった。一八世紀の半ばには、およそ三〇〇〇人の人口が推測されているので、この例は、おそらく最悪のポリネシアでの大量虐殺ケースであったろうと考えられる。島民の大多数が死亡してしまい、島の文化も絶え絶えになった」（ほぼ邦訳どおり、ベルウッド　一九七八）。

このように、サッグスも、ベルウッドも、それに先のダイアモンドもともに、いくぶんかの語調の違いはあるものの、ラパヌイを荒廃させ、ラパヌイ人を絶望の淵に追いやり、ラパヌイ文化を記憶喪失の状態に追いこんだ要因について、天然痘説、いわば天然痘ウイルス単独説に求めることで共通する。

重要な補足をしておこう。ラパヌイ島民集団誘拐事件における重要なポイントを提供してくれるのが、太平洋諸島の自然史に関する名著というべきA・ミッチェルの『A Fragile Paradise（壊れやすき楽園）』（Mitchell 1989）である。

「一八六二年のこと。ペルーの奴隷狩り船団が来島、当時三〇〇〇人ほどいた全島民の半分ほどをかどわかして、連れ去った。プランテーションやグアノ鉱山で奴隷使役するためであった。鎖につながれた人たちのなかには、王族や神官や知識人などの身分の高い者が多くいた。彼らは貴族階層（Ariki Class）の出自であった。伝統的なポリネシア社会は、厳しい年齢階層社会であり、社会や文化に関わる要職は年配の男性が独占した。その後、タヒチの司教の強い抗議があり、（誘拐されたラパヌイ島民は解放されることになった）……奴隷として厳しい試練を生き延びた一五人ほどが、イースター島に送り返された。だが、その人たちは、「命を奪う恐ろしい贈り物」（a deadly gift）である天然痘を持ち帰った。この疫病が、島に残っていた人々を蹂躙した。而して一八七七年には、島の全人口は、かろうじて一〇〇人ほど、そこまで落ちこんでしまった」。

これも天然痘説だ。誘拐された人数や、天然痘の犠牲者数や、人口の内訳などは、先に引用したベルウッド（一九七八）などと似るが、いくつかの点で、まことに興味深い。ラパヌイで先住者たちが築いてきた歴史を粉々にしてしまい、彼らの社会や文化を壊滅的に破壊し、島の歴史の記憶を喪失させることになったきっかけが、まさに一八六二年の集団誘拐事件だった。そのとき、歴史の伝達を担う知識人層が壊滅状態になったこと、伝統社会・文化の破壊に決定的な役割を果たした疫病を天然痘とみることなどを指摘する。もちろん、その頃の南アメリカでの状況から納得できないわけではないが、まさしく天然痘だったのか、しかとは言えないだろうが。

サッグスが指摘することとは、よく合致する。すなわち、「人口に膾炙《かいしゃ》するラパヌイの「神秘」、もしくは「不思議」についてだ。その多くは、現代人の常識的感覚や合理的思考で物事を考えるときの「不思議」なのであり、科学的根拠をもたない「ほら吹き」作者たちの創造の産物たる「神秘」といえよう」（Suggs 1960）。もちろん、「神秘」でも「不思議」でもあろうはずがない。絶海の孤島における特異な諸条件に適応するように産まれた社会と文化のプロセスとが過去の闇に消えさり、あるいは、あまりにも忽然《こつぜん》と廃墟の島と化したがゆえに、ラパヌイの歴史のなかに隠された先住者たちの創造力に手が届かないだけのことだ。だから「神秘」なのであり、「不思議」なのであろう。唐突に廃墟に変えた張本人こそが疫病、ラパヌイの場合は、まさに天然痘だった、ということだろうか。さながら神隠しのごとく、先住者たちの記憶、社会と文化の記憶、歴史の記憶などがみな、遠くに飛んでいった。それゆえに余計に「神秘」感と「不思議」感が募《つの》るのではないだろうか。

天然痘か、あるいは麻疹か

ことほどさように、おぞましい一八六二年の人災事件の直後、その悲惨さを百倍にも千倍にも増強するような疫病禍がラパヌイを襲撃したのは、まちがいない。

それは、天然痘か麻疹かのいずれかであったようだ。はっきりした物言いができるほどに、疫学方面での確たる根拠があるわけではない。それに、天然痘か麻疹かなどと鑑別診断を試みるには、もはや、今となりては遅かりし。たとえ逆立ちしても、できない相談なのである。

たしかに、天然痘単独説のほうが理にかなっているのかもしれない。そうは言っても、麻疹説も無碍《むげ》にはできまい。麻疹も絡んだかもしれない。

実際、感染症の世界史においては、天然痘と麻疹とは、まるで兄弟分の契りを交わしたがごとき疫病のようである。どちらもが、負けず劣らず覇《は》を競ってきた。もはや天然痘は人間の敵ではなくなり、麻疹もワクチンの普及で発病者が激減し、重症化リスクが激減したことでも、よく似る。

いまや「麻疹は、「はしかのようなもの」「恋の病のように若さゆえに一度はハマるもの」などの言いまわしで使われるように、軽くみられがち。でもかつては天然痘に劣らない恐ろしい感染症であったようだ。「痘瘡《とうそう》（天然痘）は器量定め、麻疹は命定め」などと、セットで使われ、ともに、特徴的な発疹《ほっしん》が出ることで知られ、人間の感染症としての歴史が古いため」（石 二〇一八）である。

再度、石（二〇一八）から孫引すると、「天然痘とともに（同時に）ハシカを新世界に持ち込んだのはコロンブスの一行だ。まったく免疫のない先住民に破壊的な影響をもたらした。スペイン人が持ち込んだハシカは、一六世紀の頃から、キューバやメキシコの中南米で猛威をふるったことが知られる。南太平洋でも一九世紀の頃、ポリネシアのハワイやサモアやニュージーランドで、住民の九割以上が感染するほどの深刻な事態を引き起こした。（ラパヌイの一八六二年事件の頃だけでも、）ハワイで人口の二割、フィジーで三割ほどを壊滅させた」（これらの数字はみな、にわかには信じがたいものばかりだが、ときに感染症の話では、まことしやかなモンスター数字が行き交うから、話がややこしい！）。

だが、ラパヌイの人災事件、そのおぞましき事件後の疫病禍のことに触れる文献類をチェックすると、それらはいずれも、まるで決まりごとのように、ヨーロッパ人からの「この上なく貴重な贈り物」である天然痘だけに目星をつけ記述している。その理由は簡単に説明できそうだ。おそらく最初に誰かが、また聞きなどで、いかにも然りとした調子で天然痘と記述し、それに基づき、ほかの書き手たちも、それに追随しただけのことではあるまいか。ともかく当時は、天然痘のほうが凶暴で、役者も上だと思われていたのかもしれない。

天然痘仮説は妥当なのか

それでは、最初に天然痘仮説を世に出したのは、誰なのだろうか。そもそも、その仮説の信憑性《しんぴょう》は、どれほどに高いのだろうか。それは、C・スコレスビー・ルートリッジ夫人か、もしくは、彼女に率いられた大英博物館イースター島調査隊のメンバーだったのではなかろうか。

サッグスによると、「ルートリッジ夫人たちの考古学と民族学に関する長期滞在調査は一九一四年に始まった。彼女は、かつての疫病禍、奴隷船の襲撃、キリスト教布教などに伴う一九世紀後期の頃のラパヌイの死に喘ぐ島民社会の目撃者であり、その証言者となりうる老人たちから話を聞く機会があった。（中略）しかしながら残念にも、夫人が来た頃にはすでに、島の記憶や秘伝や歴史の語り部たる祭祀者、ロンゴロンゴ板の解読者、吟遊詩人などの人たちは死に絶えつつあった。彼女らの調査は確かに成功を収めたようだが、その調査結果は、わずかな要約論文と一般書が一冊出版されただけ。完全な資料の出版は、ついに陽の目をみることなく、フィールドノート類もすべて失われてしまった。この損失は取り返しがつかないほど大きい」（Suggs 1960）とのことだ。

実のところは、ルートリッジ夫人たちがインフォーマントにした島民たちのなかには、もはや、一八六二年事件の記憶を微《かす》かにでも伝えうる者は、ほとんど残っていなかったのかもしれない。当時のポリネシア人の一生を仮に五〇年と大きめに見積もったとしても、一八六二年と一九一四年とは離れすぎている。歴史の記憶が途絶えつつある一九一四年のラパヌイで、一八六二年の出来事にまつわる詳しい話を、いったい誰に聴いたというのだろうか。

でも事件当時の記憶が、ほんのわずか伝達された可能性は否定できまい。まるで昔話のように。そうした「記憶もどき」には、残りやすい内容と、残りにくい内容とがある。たとえば、多くの島民の死に結びつく記憶とか、氏族の角逐などの類の記憶は残りやすいだろうが、平穏な日々の記憶は残りにくいだろう。そんな直感は、多くのインフォーマントの話で経験するところだ。

もちろん、忍者のごとくに忍び寄り、目にも見えずに人間を死に追いやる悪神のごとき疫病と、その使いのウイルスのことなどは、尾鰭《おひれ》がつき大仰に語り継がれる類の話だろうから、ルートリッジ夫人たちも、幾分かデフォルメされた「天然痘話」を、たっぷりと聞かされたに違いない。

そのようにして夫人らに採集された一八六二年事件の記憶の残り火のごとき昔話類が、今度は夫人たちから不特定多数の興味津々たる研究者たちに密《ひそ》かに伝えられ、拡散していったのではなかろうか。かくして、天然痘説だけが定説として一人歩きするようになり、今日に至るのかもしれない。

一八六二年事件と、それに続く疫病禍のあと、ラパヌイ島民、ことに先住民系の人口は最大規模で減少したようだ。ひどくくびれたビンの首の状態にまで細くなった。それほどの状態に追いやった最大要因は、たぶん天然痘なのだろう。あるいは完全には、麻疹の可能性も、天然痘と麻疹とが混在した可能性も否定できまい。もちろん、インフルエンザなどが介在した可能性（蓋然性は低いが）も、なきにしもあらず。でも、そんな薮《やぶ》にらみ思考は不要だろう。

いずれにしても、天然痘や麻疹、さらにはインフルエンザのようにヒトからヒトに感染し、感染力も病原力も非常に強力なウイルス性の疫病が関与したわけだ。おまけにラパヌイ住民が、それまでに、これらの疫病に、ほとんど触れることがなく、免疫力がなく、無菌状態のように存在していたことが、人間に最大限の被害が及んだ最大の原因となったことは、まちがいなかろう。

「一八六二年事件」の異聞、あるいは補遺

それはさておき、一八六二年のラパヌイ島民集団誘拐事件の顚末《てんまつ》について、多分に別角度から、やや詳しく紹介する異色のテキストがある。G・マコール（Grant McCall）による『RAPANUI（ラパヌイ）』（1981）である。

彼はオーストラリアの人類学者であるが、ながらく一八六二年事件についての調査を進め、チリ、ペルー、フランス、タヒチなどで、当時の書簡類や教会や役所などに残る歴史文書類を捜し求めてきたそうだ。それらの史料を手がかりにして、当の事件にまつわることの顚末を再構成しようとしてきたらしい。このラパヌイを舞台にした、おぞましい歴史的事件に関する経緯を掘り起こしている。ここでは、いくつかの興味深い記述を抜粋しておきたい。

ラパヌイの一八六二年事件は、そもそもは、波乱万丈の人生を送ったとうそぶくビーンという名前の一人のダブリン人の男が、その前年に、ある提案書を手にペルー政府当局を訪れたことに始まる、のだそうだ。

農園で働くポリネシア人を契約労働者として集め、ペルーに連れてくる権限を求める提案であった。表向きは、植民地を欲する政府の色気をくすぐるような代物であり、せりで労働力を売り買いする奴隷売買の提案書ではなかったのだそうだが、詳細は不明。ビーン自身はすぐに亡くなったが、彼のビジネス・パートナーがリマの実業家を何人か集め、多くの船が参加することになった。

「一八六二年の一二月の初めのことだ。ラパヌイは温暖で湿度の高い夏となっていたが、多くのペルー船が集まり、海岸沿いのあちこちの場所に碇《いかり》をおろした。それぞれの船は独自のやり方で島民を集めて、労働契約書の手続きを進めたそうだが、これについても詳細は不明。そもそも、そんな契約書のようなものが存在したのかどうか、翻訳の途中で無くなったのか、などのことは、その一切は闇のなか。ともかく、食べ物や強い酒などで釣り、つぎつぎと船に誘いこみ、そのまま連れ去ったというのが実情のようだ。船に十分な数の島民を連れこむと、すぐに昇降口を閉めて、しっかりと縛り上げ、船の牢屋に繫いだ。かくして、驚き、苦悶する人間の船荷（human cargo）を積みこむやいなや、ペルーの労働者売買市場へ向けて帆を上げた」。そんな光景が現実にあったようだ。

「一八六二年一二月の襲撃事件を目の当たりにして、ラパヌイ島民はみな、おおいにショックをおぼえ、血の凍るような恐怖で震えた。力ずくで連れ去られたラパヌイ島民の数は一五〇〇人ほどにのぼるが、生き延びたのは僅か十数人ほどすぎなかった。かどわかされてペルーに輸入された（！）ラパヌイ人や他の島々のポリネシア人を帰還させるべく努めたのはフランス。一五人のラパヌイ島民のほとんどが、一八六三年の八月までに故郷の島に帰還できた」。「ペルーの襲撃事件から四年後の一八六六年までの間、天然痘、呼吸器疾患、麻疹、さらに他の病気が、島民を苦しめた。その頃のラパヌイは、わずか一〇〇〇人余りの人口が残るだけだった。大多数の島民が、天然痘や麻疹で死亡するか、あるいは、タヒチなどに向けて島を後にした。まるでラパヌイは混沌のなかに取り残されたようになった」（McCall 1981: 48-65 から要約）。

ここでも天然痘と麻疹の名前が、とくに挙げられていることが注目できよう。呼吸器疾患とは、インフルエンザかもしれないし、天然痘かもしれないし、または、麻疹なのかもしれない。ウイルス性感染症では、一般に呼吸器系の症状が多いようだが、ウイルスの変異型により、感染者により、一様ではなく、季節や地域によっても、発症の様子はさまざまであるとのこと。

まとめ

一八六二年一二月のこと、ペルーの奴隷リクルート船団がラパヌイを襲撃し、一〇〇〇人以上もの島民を誘拐して去った。その翌年からは、こんどはウイルス感染症（天然痘、麻疹?）がラパヌイを襲った。それからの一〇年ほどの間に、島の人口は、全盛期の頃の五〇分の一か、一〇〇分の一ほどに減った可能性が高い。

ラパヌイ社会は壊滅状態に陥った。孤島のラパヌイに固有の歴史、独特の巨石文化、さらには島の秩序を維持してきた氏族社会は、ずたずた、生き絶え絶えとなった。それまでに一〇〇〇年ほども続いた先史時代と、その後の西欧の出島のごとき現代とに断裂したかのようだ。

かくて、ラパヌイ人が語り継いできた秘儀のごとき記憶は、島の周りを洗うフンボルト海流に埋没し、時空の果てまで飛んでいったかのようだ。もはや誰も、なにも語らない、語れない島となった、モアイ像の沈黙が島に悲しみを暗示するようだ。ラパヌイを発見し、植民し、開拓したポリネシア人の栄光の記憶はどこへやら、さながら記憶喪失の状態となった。

その事件のとき、口碑伝承を語り継ぐ語り部たち（神官や知識人）、古謡などを伝承する吟遊詩人たち、人々を束ねる貴族や氏族の多くが、海の向こう、過去の彼方へと連れ去られた。それ以上に多くの人が疫病禍で果てた。古来の伝承システムが崩壊し、モアイもなにも一切が沈黙することとなり、ラパヌイの歴史は深く沈殿してしまい、どこにでも「神秘」と「不思議」とが張りつくような島となった。

激甚なる人口減少が追い討ちをかけた。細いビンの首を通り抜けるときのように、無口な社会・文化遺産の多くが、過去の闇に置き忘れられたように残された。儀式や儀礼、秘伝や口伝、古謡や芸能などのかたちで、世代から世代へと伝えられてきたラパヌイの歴史の記憶は、ほとんどが途絶えたのである。

いわゆる「ボトルネック現象」が、大規模に起こったのだろう。この現象は、小さな孤立した集団で、なんらかの原因で人口が極端に減少する状況で起こるのだが、人口減少を契機に、人間の遺伝子内容や身体構成が急激に変容する現象である。もちろん、文化遺産や社会遺産の変容現象にも適用できる。すなわち急激な人口減少に伴い、集団レベルでの伝達記憶の内容や容量が激しく減少し、ときに初期化状態か白紙状態に逆行するかのようになることを示唆する。ラパヌイの場合は、その格好例と言えよう。

さらにウイルス性感染症のアウトブレイクは、ラパヌイ島民を社会不安と精神不安の闇に追いこんだのではなかろうか。元気という「気のもの」、快気という「うきうきとさせるもの」、精気という「はつらつとさせるもの」などを、目にもなく、音もなく、あとかたもなく、まるで何もなかったかのように、一切合財を掠め取り、無力感、脱力感、疲弊感だけが漂う社会に島民を閉じこめたのだろう。

(1) その頃、太平洋のあちこちで、島民を誘拐し奴隷ビジネスをするペルー船団が暗躍、横行した。その魔の手は、太平洋の広い海域に及んだようだ。日本列島にも近づいてきたとのこと。伊豆諸島や小笠原諸島あたりに出没し、島人たちを騙して連れ出そうとした海賊行為に怒り、江戸幕府は猛烈に抗議。その結果、ペルー側は謝罪と弁償とを余儀なくされ、ほうほうのていで退散したという。もちろん人間狩りにあい、その被害を蒙った島は少なくない。実際、大きな国際問題となったらしい。各国の猛抗議を受けたペルー政府は、すでにグアノ採掘などに徴用していた人たちを故郷の島々に帰還させた。だがラパヌイの場合、たいへん不幸なことに、そのときに帰された人のなかに天然痘の感染者がいたというわけだ(片山 二〇一九)。

(2) 中米や南米、オセアニアでは、西欧人の植民地支配者たちが来訪したことで、ひどい人口減を招いた所が少なくない。もちろん銃や爆薬などによる虐殺例もある(当時の探検者たちの日誌には、いかに簡単に現地人を銃殺したか、そんな記述が少なくない)。たとえば、一八世紀のオーストラリアのタスマニア島。

でも実際には、西欧人がもたらした疫病の犠牲者のほうが、何万倍かそこらも、多かったようだ。このことをテーマにしたのが、ダイアモンド（二〇〇〇）である。

筆者も半個人的な体験のなかで、強烈な印象が残るエピソードがある。ポリネシア中央部、クック諸島国のマンガイア島で目にした忘れがたい記憶。一九八八年の八月なかば、南半球の冬の時季。この国の独立記念日のあと、インフルエンザの爆発的流行があった。なにしろ、人口一〇〇〇人余の島で、おそらく半分近くが罹患《りかん》。島にある唯一の診療所に連日、長蛇の列ができていた。二〇代三〇代の大の男さえ、四〇度ほどの高熱で、うんうんと唸っていた。オーストラリアから帰った一人が感染源（ゼロ号患者）となった模様。とかく免疫力のない島人には、自分自身の一二〇キロの体力パワーもどうしようもない。

次の年、その島の診療所の唯一の医師に確認したところ、私の知人の二〇代の青年を含めて、八人ほどが犠牲になったとのこと。もちろん西欧人やアジア人には、まったく発病者はいなかった。その医師アウン先生（ビルマ人、当時はクック諸島政府で医師は貴重で、各島の診療所には、外国人お雇い医師が珍しくなかった）から聞いた話として、「スペイン・インフルエンザ（Spanish flu）？　あるいは、ホンコン・インフルエンザ（Hongkong flu）？」とメモしている。

残念ながら実は、このメモの意味は確かでない。そのときにインフルエンザの陽性検査がなされたとは思えないし、それ以上に、その亜型が検査されたとは到底思えない。それにくわえて、いくらマンガイア島がたぐい稀なる孤島で、およそ無菌状態にあったといっても、その半世紀以上前のパンデミック「スペイン風邪」（H1N1亜型）が幽霊のごとく隠れていたとは思えないし、一九六八以降に流行した「ホンコン風邪」（H3N2亜型）がオーストラリアに残っていて、それが入ってきたとも考えにくい。あるいは、アウン先生が言ったのではなく、後で調べようと、メモしていただけのこと。まぎらわしいことをしたものだ。

参考文献

石弘之　二〇一八『感染症の世界史』ＫＡＤＯＫＡＷＡ．

片山一道　一九九七『ポリネシア―海と空のはざまで』東京大学出版会

片山一道　二〇一九『ポリネシア海道記―不思議をめぐる人類学の旅』臨川書店

サッグス、ロバート・Ｃ　一九七三『ポリネシアの島文明』（早津敏彦・服部研二共訳）大陸書房

ダイアモンド、ジャレッド　二〇〇〇『銃・病原菌・鉄（上）（下）』（倉骨彰訳）草思社

ダイアモンド、ジャレッド　二〇〇五『文明崩壊（上）（下）』（楡井浩一訳）草思社

速水融　二〇〇六『日本を襲ったスペイン・インフルエンザ』藤原書店

ベルウッド、ピーター　一九八九『太平洋：東南アジアとオセアニアの人類史』（植木武・服部研二共訳）法政大学出版局

Bahn, Paul and John Flenley 1992, *Easter Island Earth Island*, Thames and Hudson.

Katayama, K., A. Tagaya, H. Yamada and K. Kawamoto 1988, "Cook Islands Populations today in relation to European Mixtures and inter-island crossbreedings" , *J. Anthropology Soc*. 96-1: 47-59.

McCall, Grant 1980, *Rapanui: Tradition & Survival on Easter Island*, Allen & Unwin Australia.

McNeill, H. William 1976, *Plagues and Peoples*, Anchor Press/ Doubleday.

Metraux, Alfred 1940, *Ethnology of Easter Island*, Bishop Museum Press.

Mitchell, Andrew 1989, *A Fragile Paradise*, Collins.

Suggs, Robert C. 1960, *The island civilizations of Polynesia*, New American Library.

コラム◉エルナン・コルテス上陸後の大惨事

江藤由香里

湖上に浮かぶ都市、テノチティトラン

陸の上だけではなく、水の上にもたくさんの町や村が建てられており、そこには多くの住民が住んでいる。道は広くてまっすぐに伸びており、私たちはその見事さにただ驚くばかりだった。水面から伸びる石材の高い塔や寺院は、まるで『アマディス・デ・ガウラ』の物語の一場面のようで、歩兵の一人が「これは夢なのか?」と問うた。今までに見たことも聞いたこともない、ましては夢ですら見たことがない素晴らしいものがここにはあり、どのように形容してよいのかも分からない。（ベルナル・ディアス・デル・カスティリョ『ヌエバ・エスパーニャ征服の真実の歴史』［筆者訳］）

これは、一五一九年一一月八日に、ベルナル・ディアス・デル・カスティリョが、スペイン人征服者として知られるエルナン・コルテスの歩兵として、アステカ王国の首都であるテノチティトラン（現在のメキシコ合衆国メキシコシティ）に初めて到着した時の様子を語った部分である。残念ながらこれらの壮麗な建築物は、コルテスの配下によって破壊され、湖の埋め立てや大聖堂の建築に使用された。しかし、幸運なことに、テノチティトランの当時の様子を描写したものが現存する。「大航海時代」のスペイン人の特徴的なことは、彼らが進出した先々で見聞きしたことを膨大な情報源として残していることである。エルナン・コルテスが一五二四年にカール五世に差し出した二通目の書簡に、テノチティトランの地図が描かれている（図1）。中央の神殿部分以外の建物がなぜかヨーロッパ調に見えるが、まっすぐ延びた道や水面に浮かんでいるかのような家屋は、ディアス・デル・カスティリョの記述通りである。

スペイン人のカリブ海地域・アメリカ大陸進出

テノチティトランがメキシコ中央部高地にて栄えていたころ、ヨーロッパ

諸国は利益の拡大を目的に航路開拓を始めた。先鞭《せんべん》をつけたのは一五世紀半ばからアフリカ西海岸以南へ進出したポルトガル。次いで、スペイン。一四八二年版のプトレマイオスの地図に見られるように、航路開拓前の地理的知見は、アフリカ大陸の北部、ヨーロッパ、アジアにとどまっていた。コロンブスはヨーロッパから西廻りで大西洋を横断することによって、ポルトガルより早くインディアス（インドから東の地域）に到着できると確信していた。その所信をスペイン中央部に位置するカスティーリャ王国の女王、イサベル1世が支持した。

一四九二年、コロンブス一行はインディアスを目指してヨーロッパを出港したが、コロンブスはインディアス到着までにかかる距離をかなり小さく見積もっていたため、実際に彼らがインディアスに到着できるはずはなかった。代わりに一行は、カリブ海の北に位置するバハマ諸島に運よく到着し、スペインはアメリカ大陸へ進出するきっかけを手に入れた。

余談になるが、コロンブスは到着した島を目指していたインディアスの一部だと思い込んでおり、カリブ海地域やアメリカ大陸に住む先住民をインディオ（スペイン語のインドに住む人々の意）

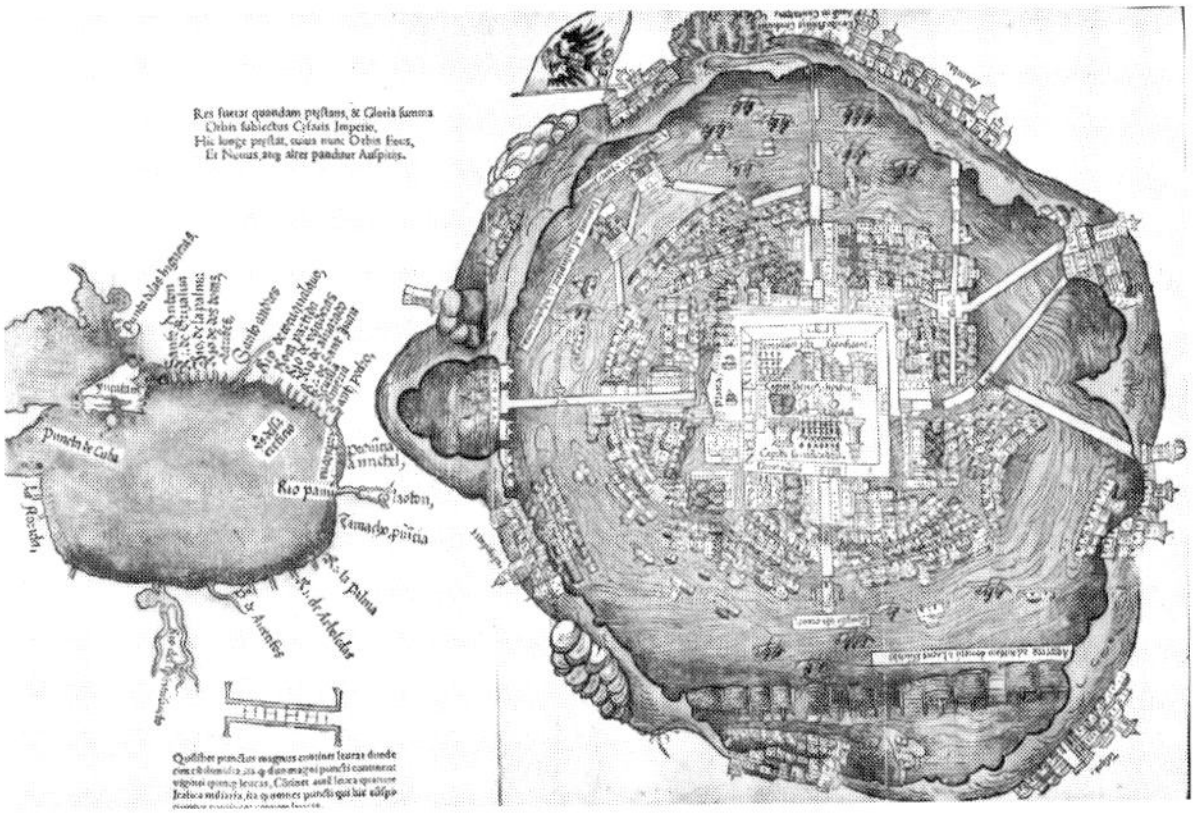

図1　テノチティトランの地図（出典：The World Digital Library：https://www.wdl.org/es/item/19994/view/1/14/）

絵画から理解しづらいが、テノチティトランが存在した湖は、水門により淡水部分と海水部分に分けられていたようだ。都市が存在する淡水部分では、水上農法によって様々な作物が育てられていたことが記述されている。この農法はチナンパと呼ばれ、今でもメキシコシティ南部に位置するソチミルコで続けられている。湖上にアシなどの水草を積み重ね人口の浮島を作り、その上に湖底の肥沃な泥を載せ耕地とする。標高 2,000 メートルを超える高地にて、5 万人ほどを水上農法にて維持できたことは驚くべきことだ。

興味深い事に、スペイン人によって長い間封印されていたテノチティトランの遺物が、電気工事をきっかけに人目を浴びることになった。1978 年 2 月 21 日、電力会社の作業員が、直径 3.25 メートル、厚さ 30 センチ、重さ 8.5 トンの巨大な円形の石材を偶然に発見した。アステカ人は太陽神であり軍神であるウィツィロポチトリの神託によりテノチティトランを築いているが、石板の彫刻はウィツィロポチトリの姉、月の神コヨルシャウキであることが分かった。遺物の発見により周辺部の発掘が行われ、テノチティトランの中央神殿跡の一部であると推定され、テンプロ・マヨール（主神殿）と命名された。現在は発掘された遺跡が公開されており、博物館も隣接する。

として報告した。今日もインド人でない彼らを未だに英語でインディアンとかスペイン語でインディオと呼ぶのは、コロンブスの思い込みに由来する。なお、ここでは、スペイン人征服者がカリブ海地域やアメリカ大陸に進出する以前より住んでいる人々を先住民と呼ぶことにする。

コロンブスが西廻りで大西洋横断に成功し金や宝石などをスペインに持ち帰ると、スペイン人征服者たちは矛先をカリブ海地域に向けた。中でもエルナン・コルテスは、一入植者からキューバ総督の秘書という高い地位にまで就いていたが、さらなる富の獲得を目指しメキシコへの侵攻を試みた。

エルナン・コルテス上陸後のメキシコ

一五一九年三月初旬、コルテス一行は、ついに現在のメキシコ合衆国（以下メキシコ）ベラクルス州に上陸した。これを機に、メキシコに馴染みのない多くのものがヨーロッパから持ち込まれることになる。征服者の鉄製の武器や火器はもちろん、植物や動物、中には先住民が免疫を持たなかった数々の伝染病も含まれる。最初に持ち込まれた形跡のある伝染病は、天然痘であった。ディアス・デル・カスティリョによると、キューバ総督がコルテス追討のために送った軍の中に天然痘に感染し皮膚が発疹《ほっしん》で覆われている黒人男性がいたとある。メキシコより先にスペインによって征服されたカリブ海地域では、すでに天然痘が蔓延《まんえん》しており、先住民の人口は激減していた。天然痘は今までに流行ったことのない病らしく、メキシコの現地の言葉で「hueyzáhuatl（大きな皮疹《ひしん》）」と呼ばれた。

一五二四年にメキシコに渡ったトリビオ・デ・ベナベンテ修道士は、先住民の間で天然痘の感染が拡大した原因について、彼らが免疫を持っていなかったことに付け加え、彼らの人口が密であったことも指摘している。地方によっては人口の半分、またはほぼ半分の死者がでたと言及している。天然痘は感染者の咳やくしゃみによる飛沫、あるいは感染者の発疹やかさぶたとの接触（衣類や寝具も含む）なども感染源となるが、治療法を知らない先住民が病人・健常者に関係なく頻繁に入浴する習慣があったことにも触れている。また、食事を作る人を亡くした家庭も餓死に至ったという。天然痘はメキシコだけでなく、その後スペイン人が入植した南北アメリカ大陸中に猛威を振るった（図2）。

一六世紀に入植者が持ち込んだ疫

病は天然痘だけではない。一五三一年には「小さな皮疹」と呼ばれた麻疹《はしか》が、そして一五四五年には五年間で最大規模の人命損失を招いたとされる「cocoliztli」。先住民の言語で「疫病」

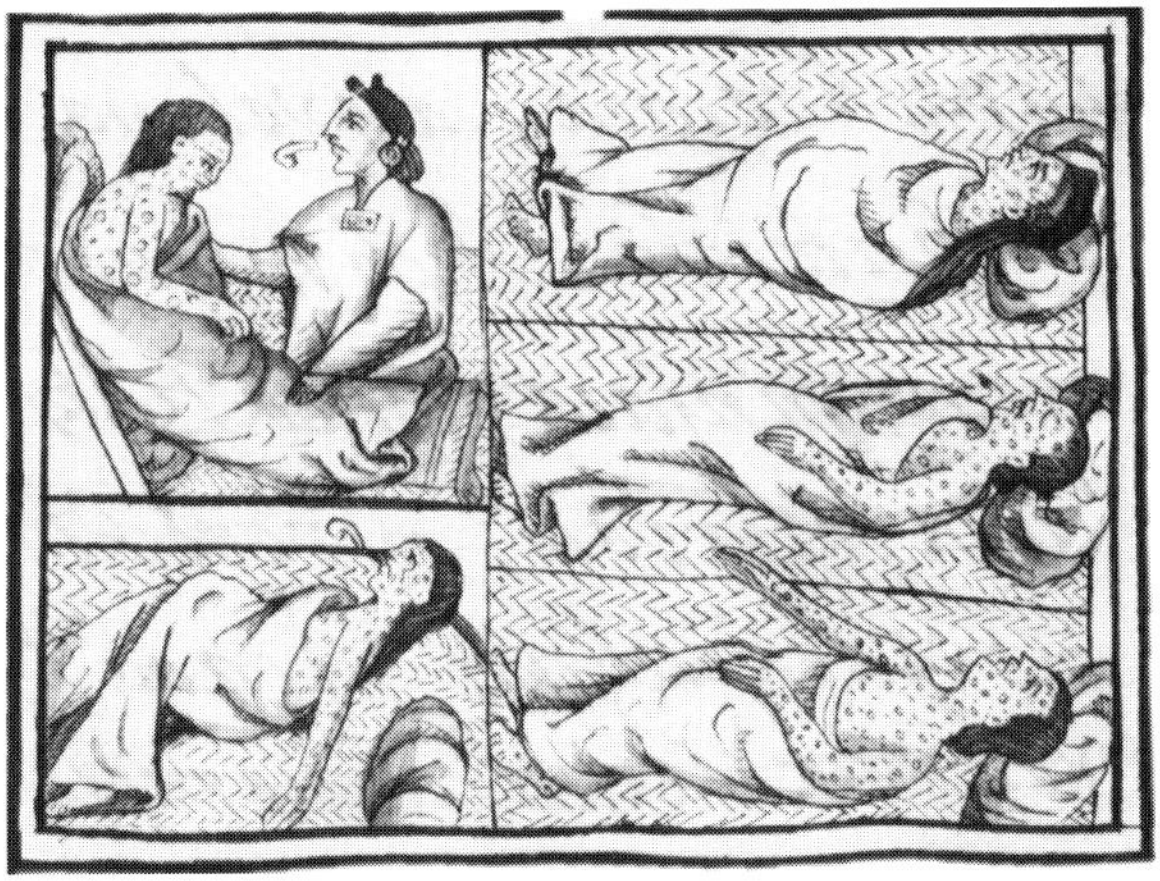

図2　天然痘によりたくさんの感染者が横たわっている様子（出典：「フィレンツェ絵文書」第12巻p461/fo.54：The World Digital Library. https://www.wdl.org/es/item/10623/view/1/110/）

を意味するこの感染病は、オスナの絵文書に口や鼻から出血する様子が描かれているが、他にも高熱、頭痛などの症状があったとされる。長い間病名が解明されていなかったが、ドイツのマックス・プランク研究所に所属するアーシリ・ウォージン氏による研究の結果、サルモネラ菌の一種であるパラチフスC菌である可能性が二〇一八年に示唆された。他にも、チフスやおたふく風邪が流行した記録もある。

テノチティトランでは、コルテスの大陸上陸前に不吉な前触れが起きていたことが記録されているが、前触れはさまざまな未知の伝染病の蔓延、そしてテノチティトランの崩壊と現実となった。しかし大惨事はこれだけに終わらなかった。征服者たちは先住民をキリスト教に改宗することを条件に、先住民を労働力として使役できるエンコミエンダ制の信託をスペイン国王から得ていた。自己の利益獲得に狂奔する征服者たちは、先住民を食料生産や金銀を採掘するための労働力として酷使し、報酬が見込めないと残虐行為によって先住民を罰した。

父はコロンブスの第二次航海に参加し、自身はコルテスとキューバ遠征に参加した経験を持つバルトロメ・デ・ラス・カサス司祭は、スペイン王室に征服者の先住民に対する非人道的行為を報告した。後に書した「インディアスの破壊についての簡潔な報告」には、先住民女性へ性行為を強要したことは言うまでもなく、先住民の手首を切ったり、絞首台に吊して火であぶったり、

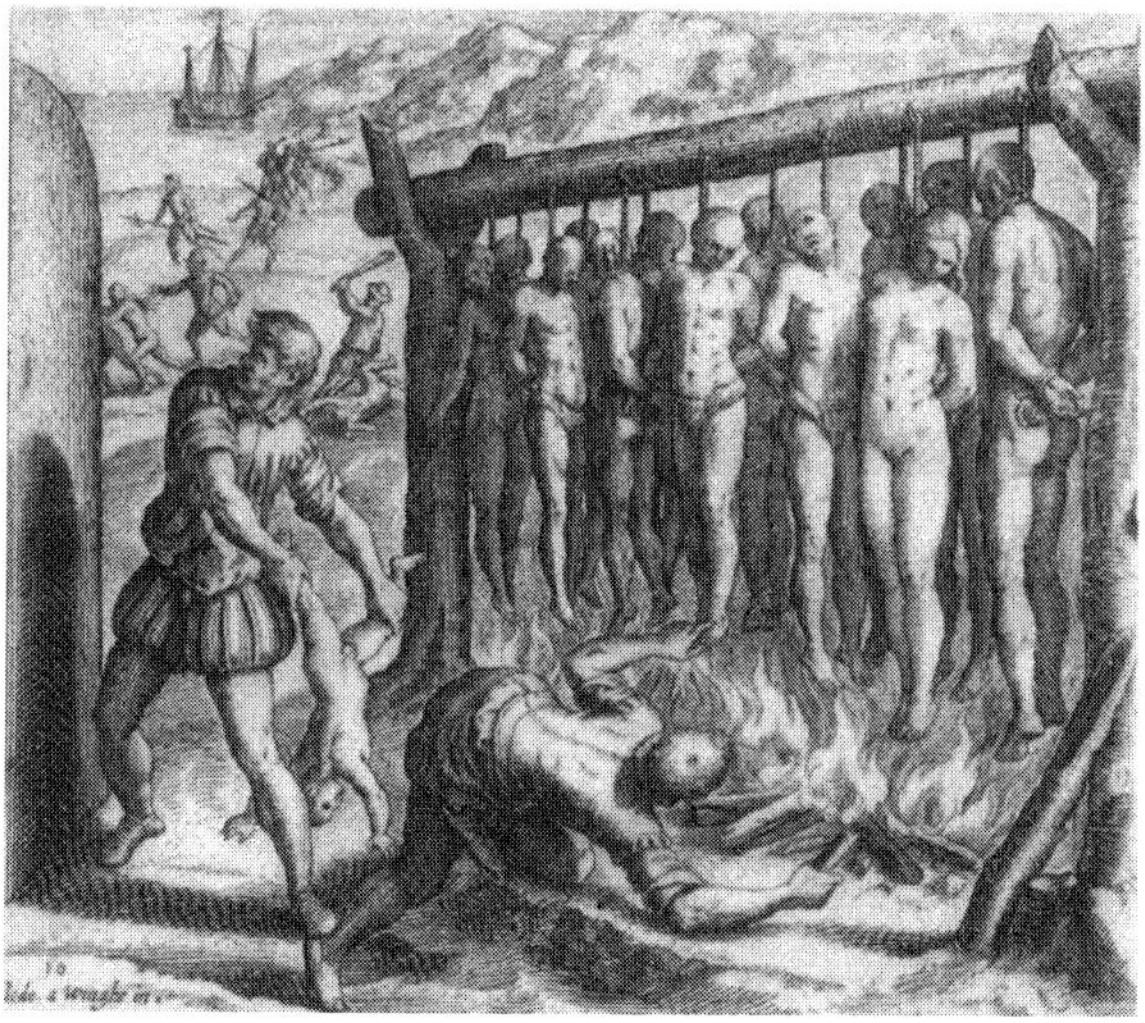

図3　先住民に対する非人道的行為（出典：Casas, fray Bartolomé de las. (with Martínez Torrejón, José Miguel). (2011). *Brevísima relación de la destrucción de las Indias*（インディアスの破壊についての簡潔な報告）Colombia: Universidad de Antioquia. (Original work published 1552): 21）

山に逃げ込んだ先住民を猟犬に襲わせたりした。その残虐非道な行為は老若男女を問わず乳児にまで及んだことが目を疑うような挿絵とともに記されている（図3）。ラス・カサスの告発により一五四二年、ようやくエンコミエンダ制を公式に廃止する新法が制定された。エルナン・コルテスがメキシコに上陸後、すでに二三年も経過していた。

スペイン人が大西洋を越えて、カリブ海地域、そしてアメリカ大陸に帆を向けた根底には、巨大な富の収奪があった。彼らは武力により新天地を侵略し、富が尽きるとまた別の地に富を求めて侵略と収奪を繰り返した。侵略を受けた地域は、ヨーロッパ人が持ち込んだ疫病、強制労働、そして非人道的残虐行為の大惨事に襲われた。メキシコシティのメトロポリタン大聖堂内にて黄金に輝くまばゆい装飾からは、先住民の犠牲など想像もできない。ましては、この同じ場所に湖上に浮かぶ壮麗なテノチティトランがあったことも。「夢と見まがうような」湖上都市を一目みたかったものである。

3 カナダ先住民の疫病との戦い
―北西海岸地域のハイダと極北地域のイヌイット

岸上伸啓

はじめに

北アメリカ大陸に最初に到達したヨーロッパ人は、一〇〇〇年ごろの一時期、ニューファンドランドに入植したノース人（バイキング）であった。彼らが先住民であるイヌイットと接触した可能性は高いが、どの程度、どのような影響をイヌイットに及ぼしたか、その詳細は分かっていない。はっきりしているのは、コロンブスがアメリカ大陸に到達した一五世紀末以降、ヨーロッパ人はインフルエンザ、百日咳《ひゃくにちぜき》、結核、天然痘、はしか、とびひ、腸チフスなど、さまざまな疫病を新大陸の先住民社会に持ち込んだことである。その結果、それらの疫病に対し免疫力を持たない多くの先住民社会が消滅したり、弱体化したり、再編成したりといったさまざまな変化があった。北アメリカ先住民の歴史と現状を考えるうえで、過去の疫病の影響を無視することはできない。とくに彼らのヨーロッパ人との接触以降の歴史は、ヨーロッパ人がもたらした疫病との戦いであった。

中国に端を発した新型コロナウイルス感染症は、二〇二〇年に入ると世界各地に広がり、パンデミック化した。日本社会への影響も甚大《じんだい》であったが、私がこれまで調査を行ってきたカナダのケベック州極北部ヌナヴィク地域のアクリヴィク（イヌイットの村）やブリティッシュ・コロンビア州ハイダ・グワイのスキドゲイト（ハイダ人の村）のように、都市部から離れた所にある先住民コミュニティは、外部からの訪問者を特別な理由がない限りは中に入れないと言う一種の封鎖策をとり、自分たちの身を守ろうとしてきた。

ハイダ人とイヌイット人は、これまでも外部社会から入ってきた疫病によって大きな人的・経済的・社会的・文化的被害を受け、時間をかけて彼らの社会を立て直したという歴史を持つ。彼らの過去の共通点は、ヨーロッパ人との毛皮交易に深くかかわっていたことと疫病が海路を通して外部社会からもたらされた点である。

本章では、一九世紀後半のハイダ社会における天然痘の伝染とその社会・文化的影響、および二〇世紀半ばのイヌイット社会における結核の伝染とその社会・文化的影響について紹介し、比較する。

北アメリカ北西海岸地域のハイダ社会における天然痘の伝染と社会変化

ハイダ人と毛皮交易

ハイダ人の祖先がハイダ・グワイ（旧称クイーン・シャーロット諸島）に住み始めたのは、今から一万四〇〇〇年以前だと考えられている。ハイダ・グワイは、現在のブリティッシュ・コロンビア州プリンス・ルパート（北アメリカ大陸本土）からヘカテ海峡を隔てて西方に約一〇〇キロ離れたところに位置する。同諸島は、北緯五二度から五四度にかけて南北に約三〇〇キロに及び、北のグラハム島と南のモレスビー島という巨大な島を中心とし、約一五〇の島々からなる。総面積は約一万平方キロで、日本の岐阜県の面積にほぼ相当する。

最終氷期が終わりカナダ全域を覆っていた氷床が徐々に後退し、ハイダ・グワイが現在のようなうっそうとした森林を持つ自然環境になったのは、約七五〇〇年前である。諸島民は、巨木のレッド・シダーなどを利用して、丸木舟や大型家屋を作った。そしておもにサケやオヒョウ、ニシン、貝類をとって食糧とするとともに、海を行き来する交易者として栄えた。一八世紀後半にヨーロッパ人と接触するまでは、大型カヌーを駆使して、南は現在のカリフォルニア州にあたる地域まで遠征し、交易によってアワビの貝殻を入手していた。また、奴隷を獲得するために、近隣の大陸沿岸にすむクリンキット（旧称トリンギット）人やティムシアン人の集落を襲うこともあった。

イギリス人船長ジョージ・ディクソン（George Dixon）は、キャプテン・クックの航海報告からラッコの毛皮は中国の広東において高値で売ることができ、莫大な利益を上げることができることを知り、一七八七年にハイダ・グワイを訪れ、ラッコの毛皮交易を始めた。ハイダ人はヨーロッパ人がラッコの毛皮を鉄器やビーズなどと交換するのを知り、積極的にラッコを捕獲するようになった。その後、ラッコがほぼ捕りつくされる一八一〇年代まで、多数のアメリカ人、イギリス人、ロシア人、スペイン人の交易者や捕鯨者が、ハイダ人とラッコの毛皮を交易した。なかでも一七九〇年代からはボストンからやってきたアメリカ人の交易船がこの毛皮交易を独占するようになった。

アメリカ人交易者による海洋を利用した毛皮交易は、一八四〇年代に終焉を迎え、その代わりにロッキー山脈を越えて西進してきたイギリス資本のハドソン湾会社が、北西海岸地域の要所に交易所を開設し、先住民との毛皮交易を独占するようになった。そしてラッコなどの海獣の毛皮の入手が難しくなると、ビーバーなどの陸獣の毛皮が中心的な交易品となり、ハイダ人らは他の先住民から集めた毛皮をバンクーバー島に開設されたハドソン湾会社の交易所に持ち込むようになった。

ところで、ハイダ・グワイでは、一七七〇年代、一八三六年、一八六二年に天然痘が、一八四八年にははしかが流行したことが知られている（Boyd 1999: 266）。ここでは、ハイダ人の多数の命を奪った一八六二年の天然痘の蔓延について紹介する。

天然痘の伝染と社会変化

天然痘は、飛沫や接触により伝染する病気で、感染後一〜二週間の潜伏期間をおいて発症する。初期症状は、高熱や頭痛、腰痛であるが、その後、豆粒状の丘疹が全身に広がる。その致死率は二〇〜五〇％であり、完治したとしてもあばたが残る。天然痘は多くのヨーロッパ人が北アメリカに到来した一五世紀末以降に、北アメリカ先住民の間で猛威を振るった。一七八二年にはバンクーバー島に天然痘が入ってきたことも知られているが、一八六二年の流行の方が先住民社会の被害がはるかに大きかった。

ことの発端は、一八六二年三月一二日にサンフランシスコからビクトリア（ビクトリア植民地の砦の所在地）に到着した船舶「ブラザー・ジョナサン号」の乗船客の一人がカリフォルニアで大流行していた天然痘を持ち込んだことであった。当時のビクトリアには、ハドソン湾会社の交易所があり、約四〇〇〇〜五〇〇〇人のヨーロッパ人がいた。また、二〇〇〇〜三〇〇〇人あまりの北西海岸先住民が各地から交易や仕事のためにビクトリア近郊にやってきており、キャンプを設営し、滞在していた。たとえば、ある統計記録によると、その数年前の一八五九年四月中旬には二

表1　ハイダ・グワイの集落人口の変化

村落名	1830年代	1880～1883年	1915～1920年
ニンステンツ	308	30	
タヌ	545	150	
スケダンス	439	12	
カムシェマ	286	60	
カイサン	329		
シャータル	561	108	
スキドゲイト	738	100	238
ガーリンスカン	120		
ヒエレン	280		
ティアン	196		
クング	122		
キウスタ	296		
マセット（カヤング～アッテワズ～ヤン）	2,473	350	350
合計	6,693	810	588

二三五人の先住民が滞在しており、その内訳はティムシアン人が四四%、ハイダ人が二六%、クリンキット人が一五%、ヘイルツク人が八%、クワクワカワクゥ人が七%であった。一八六二年時点のビクトリア近郊の先住民人口について詳細な情報は残っていないが、二〇〇〇人はいたと推定されている（Boyd 1999: 176-177）。約五二〇人のハイダ人が、ビクトリア近郊のカドボロ湾とビクトリア港の入り口のオグデン・ポイントに二つのキャンプ地を形成し、長期滞在していたと考えられる。

一八六二年三月にビクトリア近郊に滞在中の北西海岸先住民の間にも発症者が出始めたため、ビクトリアの警察官は、先住民のキャンプを焼き払い、病気にかかった先住民を含め全員を出身村に帰ることを強制した。この処置が、北西海岸地域全域に天然痘が広がる原因となった。

当時の新聞「日刊英国植民者」によると、一八六二年四月三〇日までに多くのハイダ人がビクトリアを去ったと報告している。さらに同年六月一一日には警察官の一団が約三〇〇人の北西海岸先住民を強制的に退去させたが、その中にはハイダ人が含まれていた。そして帰途の途中に死亡した者もあった。たとえば、五月中旬に退去した六〇人のハイダ人の一団のうち四〇人が、帰途中に天然痘が原因で死亡したことが知られている。

一八六三年の時点で北西海岸全域の約三万人の先住民のうち約六〇%が死亡し、各地で無人化や廃村化が起こった。ハイダ・グワイとプリンス・オブ・ウェールズ島のハイダ人の七〇%が死亡し、総人口は約五七〇〇人から約一六〇〇人へと減少した。ハイダ・グワイにあった一三村は二〇年後には七村になり、二〇世紀初頭には二村だけになった（表1）。天然痘以外の病気も発生し、総人口が一九一五年までに約五九〇人となった。ハイダ人が激減したハイダ・グワイ各地は無人に近い状態になり、一九〇〇年代にはいるとヨーロッパ人の入植者の数が急増し、土地譲渡条約を結ぶことなく、カナダやブリティッシュ・コロンビア州の一部となった。

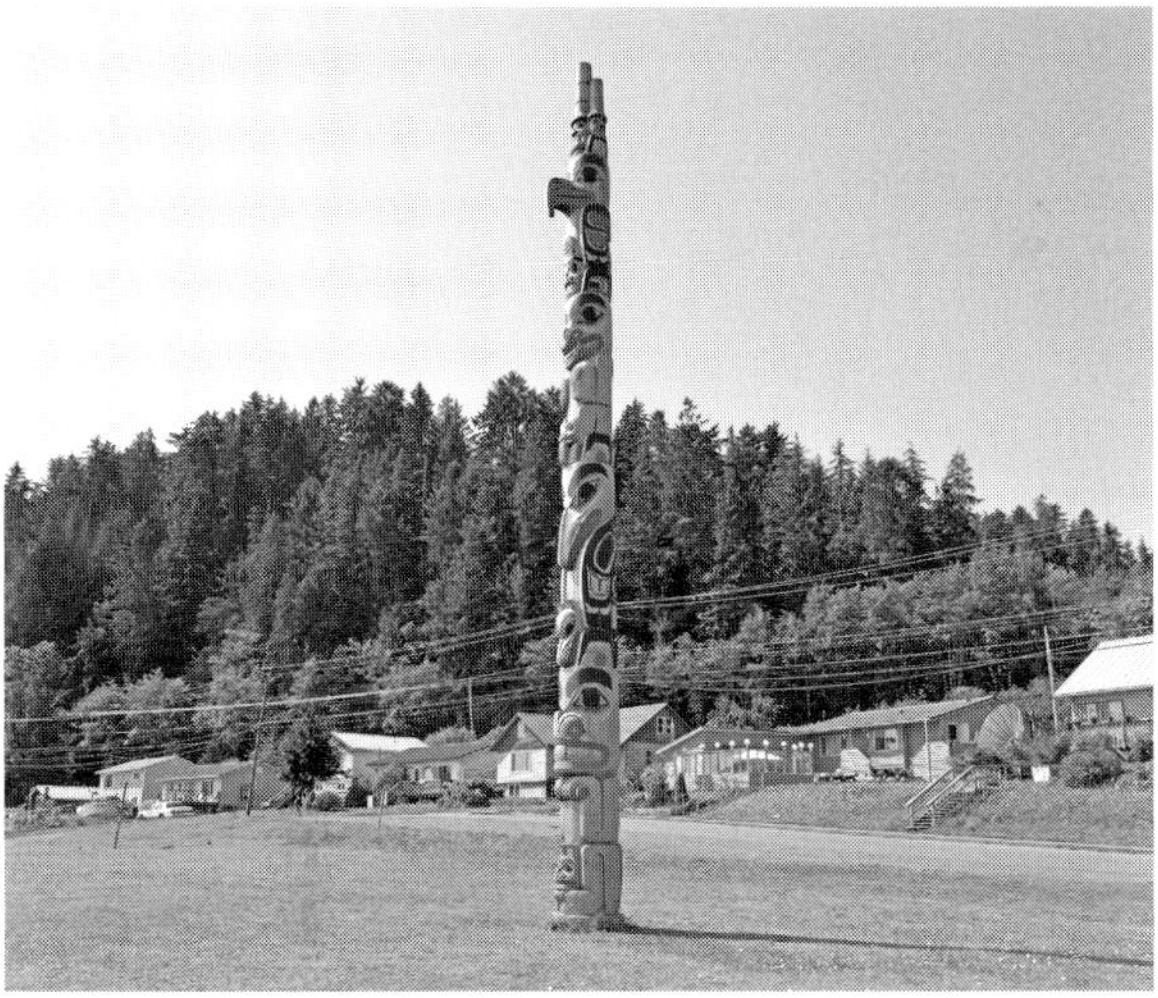
ハイダ人のスキドゲイト村の様子（2019年8月、岸上伸啓撮影）

ハイダの対応

一九八一年にユネスコの文化遺産に登録されたハイダ・グワイの最南端のスカン・グアイ島（旧称アンソニー島）のニンステンツ村には一八三〇年頃まで約三〇〇人が暮らしていたが、一八六二年の天然痘の影響で人口が激減し、廃村となった。当時の一〇軒以上のレッド・シダーで作られた大型家屋と三二本の巨大なトーテムポールが現在も朽ちた状態で残っている。一九世紀末頃から南のモレスビー島およびその周辺の島々で生き残ったハイダ人は、北のグラハム島に移動した。

人口の激減により村を維持できなくなったモレスビー島およびその周辺の島々のハイダ人は、グラハム島北部にあるオールド・マセットと同島南部にあるスキドゲイトに移住し、他のハイダ人と合流した。そこで、新たなコミュニティを形成した。この二つの村にハイダ人が集結した大きな理由は、ヨーロッパ人の侵入とカナダ政府の政策から団結して自分たちを守るためであった。

二か所の村に集まり、新しいコミュニティを形成するということは、異なる出自と出身地をもつ複数の家族集団の人々がともに暮らすということである。そのためには、各村の中でそれらの家族集団のチーフ間で社会的序列を明確にする必要が生じ、それを決定するために多数のポトラッチを開催せざるを得なかった。より盛大なポトラッチを開催したチーフと彼の家族集団は、他のチーフや家族集団よりもより高位の立場を社会的に手に入れることができた。

ハイダ社会は、元々、ワシとワタリガラスという二つのクランから構成され、それぞれのクランのもとでクマやオオカミ、シャチ、サケ、ビーバー、カエルなど七〇以上の紋章（クレスト）を持つ家族集団が存在していた。しかし、人口の激減により、クラン制度や母系制の家族集団の継続が困難となったため、多くの家族集団は養子制度を利用して成員を確保し、クラン制度やチーフの家系の維持に努めた。かつては、ワシ・クランの人は、ワタリガラス・クランの人と結婚する制度であったが、一九世紀末までにそれぞれのクラン内での結婚も認めざるを得なくなった。また、各家族の世帯集団は、大家族（拡大家族）から構成されていたが、核家族化が進んだ。

ハイダ社会における天然痘の流行に由来する人口の減少のために、伝統文化の継承が困難となり、その衰退にも拍車をかけた。さらに、カナダ政府は一八八五年から一九五一年までポトラッチ儀礼の実施やトーテムポールの製作を禁止したり、一九一一年からはハイダ人の子供を親元から切り離し、アルバータ州など遠隔地にある寄宿舎学校に強制的に送り、同化教育を実施したりした。この結果、ポトラッチなど儀礼に関連する知識や踊り、歌、口頭伝承、トーテムポールや仮面などの製作技術の継承が難しくなるとともに、ハイダ語の話者も数少なくなった。

この状況が大きく変わるのは、カナダ政府が先住民を対象とした同化政策を取りやめた一九五〇年代半ば以降である。とくに一九七〇年代にはいると伝統文化の復活活動が盛んに行われるようになる。ハイダ語に関しては、言語学者によるマセット方言とスキドゲイト方言の記述研究が始まり、ハイダ人は彼らの力を借りて言語の継承にも力を入れ始めた。また、母親がハイダ人であったビル・リードが中心となって、一九七八年にはハイダに伝統的に伝わっていたワタリガラスやワシ、カエルがデザインされたトーテムポールを製作し、約一〇〇年ぶりに故地であるスキドゲイトに建立した。このビル・リードらが中核となってハイダ民族の芸術様式を復興させた。現在では、ポトラッチ儀礼も復活し、チーフの家系を持つハイダ人は祖父母らを記念したトーテムポールを製作し、ポトラッチ儀礼を実施している。

二〇一六年時点でカナダに住むハイダ人の総人口は約四五〇〇人（これに加え米国に約一四〇〇人）である。ハイダ・グワイのハイダ人保留地であるスキドゲイト村には八三七人が、オールド・マセット村には五五五人が住んでいる。それ以外のカナダのハイダ人は、おもにブリティッシュ・コロンビア州の他の町村や都市で生活を営んでいる。ここで紹介したように、天然痘の流行によって衰退したハイダ人の文化や社会の復興には、一〇〇年近くの年月を要した。

極北地域のイヌイット社会における結核の伝染と社会変化

今から一〇〇〇年ぐらい前に、アラスカ沿岸で発生したチューレ文化と呼ばれる文化の担い手は、西はチュコト半島沿岸部に、東はカナダ極北地域、さらにはグリーンランドの方へと移動し、広がった。当初はホッキョククジラ猟を生業の中心としていたが、寒冷化が進んだ一六世紀ごろから、アザラシやセイウチ、カリブー、ホッキョクイワナなどを捕獲して生活の糧としてきた。彼らは現代のイヌイットの直接の祖先である。

グリーンランドでは九八〇年代に赤毛のエイリーク（バイキング）のグループが入植し、一〇〇〇年ごろにはその息子レイフのグループがカナダのニューファンドランドに入植したことが知られている。彼らはグリーンランドやニューファンドランドにおいてイヌイットに接触したと考えられている。一方、一五〇〇年代になるとカナダの東部極北地域にヨーロッパ人の漁民、探検家、捕鯨者、交易者、宣教師が到来し、イヌイットと接触し始めた。場所にもよるが、その接触は二〇世紀初頭までは散発的であった。そのような状況が大きく変わった契機は、カナダの東部極北地域のイヌイットが一九二〇年ごろから毛皮交易に積極的に参加したことであった。

イヌイットと毛皮交易

カナダ極北地域のイヌイットの伝統的生活は、冬の生活と夏の生活に大別することができる。極寒で日照時間が短い冬の期間は長い一方、涼しく日照時間が長い夏の期間は短い。イヌイットは冬になると沿岸部の海域に広がる海氷原に移動し、複数の家族集団が集まって大規模なキャンプ集団を形成し、アザラシの集団猟を行った。一方、夏になると各家族集団もしくは二～三の家族集団からなる小規模集団に分かれて沿岸部に移動し、漁労を行ったり、内陸部に移動し、カリブー（野生トナカイ）を捕獲したりした。彼らはこの季節的移動を基調とする生活を送っていた。

ところが一九二〇年ごろになるとイギリス人の毛皮商人がホッキョクギツネの毛皮を求めて極北地域に到来し、いくつかの場所に交易所や季節的出張所を開設してイヌイットと交易を始めた。以下では、事例を私の調査地であるヌナヴィク（ケベック州極北）地域に限定して話を進めたい（岸上一九九八、二〇〇七）。

一九二〇年代におけるこの地域のイギリス人の交易者とはハドソン湾会社の者であり、イヌイットから一枚でも多くのホッキョクギツネの毛皮を手に入れようとした。ハドソン湾会社は次のような交易のやり方をしていた。イヌイットのハンターは一人一人罠猟師として各交易所に登録され、各自の口座を開設した。交易所の支配人は、各ハンターの前年の実績に基づいて、ホッキョクギツネ罠猟が始まる前に鉄製罠具や食料、その他の物資を信用貸した。イヌイットのハンターは、一一月ごろから翌年の四月ごろまで海氷上に冬キャンプ地を形成し、アザラシ猟をしつつ、そこから犬ぞりで内陸部を何度か訪れ、ホッキョクギツネを鉄製罠具により捕獲した。ハンターは、その毛皮を交易所に持っていき、負債を清算するとともに、ライフル、銃弾、薬缶、鉄製ナイフ、小麦粉、砂糖、布地などを入手した。

東部極北地域に開設されたハドソン湾会社の各交易所には、イギリス人の支配人が、二～三人のイギリス人およびイヌイットの助手とともに常駐し、交易を行った。一年に一度、毎秋、ハドソン湾会社が所有する貨物船「ナスコピ号」（その後継船は「CDホー号」）がカナダ南部から人や物資を運んで来るとともに、イヌイットから入手した毛皮をカナダ南部に持ち帰った。イヌイットが多数訪れる交易所の近くには英国聖公会の教会や警察駐在所が造られ、牧師や警官も常駐するようになった。犬ゾリで行き来ができる冬場には、多くのイヌイットが交易所を訪れ、イギリス人やヨーロッパ系カナダ人と頻繁に接触するようになった。一方、牧師や警官は、布教や見回りのためにイヌイットの冬のキャンプ地を訪問するようになった。この結果、イヌイットは外部からやってきたイギリス人やヨーロッパ系カナダ人と以前と比べ、より頻繁に接触するようになった。

この交易を通して、イヌイットは日常生活に役立つ道具類や物資を入手した一方で、外部から持ち込まれた疫病に感染するようになった。イヌイット社会ではインフルエンザ、百日咳、赤痢、はしかなどが流行したことが知られているが、もっとも深刻な疫病は結核であった。

結核の伝染と社会変化

一九四四年にワクスマンらが結核に有効な治療薬である抗生物質ストレプトマイシンを抽出して以来、結核は致死的な疫病ではなくなったが、それ以前は人類の生存を脅かす大敵のひとつであった。結核菌は空気感染し、発病すれば倦怠感や食欲不振に見舞われ、体重が減り、三七度前後の微熱が続くという症状が現れる。そして病気が進行すれば、激しい肺出血と喀血を引き起こし、患者は窒息死に至る。

この恐るべき結核は、カナダ極北地域で一九四〇年代から一九五〇年代にかけて蔓延《まんえん》し、カナダ政府が無視できない状況になった。当時、同地域にはカナダ政府の出先機関はなく、政府が行うべきことは、カナダ連邦警察（正式名称は王立カナダ騎馬警察、略称はＲＣＭＰ）の駐在警官やキリスト教宣教師、ハドソン湾会社（ＨＢＣ）の交易者が代行していた。一九四六年になるとカナダ政府は、セントローレンス河沿いにあるモントリオールから出港するナスコピ号に医師、看護師、看護助手、歯科医、エックス線技師を乗船させ派遣し、クアタックやクージュアック、プヴィルニツック、イヌクジュアク、リゾルート・ベイなど極北地域各地でイヌイットらにレントゲン検査を含む医療検診を開始した。そしてイヌイットの重症の結核患者をカナダ南部の病院や療養施設にナスコピ号や飛行機で搬送するようになった。また、健常者に対しては結核の予防接種の注射を行った。

一九五〇年代にはカナダ・イヌイットの総人口の七〜一〇%が重度の結核症を理由に、カナダ南部のケベック市のパーク・サヴァード、ウェストンのトロント・サナトリウム、ハミルトン市のマウンテン・サナトリウム、ムース・ファ

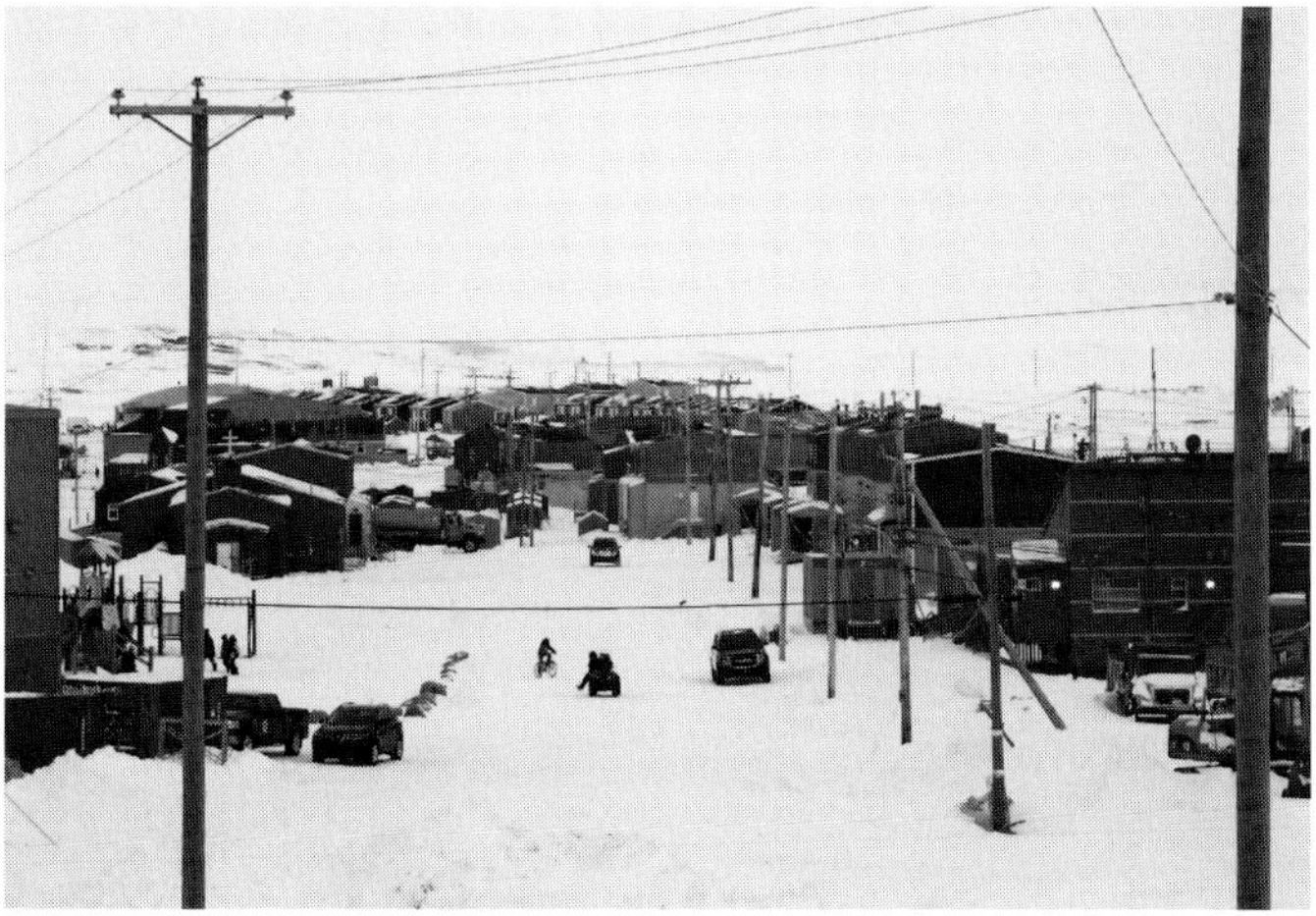

イヌイット人のアクリヴィク村の様子（2016年11月、岸上伸啓撮影）

クトリーのインディアン病院、ザ・パスのクリアー・ウォーター・インディアン病院、エドモントンのチャールズ・カムセル病院などの医療施設に収容された（Olofsson, Holton and Partridge 2008: 128-130）。

一九五五年にカナダ政府の医師団はハドソン湾東岸のプヴィルニツックやイヌクジュアクでエックス線検査を実施した。当時、ケープ・スミス島近くで生活を営んでいたイヌイット約一三〇人のうち約五〇人（約三八％）が、プヴィルニツックでの検診で結核と判断され、カナダ南部の病院に搬送された。当時は、村にプレハブ住宅を建造し住み始める少し前であり、多くのイヌイットが冬は密閉性の高い雪の家、夏はアザラシ皮製テントに住んでおり、空気感染しやすい条件下で生活を営んでいた。このことが、結核が流行した大きな原因のひとつであった。これは現在のアクリヴィク村に住む世帯主の祖父母や曽祖父母にあたる。

イヌイットの対応

オロフソンらの報告に基づいて、当時、結核と診断されたイヌイットとその家族の対応について紹介したい（Olofsson, Holton and Partridge 2008）。

カナダ政府が派遣した医療従事者とイヌイットとの間には大きな言葉の壁があった。一九五五年にナスコピ号に乗ってやってきた医師団によるレントゲン撮影と診断がヌナヴィク地域の四か所でイヌイットに対して行われた後、本人もしくは家族の者が船に乗せられ、連れ去られたが、ほとんどの人がなぜ、どこに、なんのために連れていかれるのか理解できず、困惑したと言う。さらに、いかなる同伴もゆるされず、病人のみが隔離され、連れ去られたため、小さな子供を残していった母親や母親から引き離され連れていかれた子供たちの嘆きは大きかった。また、極北地域に残された家族は、連れていかれた者がどこに連れていかれ、いつ帰ってくるのかもわからず、大変に心配した。そののち治癒し、帰ってきた者もいたが、カナダ南部の病院で死去したり、退院後、帰郷せずに都市に残ったりした者もいた。

　イヌイットの結核患者は、船もしくは飛行機でカナダ南部に到着した後、バスや電車で病院や療養施設に連れていかれた。イヌイットは、巨大なビルや木々を生まれてはじめて見て、驚きを隠せなかった。そして目的地に着くと、風呂に入れられ、パジャマに着替えさせられた。生まれて初めて風呂に入ったイヌイットがほとんどで、困惑の連続であったという。また、シャワーや水洗トイレの使用も初めての体験であった。

抗生物質による治療が可能になる以前の病院や療養施設では、重病患者に外科手術を施す以外には、イヌイットには特別な治療を施さなかった。イヌイットは、基本的に卵や牛乳などたんぱく質を多く含む食事を取り、野外で新鮮な空気に触れる時間以外は、ベッドの上で一日を過ごすことを強制された。患者であったイヌイットは英語や仏語をほとんど理解できなかったため、医師や看護師と意思疎通ができず、困ったことを思い出として語っている。

　治癒に向かいつつある成人イヌイットには、滑石彫刻の制作や絵を描くこと、アマウティク（女性用衣類）を縫うことが奨励された。これは施設内で職員や訪問者に販売され、イヌイットの小遣い稼ぎになった。また、ハミルトン市のマウンテン・サナトリウムやエドモントンのチャールズ・カムセル病院では、結核のためにもとのように狩猟漁労をできないと考えられるイヌイットに対していろいろな商売について教えたり、大学の授業を提供したりした。

　一方、子供たちはある程度回復すると、病院内の教室で英語や算数の授業を受けた。子供の中には英語やフランス語を修得したが、母語であるイヌイット語を話せなくなる者も多かった。このため、彼らは極北地域に戻った後、家族とのコミュニケーションや生活習慣に支障をきたし、極北の生活に再適応するのに苦労した。退院し、極北地域の故地に戻り、家族と合流したイヌイットの子供は、伝統的な食事や食習慣になじむことができなかったり、雪の家やテントで寝ることができなかったりした。

入院中のイヌイットは、極北地域の家族と交信手段が手紙以外にはなく、その手紙も五～七か月ほどかかって、相手のもとに届いた。このため、入院中のイヌイットと極北地域の家族はおたがいに何が起こっているかをすぐに知ることができなかった。とくに、患者が死去した場合に正しい情報が極北地域の家族の元に届かないことも多かった。

イヌイット患者は、入院中、家族や友人のサポートもなく自分自身の病気と闘わなければならず、また、同じ病院での知人の不幸に接し、孤独感や不安感にさいなまれたという。

一九四九年から一部の病院でイヌイットに対し抗生物質による治療を開始した。入院から退院まで平均期間は五六二日であったが、一九五六年までにその平均期間は三三二日へと減った。このことから大半のイヌイット患者は、約一～一・五年をカナダ南部の医療施設で過ごしたことが分かる。

極北地域に残されたイヌイットは、カナダ南部へと連れていかれた家族を待ちつつ、日常生活を続けた。彼らは、狩猟・漁労技術を継承し、イヌイット語を話し続けたため、社会や文化の深刻な衰退は起こらかった。その一方で、医療・社会福祉においてイヌイットはカナダ政府に依存するようになり、イヌイット社会はカナダ国家の中に急速に統合されていった。

一九四〇年代末に抗生物質による治療ができるようになり、イヌイットの結核は不治の病ではなくなった。しかし、二〇一〇年代でも極北地域のイヌイットの住環境や栄養状態は良いとはいえず、結核のイヌイットの発症率はカナダの非先住民と比べると二九〇倍以上である（Patterson, Finn and Baker 2018: 82）。イヌイットにとっては深刻な健康問題のひとつであり続けている。

カナダ先住民と疫病―戦いから共生へ

北アメリカ先住民の社会と文化は、一五世紀以降に始まったヨーロッパ人との接触によって大きく変化した。彼らの歴史は、独立期、接触期、被植民地化期、被同化期、再自律期に大別することができる。接触期や被植民地化期初期には、ヨーロッパ人の毛皮交易者や捕鯨者、宣教師、探検家らによって、現地には存在していなかった天然痘や結核、はしか、百日咳、インフルエンザなどが持ち込まれ、各地の先住民社会に広がり、多くの先住民の命を奪ってきた。北アメリカ先住民の歴史は、過去に蔓延した数々の疫病の諸影響を抜きには、考えることができないといえるだろう。

本稿では、北アメリカ北西海岸先住民ハイダ人の天然痘の蔓延と北アメリカ極北先住民イヌイット人の結核の蔓延を事例として紹介した。歴史的に見ると疫病の蔓延はハイダ人もイヌイット人の場合も人口や経済力、武力による抵抗力を低減させ、ヨーロッパ人の植民化を促進させた。そして彼らの国家への政治的統合や経済的依存が進んだ。一方、文化の継承については、両者の間に大きな違いが見られた。いずれにせよ、両先住民族とも深刻な疫病を乗り越えた。

人や物が短時間で長距離を移動することが容易になったグローバル化の時代では、新型コロナウイルス感染症のような疫病は短期間のうちに世界の隅々まで広がり、対策を間違えば、地理的に隔絶した場所に住む先住民であっても危険にさらされる可能性が高くなった。ハイダ人もイヌイット人も今回のコロナ問題が広域化し、深刻化すると判断するやいなや、彼らのコミュニティに飛行機や船舶で入ってくる人を制限するとともに、医師や看護師、食料や生活必需品の運送業者ら以外の人々の立ち入りを禁止した。カナダ政府や州政府の助言があったにせよ、自らを外部社会からの接触からできうる限り遮断する方針をとったのである。現時点では、この方策は成功し、現地では陽性患者は発生していない。彼らは、ひたすら感染症問題が沈静化するのを待ち続けている。これまでにハイダ人とイヌイット人は疫病問題を何度か乗り越えながら社会変化を体験してきたが、今回の状況が長期化すれば、彼らは再び生き方を大きく変えざるを得なくなるだろう。

疫病が歴史的に繰り返し流行し、ハイダ人やイヌイット人ら北アメリカ先住民の生存を脅かす限り、そして疫病が根絶されない限りは、疫病と戦うのではなく、いかにして共生しながら生き残るかを真剣に模索し続けなければならない。疫病に対するリスク管理は、食糧の安全保障とともにグローバル化時代の北アメリカ先住民が直面している喫緊の課題のひとつである。

参考文献

岸上伸啓　一九九八『極北の民 イヌイット』弘文堂

――――　二〇〇七『カナダ・イヌイットの食文化と社会変化』世界思想社

Boyd, Robert 1999 *The Coming of the Spirit of Pestilence: Introduced Infectious Diseases and Population Decline among Northwest Coast Indians, 1774-1874*. University of Washington Press.

Patterson, M., S. Finn and K. Baker 2018 Addressing Tuberculosis among Inuit in Canada. *Canada Communicable Disease Report* 44(3/4): 82-85. https://doi.org/10.14745/ccdr.v44i34a02

Olofsson, Ebba, Tara L. Holton and Imaapik "Jacob" Partridge 2020 Negotiating identities: Inuit tuberculosis evacuees in the 1950S-1950s. *Études/Inuit/Studies* 32(2): 127-149. https://doi.org/10.7202/038219ar

コラム◉日本への梅毒伝播と大航海時代

黒嶋 敏

1　日本への梅毒感染経路

　PCR検査やソーシャル・ディスタンスなど、二〇二〇年になって市民権を得た言葉のなかに「感染経路」もあるだろう。グローバリズムに便乗して新型コロナウイルスが拡散していく経路を、これほど鮮明に追えるようになったのは、医学の進歩の賜物《たまもの》である。

　その感染経路を歴史上の感染症でも追跡できるだろうか、というのがここでの関心である。ただ残念ながら私は医学の知識に乏しいため、歴史学の方法によるアプローチとならざるをえない。しかも、私たちが研究素材としている残された文字史料だけでは、感染経路となる人間と人間の交流を完全に捕捉することはできない。そうした制約がありながらも、一六世紀の日本で大流行した梅毒《ばいどく》の感染経路について歴史学の立場から見通しを示し、グローバリズムと感染症の問題を考える一例としたい。

　梅毒はおもに性行為を介して伝染する感染症で、ヨーロッパで一四九〇年代に大流行した。その起源は、直前にアメリカ海域から帰還したコロンブス一行のもたらしたものとする説が有力視されている。いわゆるコロンブス交換の一つで、海を越えてヨーロッパに持ち込まれ流行した疾病である。

　その梅毒はヨーロッパから世界各地に伝播《でんぱ》するが、日本で流行したのは一五一二年のことだった。京都の医者である竹田秀慶《ひでよし》の記録には、その年に「人民多く瘡《かさ》あり、世に唐瘡《とうがさ》また琉球瘡《りゅうきゅうがさ》という」とある（『月海雑録《げっかいざつろく》』）。竹田秀慶は室町幕府や朝廷にも出入りするほどの名医なので、症例に関する証言として信憑性《しんぴょう》は高い。しかも、同じ一五一二年における京都での唐瘡流行は他にも記録があり（『再昌草《さいしょうそう》』）、翌年には甲斐《かい》国（いまの山梨県）にいた僧侶も「天下に唐瘡というに、大なる瘡出でて、平愈《へいゆ》することやや久し」と書くほど（『勝山記《かつやまき》』）なので、この時、京都など近畿地方で「唐瘡」が大流行していたことは確実である。「唐瘡」「琉球瘡」と呼ばれたとおり、海を越えて日本に流入してきた新しい病気として人々には認識されていた。

さて、この一五一二年の梅毒流行は、医学史のなかでは漠然と中国大陸や琉球などとの人の往来によって持ち込まれたと説明される。ただ、当時の対外関係を前提にすると、一五一二年という年は絶妙なタイミングであり、ある程度は感染経路を絞り込むことが可能である。

具体的に見てみると、このころの日本の対外関係は、①中国ルート、②朝鮮ルート、③琉球ルート、④北方ルート、⑤その他という五つのルートで展開している。当時の日本は、応仁の乱後の室町幕府が全国的な統率力を失いつつあり、単独で外国との通交を管理・統制するのは困難だったが、隣の中国大陸に君臨する明王朝は、大国として隣接する国々との国際関係にも大きな影響力を及ぼしていた。とくに明は、自国民の自由な海外渡航を禁止し（海禁政策）、外国交易は明の皇帝に諸国の国王が朝貢する場合だけに限定するという、非常に厳格な外交・通商政策を採っていた。のちの江戸幕府が採用した鎖国のように、厳しい海上管理によって民間レベルの海外渡航を禁じ、また、外国の商船が容易に接近するのも不可能であった。

もちろん、明側が「倭寇《わこう》」と呼んでいたような、監視の目を逃れた非合法な交易集団がいたことは事実である。ただ、倭寇の動きが活発化するのは、日本の石見銀山で銀の産出が本格化する一五三〇年代以降のことであり、梅毒が日本で流行した一五一二年頃は、倭寇の活動は鎮静《ちんせい》化していた。それどころか、一五一二年頃の日本では、倭寇のような民間レベルでの中国大陸への渡航を強く制限していた可能性が高い。

それは一五一〇年に、室町幕府将軍から明の皇帝に送った遣明船が出発しているためである。将軍は明から「日本国王」名義を許されており、皇帝への朝貢資格を持つ日本統治者として扱われる（村井章介編 二〇一五『日明関係史研究入門』勉誠出版）。しかも「日本国王」は倭寇統制を可能とする実力者と明から認識されたため、遣明船の派遣中は、大陸への倭寇活動は取り締まらなければならない。

当時の室町幕府は、瀬戸内海から四国にかけて影響力を持つ細川氏と、中国地方から九州にかけて影響力を持つ大内氏が連立して支えており、両者は遣明船派遣でも協力していた。この連携によって、遣明船を派遣している間の一五一〇～一五一三年において、西日本からの倭寇は事実上不可能であったといっていいだろう。一五一二年に梅毒が流行したころ、日本と中国大陸の人の交流は制限されており、梅毒が①中国ルートで流入する可能性も極めて低いことになる。

では地理的に日本に近く、歴史的にも日本との通交が濃密であった②朝鮮ルートはどうだろうか。じつはこちらも、一五一二年頃は厳しく通交が制限されていた。当時の朝鮮半島の王朝である李朝は、対馬の宗氏など一部の日本人と恒常的な通交を続けており、釜山をはじめとする三つの港町には日本人の居留を認めていた。だが、その居留していた日本人が一五一〇年に暴動を起こしており（三浦の乱）、その戦後処理となる壬申約条《じんしんやくじょう》（一五一二年）が結ばれるまでの間、日本人の朝鮮への渡航は厳しく制限されていた。ここから、一五一二年頃の②朝鮮ルートも人々の往来が停滞していたと考えざるをえず、やはり梅毒の感染経路には想定しがたい。

残る三ルートのうち、④北方ルートは梅毒感染者が大量に発生したヨーロッパとの関係性に乏しく、候補から除外してよいだろう。⑤その他も、イレギュラーな漂着事件などがあれば遣明船派遣中の明側との外交カードになるため記録に残っていてもおかしくはないのだが、そうした痕跡はない。そもそも銀が大規模に生産される前の日本は、外国船の渡航目的地になりにくく、感染経路になるとは考えにくい。

2 琉球の中継貿易と梅毒

こうして絞り込んでいくと、もっとも可能性が高いのは③琉球ルートになる。なにより日本側で梅毒が「琉球瘡」と呼ばれ、琉球から入ってきた病気と認識されていることが大きな証拠となるが、状況証拠としても琉球は当時、アジアで最もヨーロッパに近い国だった。

明の厳しい外交・通商管理政策は、琉球に中継貿易の富という大きな果実を与えた。琉球は例年のように明へ朝貢船を出しており、そこには日本・朝鮮から東南アジア諸国に至るさまざまな国の産物が舶載《はくさい》されていた。帰りには明の皇帝からの莫大な下賜品を満載してくるので、貴重な明産品を目当てに各国の商船が那覇《なは》港に参集してくるため、これが次の朝貢品に利用されるのである。明から見た琉球は忠実な朝貢国であるとともに、舶来品の輸入窓口となるため、じつに総合商社のような役割を果たしていた。

琉球人も積極的にアジアの海に漕ぎ出していった。とくにこの時期は、東南アジア各地に出向いて明からのリクエストに応じた産物を調達しているが、そのなかでも重要な交易の舞台となったのが、マレー半島の港湾都市マラッカである。マラッカは地理的に、インド洋航路と南シナ海航路を結びつけるマラッカ海峡を押さえる要地であり、東西の物産が行き交う場所となった。さらに一五世紀の末には、東方貿易に大きな関心を持っていたポルトガルの勢力がアフリカの喜望峰経由でインド洋に到達していた。領土的な野心を隠さないポルトガルは、一五一〇年にゴアにインド総督府を設置し、翌年にはマラッカを征服してアジア進出の拠点としたのである。

その直前からポルトガル商人はマラッカに姿を現し、そこで仕入れた琉球人の情報が、ポルトガル史料に記されるようになる（中島楽章 二〇二〇『大航海時代の海域アジアと琉球』思文閣出版）。大航海時代の波が到達したマラッカで、琉球人は、同じ波に乗ったヨーロッパ由来の梅毒にも出会ってしまったものと考えられる。

こうして、大西洋からインド洋を経由して東アジアの海に広がった梅毒は、ポルトガル勢力がマラッカに到達してから数年のうちに琉球経由で日本に流入し、一五一二年に大発生を引き起こした。もっとも、日本へ梅毒をもたらしたのは、琉球人ではなく日本人だった可能性が高い。中国物産や中継貿易の利潤に預かろうとした日本商人が、精力的に船を出していたことが史料に確認できるためである。

もちろん、大航海時代というグローバリズムのもとで、梅毒伝播は時間の問題であったといえる。だが、ポルトガル人の初来日（一五四二年）より三〇年も前に日本に梅毒が流入している背景には、アジア諸国の海上管理体制の違いが大きく起因している。

後に来日した宣教師のルイス・フロイスは、梅毒罹患《りかん》を恥じる風習が日本人に無いことに驚き、ヨーロッパとの違いを見出した（『日欧文化比較』）。著名人でも、徳川家康の二男である結城秀康《ゆうきひでやす》のように、梅毒患者は多かった。日本における梅毒は、その後も根絶することなく、大航海時代の置き土産として共存を余儀なくされるのである。

第2章

疫病と海運

4 クルーズ船と感染症

田中三郎

船舶は貨物を輸送する貨物船と人を運ぶ旅客船とに分けられているが、今回取り上げるクルーズ船は宿泊を伴う船旅（クルーズ）を楽しむことを目的とした旅客船として、フェリーや連絡船のように人の移動手段としての旅客船とは区別している。今回はそのクルーズ船の中でも、世界のクルーズ人口が二〇一九年に三〇〇〇万人に達し、一〇年後には四〇〇〇万人に達すると言われた国際航海に就く国際クルーズ船を対象としている。

今世紀になって発生した主な感染症には、重症急性呼吸器症候群（SARS）、新型インフルエンザ、中東呼吸器症候群（MERS）そして今回の新型コロナウイルス感染症（COVID―19）等がある。クルーズ船を含め他国間を結ぶ国際航海に就く船舶は、船舶を介して感染症が拡がることがないよう、国際保健規則（IHR二〇〇五）により船内の衛生状態を良好に保つことが定められている。具体的な制度としては、国内に常在しない感染症の病原体の国内への侵入を防ぐ水際対策の一つである「検疫制度」が、各国に設けられている。

この検疫制度により、外国から来航したクルーズ船を受け入れる寄港地（ファーストポート）は、航海中および船内の衛生状態や乗客乗員の健康状態等を記載した「明告書」の提出を船長に求め、提出された明告書の内容で感染症患者（疑いのある者も含め）の有無を確認した上で、検疫検査を行い、感染症の病原体が国内に侵入するおそれがないと認めた場合は、検疫済証を交付する仕組みとしている。

二〇二〇年二月に集団感染を発生させたダイヤモンド・プリンセス号は、那覇《なは》港に入港する二月一日時点では航海中および船内に感染症患者の発生等は認められていなかったので、船長は感染症発生等がない旨の明告書を那覇検疫所に提出した。明告書の提出を受けた検疫所は検疫検査でも感染症の病原体が国内に侵入するおそれがないと認め検疫済証を交付した。このことによりクルーズ船は那覇港に入港し、乗客乗員を上陸させ、再び那覇港を出港した。その後、那覇港から横浜港に向かう航海中に、香港で下船した乗客一人が新型コロナウイルスの感染が確認されたとの連絡を受け、二月三日に横浜港で検疫再検査を受け、その検疫検査により感染者七一二人、死者一三人の感染症集団発生へとつながった。

本件に関する様々な調査や報道によると、香港下船客の感染が確認された二月一日以降数日間の当事者間における感染者発生確認連絡の詳細は明らかになっていないが、感染症患者確認について香港当局の発信と本船船長の着信に数日のタイムラグがあったようだ。

香港当局が確認した新型コロナウイルス感染者情報を、アメリカのクルーズ会社や本船船長そして日本関係者がその日のうちに確認できていれば、数日間のタイムラグは生まれず、迅速な感染症拡大防止の初動対応により、今回の惨事がいくらかでも軽減できたのではないか思うと誠に残念である。

国際保健規則でも各国・各関係者間の連絡体制の確立が規定されている。初動対応を迅速・適切に行うには、各国・各関係者が正確な情報を把握・共有することが重要である。そのことは今回のダイヤモンド・プリンセス号のコロナ禍で学んだ一つの教訓と言えよう。

クルーズ船での衛生管理・船内感染防止はどうなっていたのか？

世界のクルーズ船は、世界保健機構（ＷＨＯ）が船内での感染症予防および拡大防止を図るため、船舶設備および運用における衛生要件に関する世界基準を定めた船舶衛生ガイドに従い船内の衛生管理を行っている。

二〇〇〇年を過ぎた頃より、クルーズ船でのノロウイルス（ウイルス性胃腸炎）による集団胃腸疾患が幾度となく発生し、船内のウイルス性腸内感染症防止を強化する必要があった。それに伴い、ＷＨＯは船舶の構造の変更やレジオネラ症、ノロウイルス等への対応を含めた船舶衛生ガイド第三版を二〇一一年に発行した。

この船舶衛生ガイド第三版には、水、食品、廃棄物、媒介動物等に関する規定と共に、感染症発生時の抑制を設け、ノロウイルスのような胃腸疾患とインフルエンザのような急性呼吸器疾患に分けて対応策を規定しているが、どちらかと言うとノロウイルス抑制に焦点が当たった内容となっている。

各国は船舶衛生ガイドをベースに、衛生対応を定めている。米国では寄港するクルーズ船を対象に、米国公衆衛生局（USPH）による衛生検査を受けることを定めた。そこでは米国疾病予防管理センター（CDC）が制定した船舶衛生プログラム（VSP）の基準をクリアーすることを求めている。

我が国は、船員の災害や疾病を防止するために定められた船員労働安全衛生規則で船内衛生基準に従い船内の衛生管理を実施している。船内において伝染病または伝染病の疑いのある疫病が発生した場合は、患者の隔離、患者の使用した場所、衣服、器具等の消毒、生水および生ものの飲食の制限などの必要な措置を講じなければならない。船内の安全および衛生を管理するため、船長をリーダーに船医も含めた船内安全衛生委員会を毎月一回開催し、規則の適正な運用の実施を定めている。

各クルーズ会社にとって、船内でのウイルスによる集団感染防止は、海難事故防止と共にクルーズ事業継続の最重要事項である。国際法や国内法により定められた船内衛生基準を的確に実施するため、各社で船内衛生マニュアルを定め乗組員の教育に当たっている。

例えば、郵船クルーズ株式会社が運航するクルーズ船「飛鳥Ⅱ」は、乗組員がそれぞれの業務（客室清掃、レストランでの供食、ジムでの補助等々）に従事する際に必要な衛生管理行為を写真入りで詳細に説明した「衛生マニュアル」を作成し乗組員の教育訓練に当たっている。衛生管理を単なる規則条文として学ぶのではなく、実際の仕事内容に対応する「行為」として身につけられるよう実効性のある衛生管理を心がけている。

クルーズ船での衛生管理・船内感染防止はどう変わるのか？

今回の新型コロナウイルス感染症によるパンデミックはクルーズ船にもおよび、我が国では横浜でのダイヤモンド・プリンセス号、長崎でのコスタ・アトランティカ号の集団感染が発生し、CDCは米国で二〇隻以上のクルーズ船集団感染が発生したと報告。世界では四〇隻以上のクルーズ船集団感染が発生したと言われている。

厚生労働省は新型コロナウイルスに関し、①密閉空間（換気の悪い密閉空間である）、②密集場所（多くの人が密集している）、③密接場面（互いに手を伸ばしたら届く距離での会話や発声が行われる）の三つの条件（三密）が同時に重なる場では、飛沫感染や接触感染で集団感染が生じ、感染を拡大させるリスクが高いとしている。

クルーズ船は限られた船内空間に多くの人々が乗り合わせ、乗客同士の交流を楽しみに数日間を過ごす三密の塊《かたまり》であることもあり、今まで以上に厳格な新型コロナウイルス感染予防対策が必要となった。

クルーズ船での新たなる感染予防対策が求められる中、世界のクルーズ会社はクルーズ船の乗客乗員やクルーズ船を受け入れる港関係者そして市民の安全・安心の確保に向け、新たな感染予防手順を検討し発表している。

新たなる感染予防は、感染者を船内に入れないことを大きな柱の一つとしている。オンラインによる乗船申し込み、健康質問書やＰＣＲ検査等による乗船者の事前審査（スクリーニング）、非接触型の乗船受付等の措置を定めている。更に寄港地での行動に関しても、自由行動を避けるため、船社が予め計画した寄港地観光での上陸の推奨、昼食は必ず船に戻り船内で供食する等、乗客・乗組員が寄港地での感染機会を徹底して排除する対応を取る船社もある。

それ以外にも、船内での検査実施を含む、感染症患者早期発見のための措置や感染者が発生した際の船内隔離やイベントの中止など、船内の感染拡大防止のための処置なども手順書に定めている。もちろん、船内での感染予防は今まで以上に徹底し、ソーシャルディスタンスの確保、ビュッフェの中止、マスク・手洗い・消毒の措置等も定めている。

今回のコロナ禍で、クルーズ船の集団感染は、船だけでの問題ではなく、寄港地にも医療崩壊等多大な影響を及ぼすことが明らかになった。国が主導して作成した港湾および船舶の感染対応ガイドラインでは、クルーズ船の寄港受け入れ判断は、港湾管理者だけではなく保健当局等も交え幅広い観点から判断することとなった。

我が国におけるクルーズは、限られた富裕層のみの世界であり自分たちにはあまり関係ないと捉えられてきた。だが、今回のコロナ禍で、クルーズは自分たちの生活にも大きく影響するとの認識と関心が生まれた。このことはポストコロナ時代の我が国クルーズマーケット拡大の契機の一つになるかもしれない。

クルーズ船での感染予防の実効性確保のために

米国では船舶衛生ガイドを継続・実行するため、USPHは所管機関であるCDCが船舶衛生プログラム（VSP）を定めている。プログラムの実行を図るため、環境保健担当者が主導し、クルーズ船の乗客と乗組員の保護に重要な公衆衛生に関する船舶衛生プログラム訓練セミナーをマイアミで年六回、二泊三日の日程で開催している。

さらに、船舶衛生プログラムの検査官を予告なく米国の港に寄港しているクルーズ船に派遣し、感染症の侵入／拡大／伝播《でんぱ》をもたらす害虫／汚染された食品／水／その他非衛生な状態の存在を確認するために、船舶衛生プログラム運用マニュアルに従い船舶の衛生状態を検査している。

この船舶検査の結果は一〇〇点満点で評価し、八六点以上の合格点に達しないと勧告を行う。その勧告に従った改善を実施した後の再検査が必要となるだけではなく、検査スコアーがVSPのホームページに公表される。各社・各船は合格点を得るために、VSP基準をクリアーした船内設備の整備や常日頃からの乗組員の衛生意識や訓練など、船内での衛生管理運用に尽力している。

我が国の専門家の一部では、国家安全保障の観点から感染症対応の司令塔となる日本版CDCの創設を訴えている。米国での取り組みを先進事例として、我が国の船舶衛生プログラムを定め、研修と訪船検査を実施する体制を構築し、クルーズ船の高度な衛生管理状態を実効性あるものとする仕組みを提案する。

コラム◉ダイヤモンド・プリンセス号が問うもの

坂元茂樹

事案の顚末

二〇二〇年一月二〇日、大型クルーズ船ダイヤモンド・プリンセス号は横浜港を出発し、鹿児島、香港、ベトナム（チャンメイとカイラン）、台湾（基隆《きーるん》）および沖縄（那覇《なは》）に立ち寄り、二月三日に横浜港検疫錨地に停泊した。なぜなら、二月一日に香港で下船した乗客が新型コロナウイルス（以下、新型コロナ）に感染していたことが判明したからである。

ダイヤモンド・プリンセス号の旗国は英国であるが、同号の運航会社は米国法人のカーニバル・コーポレーションであり運航国は米国となる。同船が横浜港に寄港したので日本が寄港国となる。

厚生労働省は、二月三日、横浜検疫所による臨船検疫をダイヤモンド・プリンセス号で実施した。乗客全員に対する新型コロナに関するPCR検査を行ったところ、次々と陽性反応者が判明し、合計七一二人（うち死亡一三人）となった。この間、同船は真水精製等のため検疫錨地《びょうち》を抜錨《ばつびょう》し、いったん領海外を航行し、横浜港大黒ふ頭に着岸するのを二月五・六日、二月八・九日、二月一〇日・一一日の三回にわたって繰り返した。三七一一人の乗員乗客全員の下船が完了したのは、三月一日であった。

本事案で日本は寄港国として対応したが、今回の事案により大型クルーズ船内の新型コロナウイルス感染症の対応については、旗国、運航国および寄港国の責任・役割が不明確であることが判明した。今回のようなクルーズ船内で発生した感染症について、旗国、運航国および寄港国のいずれの国が感染拡大防止の第一次的責任を負うのか国際法上明確な規則がないのである。

同時に、寄港国として取り得る強制的措置はどの程度まで許容されるのかという問題も浮上した。具体的にいえば、患者のための医薬品等の搬送などについて、当該船舶の船長（イタリア国籍）の同意がなくても、寄港国は強制的に搬送ができるのかといった点などである。船長は船内規律権限を有しており、船長の同意は不可欠と考えられるからである。

こうしたダイヤモンド・プリンセス号での感染拡大で浮き彫りとなったのは、まずは感染症の侵入を防止したいとする沿岸国の法益と海上交通の安定の維持という国際法益の対立である。同時に、世界保健機関（WHO）が感染症に関して定める二〇〇五年の国際保健規則（IHR）や、それを受けた日本における検疫法や「感染症の予防及び感染症の患者に対する医療に関する法律」（以下、感染症法）といった国内法による規律、また国際労働機関（ILO）が定める二〇〇六年の海上労働条約（MLC）、さらには国際海事機関（IMO）が定める海上交通に関するさまざまな規則の規律が錯綜《さくそう》する問題であるということも判明した。

さらに、沿岸国は、感染症の侵入防止のために、外国人の出入国に対しては規制権限を有しており、日本についていえば、「出入国管理及び難民認定法」（以下、入管法）がそれにあたる。法務省は、二〇二〇年一月三一日以降のいくどにもわたる閣議了解、新型コロナウイルス感染症対策本部による公表等を踏まえて、次の外国人を特段の事情がない限り、上陸を拒否するとした。

具体的には、①上陸の申請日前一四日以内に添付の表の国・地域（四月三日の段階では指定された国・地域は七三カ国・地域であったが、その後順次追加され、八月二六日の段階では計一五九カ国・地域となった）における滞在歴がある外国人、②中国湖北省または浙江省において発行された同国旅券を所持する外国人、③香港発船舶ウエステルダムに乗船していた外国人を、入管法五条一項一四号の「前各号に掲げる者を除くほか、法務大臣において日本国の利益又は公安を害する行為を行うおそれがあると認めるに足りる相当の理由がある者」に該当する外国人については上陸を拒否した。

他方、国連事務総長は二〇二〇年六月一七日の記者会見において、新型コロナウイルス感染症のパンデミック（世界的大流行）により、世界で二〇〇万人いる船員のうち数十万人がどこにも上陸できず、数か月にわたり海上に取り残されていると述べた。このように、事態は海上交通の安定の維持や船員の人権の面でも深刻なものとなった。

沿岸国法益と国際法益の対立

そもそも感染症患者を多数抱えた船舶の寄港を、沿岸国は認めなければならないのであろうか。なぜなら、沿岸国としては感染症の侵入を防止したいという沿岸国独自の法益があるからである。前述したように、二〇二〇年二月七日、日本は同じく新型コロナを発症した乗客を乗せた大型クルーズ船ウエステルダム号（旗国：オランダ）が予定していた那覇港への寄港を拒否している。同船には日本人五人が乗船していたが、下船が許されたのは同月一三日入港を許可したカンボジアのシアヌークビルであった。

沿岸国は港湾に対して包括的な主権を有し、外国船舶の入港の自由は認められていない。言い換えると、沿岸国は港への接岸やアクセスを規律できる。このことは、確立した国際法上の規則といわれる。国際司法裁判所は、ニカラグア事件本案判決（一九八六年）において、「他国の港内での機雷敷設は内水《ないすい》に関する法によって規律され、それは沿岸国の主権に服する」（二一三項）と述べて、このことを確認した。

つまり沿岸国は、外国船舶の入港を認めるか否かを主権に基づいて判断し、外国船舶の入港を認めなければならない法的義務を負うわけではない。例外は、船舶が海難に遭うまたは荒天などの緊急時、不可抗力の場合である。もちろん、沿岸国が他の国とあらかじめ通商航海条約を締結し、相手国との間で開港の義務を負う場合は、当該条約上の義務として外国船舶の入港を認める義務を負う。

他方で、海上交通の安定の維持という国際法益の観点から、一九二三年に締結された「海港ノ国際制度ニ関スル条約及規程」は、その二条で船舶の均等待遇を規定し、相互主義の原則に基づき、海港における出入港の自由と使用の便益に関し、自国船舶または他国船舶に与えるのと同等の待遇を他の締約国の船舶に対して与える義務を定めている。

ただ、問題は感染症患者が乗船した船舶の場合はどうかということになる。

一四世紀、地中海、アドリア海を中心に海上輸送を担った商船団と沿岸諸都市国家は、船舶・人・物資の移動とともに感染症の病原体も移動することを経験した。当時、黒死病として恐れられたペストの流入を防ぐために生み出されたのが一定期間の隔離措置であった。

一三四七年のペストの大流行以来、ヴェネツィアは、港において汚染されたおそれのある船舶、乗組員、貨物を隔離し、その間ペストが発生しなければ入国させるという方法を採用した。一三七七年当時は三〇日であったが、一四四八年に一〇日間延長され四〇日となり、四〇を意味するquarantineが検疫（quarantine）の語源となった。二一世紀の今日、この問題を規律する条約が、WHOが採択した国際保健規則である。

国際保健規則と日本の検疫法および感染症法

ジョン・ホプキンス大学の集計によれば、二〇二〇年九月一〇日時点の新型コロナ感染者数は、二七七〇万人、死者は九〇万人を超えている。WHOは、二〇二〇年一月三〇日、新型コロナを「国際的に懸念される公衆衛生上の緊急事態」（Public Health Emergency of International Concern: PHEIC）に該当すると宣言した。PHEICは国際保健規則に基づいて認定され、今回が六例目である。

国際保健規則は、加盟国に対し、原因を問わず国際的な公衆衛生上の脅威となるすべての事象を了知した場合、二四時間以内にWHOに通告することを義務付けている（六条）。通告を受けたWHOは、加盟国に対し、感染症および感染が疑われる者の出入国制限や、一定の条件のもとでこれらの入国拒否が可能であることを勧告する。これにより、同規則附録第一の一（b）「指定した空港、港及び陸上越境地点における活動」として検疫を実施できるものの、国際保健規則二条は、その目的を、国際交通に対する阻害の回避と疾病の国際的拡大の防止としている。

日本で、国際保健規則の国内実施の役割を担うのが検疫法と感染症法である。日本は、感染症の侵入防止のために検疫法を定め、「国内に常在しない伝染病の病原体が、船舶又は航空機を介して国内に侵入することを防止するとともに、船舶又は航空機についてその他の感染症の予防に必要な措置を講ずること」（一条）を目的としている。具体的には、一類感染症（エボラ・ウイルス感染症やペストなど）、二類感染症（新型インフルエンザ、鳥インフルエンザH5N1）および四類感染症（デング熱、マラリア）の一一疾患である。

検疫法は、その三四条で、検疫感染症以外の感染症が外国において発生し、検疫を行わなければその病原体が国内に侵入し、国民の生命および健康に重大な影響を与えるおそれがあるときは、政令で感染症の種類を指定し、一年以内の期間に限って検疫法の全部または一部を準用し病原体の侵入を防ぐことができると規定する（詳しくは、大河内二〇一四：五六—五七、五九）。

日本は、二〇二〇年一月二八日、「新型コロナウイルス感染症を指定感染症として定める等の政令」に基づき、名称を「新型コロナウイルス感染症」と定め、「二類感染症」に分類した。検疫は、検疫法施行令別表一に掲げる全国八九港の検疫港で実施し、日本の港に入港する外国から来航したすべての船舶は検疫を受け、検疫後でなければ、入国、上陸、貨物の陸揚げはできない（四条一項）。

なお、国際保健規則二五条は、締約国は、寄港することなく管轄水域を通過する船舶に対して公衆衛生上の措置をとってはならないことを規定している。

外航海運業が抱える問題

今回の新型コロナの問題は、外航海運業に、船員の感染予防対策の実施とコロナ禍における船員交代システムの構築という二つの課題を突き付けた。国土交通省海事局安全政策課は、二〇二〇年五月一一日、「感染防止対策及び船上で乗組員や乗客に新型コロナウイルス感染症に罹患した疑いがある場合の対応等について」というガイドラインをまとめ、海運業界に通知した。

そこには、緊急事態においても事業の継続が求められる海運業従事者の感染予防、健康管理に向けた入港時・停泊中および航海時における取り組みや、洋上や日本および海外での接岸時において乗組員や乗客が新型コロナに罹患《りかん》した疑いがある場合の対応、さらには乗組員が新型コロナに感染した場合でも可能な限り操業等の業務を継続するために、乗組員の交代要員の確保などの体制をあらかじめ検討し、必要な準備を行うよう海運業界に求めている。

船員の交代をめぐっては、交代のための船員の乗船または下船を阻止したり、入港拒否を行う国が後を絶たない状況であった。そこでＩＭＯは、二〇二〇年三月二七日付の回章《かいしょう》（Circular Letter）で港湾での船員の交代を容易にするための措置を加盟国に勧告している（宮下 二〇二〇：二一三）。

このほか、海員の労働条件を定めた海上労働条約（二〇〇六年）は、原則として労働者は上陸する権利を持つ（規則二・四の二項）と定め、船舶の旗国には船内における乗組員の安全、健康に責任を負わせ（規則四・一の一項）、船舶の入港国には、保健上、上陸させ治療を与える義務を規定している。なお、この条約は旗国が批准していなくても、受入国が批准しておれば適用可能である。

日本の役割

今回のダイヤモンド・プリンセス号の事案は、感染症の拡大を防ぐために、船舶の旗国、運航国および寄港国の権利義務関係を規定する法の欠缺《けんけつ》を明らかにした。

今回日本が直面した問題には、寄港国単独では解決できない問題が多く、船舶の旗国や運航国といった関係国との国際協力が不可欠である。そのための新たな国際ルール作りが必要である。その新たなルールの形成にあたって、今回、寄港国として本事案を経験した日本は、その経験に基づいて、どのような新たなルールが、とりわけ海洋法の分野で必要なのかを提言できる立場にあるように思われる。

なぜなら、日本は、感染症の侵入防止という沿岸国法益を守るために行動しただけでなく、海運国家として海上交通の安定の維持、言い換えると船舶航行の自由の確立という法益も同時に有する国だからである。日本は、海洋秩序における均衡のとれた新たなルールの作成にあたって最適な立場にあるわけで、その強みを生かし先導的な役割を果たすことを期待したい。

参考文献

大河内美香　二〇一四「感染症の制御における海港検疫と海運の位置―海上交通の安定を視座として」山県記念財団『海事交通研究』六四集
宮下國生　二〇二〇「外航海運業は新型コロナウイルスのパンデミックにいかに立ち向かっているか」『Ocean Newsletter』四八二号

コラム◉瀬戸内海巡回診療船「済生丸」

岩本一壽

はじめに

「済生丸《さいせい》」は、一九六二年から今日まで五〇年以上の長きにわたり、瀬戸内海の六〇の島々を巡回し、地元の人たちの診療や検診を行い「海をわたる病院」として親しまれてきた。岡山・広島・香川・愛媛の済生会四県支部のスタッフにより、年間延人員七〇〇〇人超の診療・検診を行っている。阪神・淡路大震災の際には、救援活動に貢献し、医師をはじめとする医療従事者の地域医療の教育研修の場としても活用していただいている。

海をわたる病院「済生丸」の誕生

瀬戸内海巡回診療船「済生丸」は、一九六一年五月、済生会創立五〇周年記念事業として発案され、一九六二年一二月に運航を開始した。ちょうどこの時期は、国が離島、山村などのへき地保健医療対策として診療所設置のほか、患者輸送車、巡回診療車等の機動力強化などを盛り込んだ第二次の計画を策定中の頃であった。当時の岡山済生会総合病院の大和人士《ひとし》院長は、瀬戸内の島々の過疎化や高齢化は日本の五〇年先の縮図であるとして、島に治療

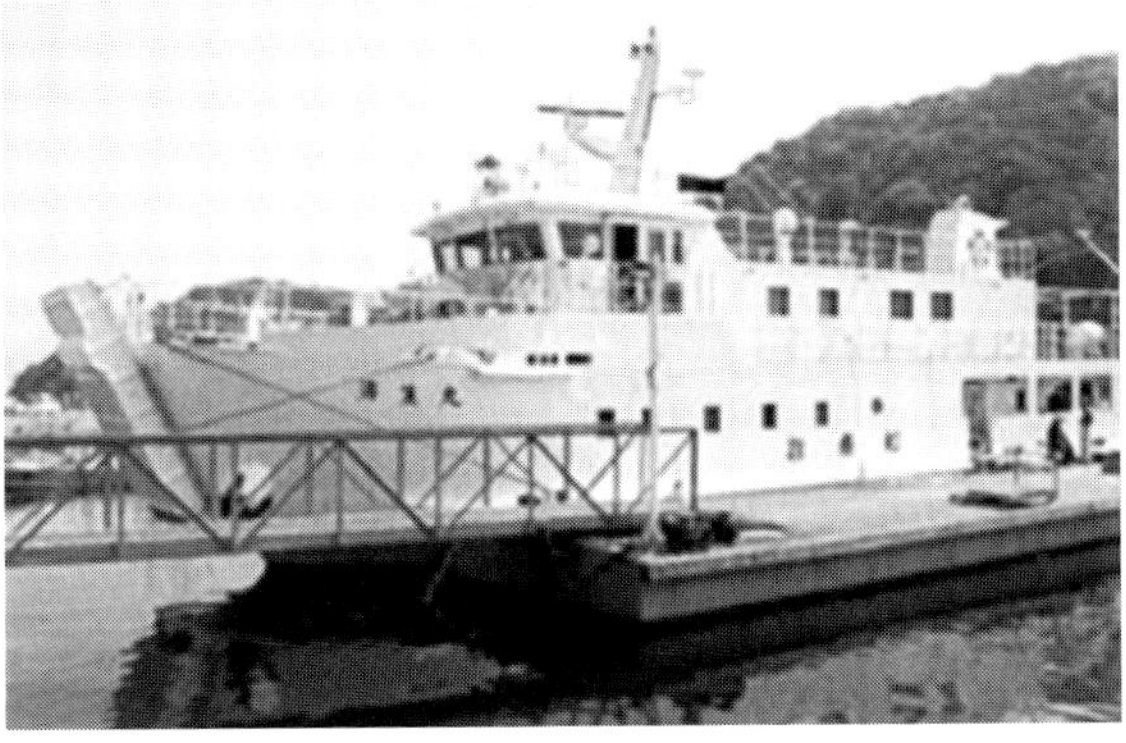

笠岡諸島の白石島に停泊する、瀬戸内海巡回 診療船『済生丸』（出典：http://www.okayamasaiseikai.or.jp/saiseimaru_cal/index_html）

医学からする予防医学を根付かせていきたいと考えていた。いわゆる「瀬戸内海医学」（長野県佐久総合病院が行っている農村医学に対して）の確立を目指していたのである。彼の「無医島の人々に医療の光を」という熱い想いが済生

会を動かし、国内唯一の診療船済生丸が誕生した。そもそも済生会は、明治天皇の「恵まれない人々のために施薬救療による済生の道を広めるように」との済生勅語を受けて、明治四四年（一九一一年）に創立された法人で、社会的、経済的弱者に対して医療の手を差し伸べるのは、済生会の使命であり、離島への医療提供は、済生会精神の具現化でもあった。現在もその意志は引き継がれ、自分の体は自分で守るという予防医学を検診の普及という形で実践し、今日に至っている。

瀬戸内海島嶼《とうしょ》部での診療活動

済生丸は、岡山、広島、香川、愛媛県の瀬戸内海に浮かぶ六〇の島々を巡回して診療・検診に当たっている。年度開始前に、関係市町や島民の要望も踏まえ年間計画を立て、一〇日間のサイクルで各県を回航している。関係四県にある済生会の七つの病院のスタッフが持ち回りで乗り込み活動している。乗り込むスタッフは、その内容によって四〜一二名程度、医師、薬剤師、保健師、看護師、放射線技師、臨床検査技師、理学療法士、栄養士、MSW（医療ソーシャルワーカー）、事務職員と多職種にわたっている。年間延人員七〇〇〇人超の診療・検診をおこなっている。また、船の運航・管理には、船長以下五名の船員があたっている。済生丸は一九六二年の一世号に始まり、改造一世号、二世後、三世号と続き、三世号（二〇一二年一一月）までの総走航距離は七七万一七六四キロ（地球一九周）、受診延人員は五五万八七九九人に及ぶ。二〇一四年一月一五日からは、四代目となる現船が就航している。現船は、済生会創立一〇〇周年（二〇一一年）の時に建造を決定したことなどから通称を「済生丸一〇〇」とした。

「済生丸一〇〇」は、これまで島嶼部の運航で蓄積した船体構造等のノウハウを生かすため、三世号を基本とした設計で、全長三三メートル、型幅七メートル、満載吃水二メートル（島の港の状況等からこれが限度）、総トン数一八〇トン、航海速力は一二・三ノット。船内の通路を車いすが通れるように広くし、エレベーターを設置するなどバリアフリー化を図り、X線装置もすべてをデジタル化、新しく乳房撮影装置も導入するなど、中規模病院の機能を備えている。

済生丸の検診で早期のがんが発見され、早期治療へ繋《つな》がり、今も島で元気に暮らしている島民の方も少なくない。また済生丸は島民の健康を守るとともに、健康教室などを通じ交流の場ともなっており、人と人との繋がりがこの事業をここまで続ける原動力になっているとも言える。長い歴史の中で、島への架橋等交通アクセス、医療事情など社会情勢の変化等から、済生会本部で廃止が検討されたこともあったが、島民のアンケートから済生丸への期待が強くうかがえ、また地元自治体からも存続を望む声が大きく、本部直轄事業から四県支部済生会の共同事業として存続を決めた。関係四県の地域医療再生基金による新船建造への支援も後押しとなった。

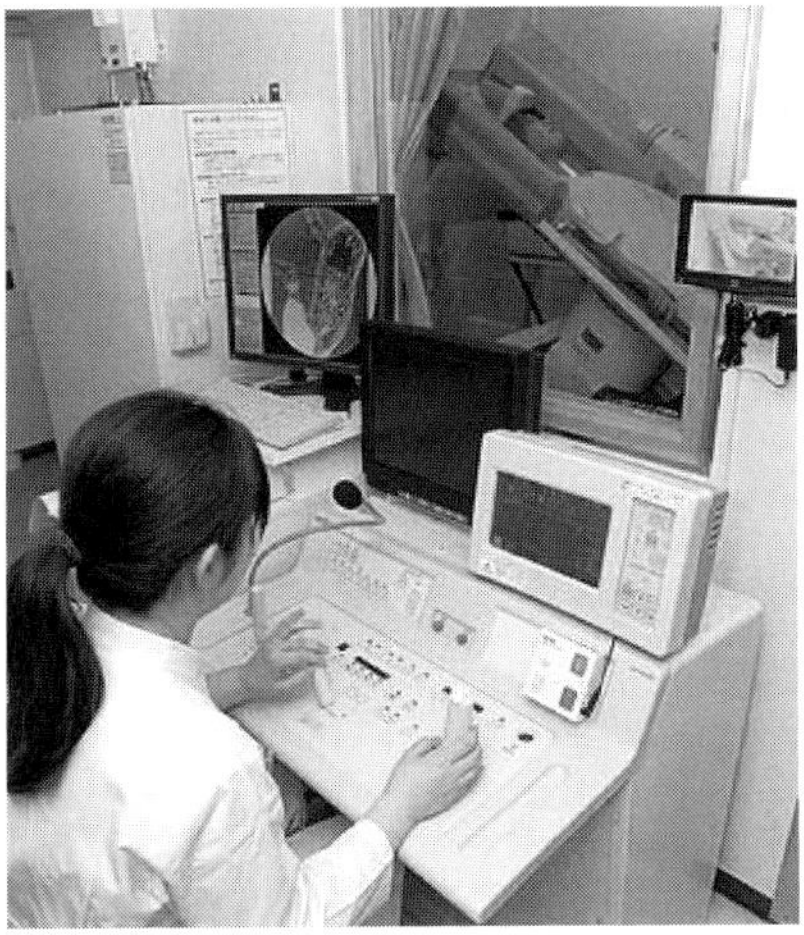

済生丸のX線撮影風景

災害救助船としての役割

済生丸は、一九九五年一月一七日に発生した阪神・淡路大震災の際には、災害救助船としていち早く駆けつけ、済生会の医師、看護師等がチームを組んで四一日間にわたり支援活動を行った。同年一月一八日正午頃、岡山県保健福祉部より、兵庫県からの要請があり神戸へ救援の医療班を派遣してほしい旨の連絡が入った。陸路が寸断され時間がかかるので、海路を使っての出動を決めた。その時、済生丸は愛媛県松山港で翌日からの診療に備えていたが、緊急事態を受け、診療を中断して神戸へ向かうこととした。

一八日深夜、大人用紙おむつ約六〇〇〇枚、子供用紙おむつ約一万〇〇〇〇枚、粉ミルク約一二〇〇キロ、ロングライフ牛乳六〇〇リットル、生理用品約七三〇〇個の緊急援助物資を積み込み、新岡山港を出港。一九日朝七時三五分、神戸新港へ入港。当初、済生丸は岡山と神戸の間をピストン運航していたが、陸路が開通するに伴い、船は宿泊所として神戸新港に停泊し、船と現地の仮設診療所の間を行き来するという形に変え、二月二八日まで、延二七五人の医師や看護師などがさまざまな形で支援を続けた。

近年、東日本大震災などの大災害を受けて、災害救助船の必要性が叫ばれるようになり、内閣府などから病院船の調査・検討の一環として、済生丸への取材があった。「済生丸一〇〇」は海水から一日三トンの清水を造れる造水装置も備えている。今後、発生の切迫性が高まっている南海トラフ地震等による被災地での活動も視野に入れており、平時は検診・診療活動を続けながら万一の場合に備えている。

医療関係者へのへき地医療研修の場の提供

済生丸の理念は「瀬戸内海島嶼部の医療に恵まれない人々が安心して暮らせるよう医療奉仕につとめます」である。基本方針の、「海をわたる病院として近隣の医療機関と協力し、最善の治療が受けられるよう速やかな対応を行います」や「瀬戸内海に限らず国内で災害が発生したときは、災害救助診療船として、可能な限りの物的、人的緊急支援をします」と並んで、「医療関係者が予防医学やへき地医療のあり方を学ぶ地域医療研修の場としての役割を担います」がある。岡山県済生会では岡山済生会看護専門学校の三年生は必ず済生丸での看護実習を行うこととしている。また他の済生会や大学などの研修医の受け入れ、医学生や看護学生などへの研修の場の提供など、地域医療を担うスタッフの育成に協力している。令和元年（二〇一九年）に岡山県済生会で受け入れた数は、看護学生六六名、研修医四名、医学生二名、その他一七名であった。他の三県での受け入れや、海外からの視察（二〇一三年一〇月一五日国際医療ボランティア・アムダと海外研修の協定も結んでいる）など、近年、見学要望等が増えている。こうした研修の場が地域医療について考える機会となり、広い視点で医療をとらえる人材の育成に繋がっていけばうれしい限りである。

第3章

水産物・海洋生態系をとりまく疫病と汚染

5 いま持続可能な水産業の実現に向けて

小林正典

はじめに

二〇一九年一二月三一日に中国武漢《ぶかん》で報告された新型コロナウイルス感染症は、またたく間に感染が世界へ広まり始めた。感染症の拡大は、日本における自粛や緊急事態宣言などにより社会経済的な影響をもたらした。緊急事態宣言下での外出規制の徹底が図られる中で、世界各国が行動規制や都市封鎖などを進めることで、供給体制（サプライチェイン）が遮断され、世界的な不況につながっていった。

影響は日本のサービス業や製造業、そして一次産業にまで及んだ。こうした深刻な経済的苦境に対し、日本政府は四月七日の緊急事態宣言と併せて、「緊急経済対策」を閣議決定し、九・八兆円の財政支出を含む緊急経済対策を打ち出し、二〇日には一二兆七〇〇〇億円の「特別定額給付金」事業で一人あたり一〇万円を給付する方針を発表した。これにより日本政策金融公庫による緊急融資や大都市の自治体による独自の給付金制度が運用開始となった。

江藤拓《たく》農林水産大臣は、四月七日の会見で、「一次産業を守ることは日本の国民の生活基盤を守ること」と述べ、農林水産関係補正予算に五四四八億円を確保し、経済対策を進めていくとの意気込みを強調した。病気のため辞任した安倍晋三前首相を引き継ぎ、九月一六日に首相に就任した菅義偉《すがよしひで》首相は、コロナ禍対策を最優先課題と位置づけ、持続化給付金、雇用調整助成金、ＧｏＴｏキャンペーンの実施を進めていく方針を示した。

九月二二日には、アントニオ・グテーレス国連事務総長が、先進国は世界のＧＮＰの一〇％に相当する経済救済措置を開発途上国に向けて講じ、コロナ禍からの経済回復を手助けすべきだと述べた。一方、菅首相は、二六日に国連総会にオンラインで参加し、演説の中で、コロナ禍を契機に国際社会が連携して困難に立ち向かうべきだと呼びかけた。

世界の至る所で困難な状況が続く。こうした中、医療従事者をはじめとする人々の暮らしを支える職務に従事する人たちに敬意を表明しつつ、感染防止と拡大抑制、そしてコロナ禍からの苦境から脱していくために、人々が協力し合っていくことが改めて求められている。本稿では、未曽有《みぞう》の影響が生じているコロナ禍の状況下において、我が国の水産業が直面する状況を概観する。具体的には、当海洋政策研究所の研究活動において接点のある方々から寄せられた声や公表されているデータ等を基に考察し、コロナ禍の影響と持続可能な水産業の実現に向けた課題を論じる。

沖縄マグロ漁　国際規制と漁場変化

コロナ禍において、外食産業や宿泊業が一時的に営業停止となったことで、家庭消費が下支えするとはいえ、水産物需要は低下した。端的な例は、旅行者の減少である。人の移動の制限は如実に訪日外国人旅行者数に影響を及ぼした。二〇一九年までの数年間は年率五～六%で堅調に増加傾向にあった訪日外国人旅行者数は、二〇一九年に初めて二〇〇〇万人を超えた。しかし、二〇二〇年に入り、世界各地で新型コロナウイルス感染が広がるに伴い旅行者は減少し始め、三月下旬から入国制限対象国が拡大されたことにより四月以降の訪日外国人旅行者数は前年の一%にも満たない状況が続いている。

日本人を含めても国内旅行者の数は激減した。沖縄を例にすれば、春の自粛や緊急事態宣言を受け、沖縄を訪問する日本人・外国人旅行者の数は減少し、五月の旅行者数は前年五月の五・五%となった。緊急事態宣言解除後、六月以降は改善の兆しを見しているが、七月の沖縄訪問旅行者は前年の二九・八%となっている（次頁図1）。旅行者の減少は、飲食店やホテルでの食事量の減少を意味し、これが、沖縄での水産物需要に大きな影響を及ぼしていると考えられる。

沖縄の水産物供給の拠点となる魚市場や漁協の水揚げの推移がこうした傾向を裏付ける。沖縄の水産物供給の拠点には沖縄那覇《なは》市にある泊《とまり》魚市場、名護《なご》漁協、糸満《いとまん》漁協、与那城町《よなしろちょう》漁協、八重山《やえやま》漁協がある。これら沖縄県内の五つの魚市場・漁協の水揚げの合計は、二〇二〇年は二〇一九年との比較では水揚量、水揚高とともに減少しており、水揚量は六月をピークに減少に転じる一方、水揚高は一月以降減少傾向が続いている。

八月を比較すると、水揚量は前年比で二一・九％減少、水揚高は四三・三％減少している（図2）。水揚量が減少している以上に水揚高の減少幅が大きいということは、前年比で魚の単価が下がり、収益率が低下していることを示す。

一方、泊魚市場に限って言えば、二〇二〇年一～二月の水揚高は前年を若干上回っていた。しかし、三月以降、水揚量は横ばいで六月に前年に近づくくらい回復するものの、

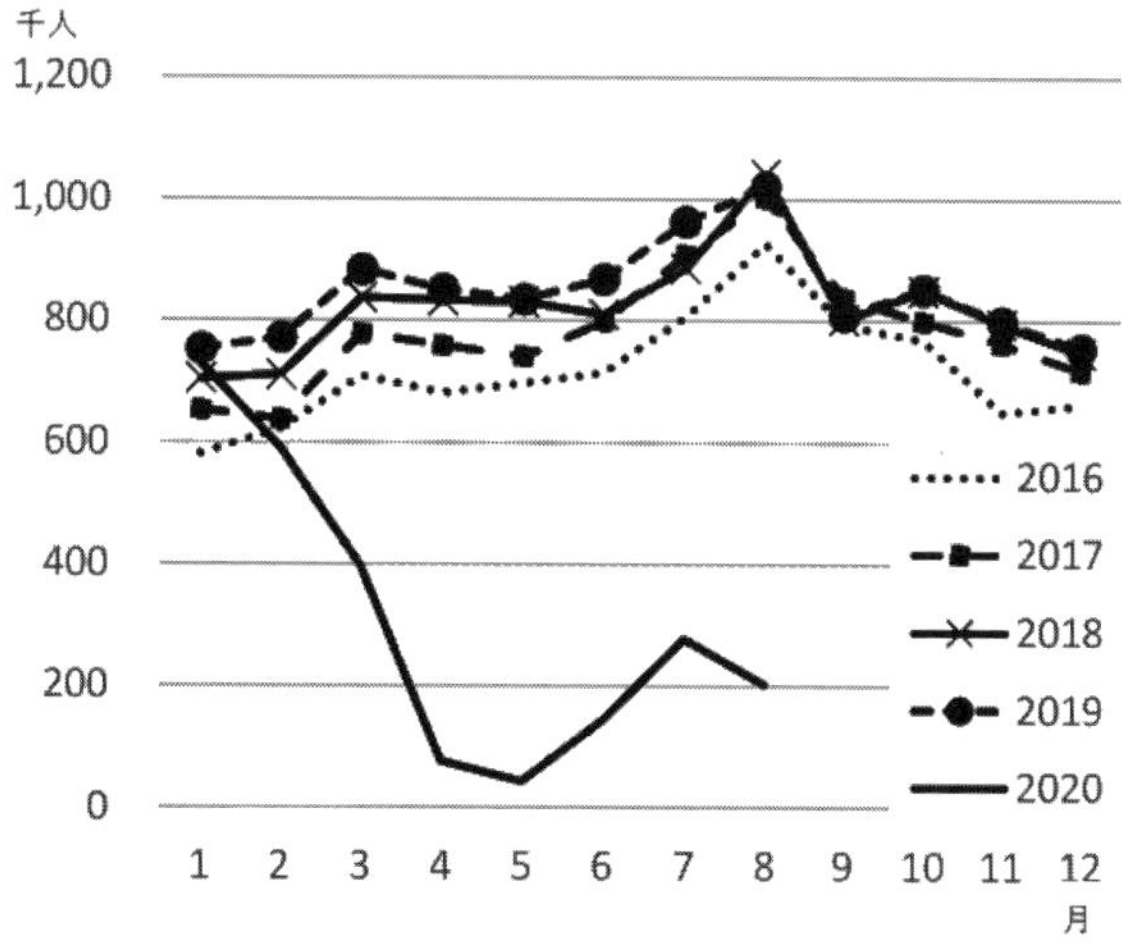

図１　沖縄来訪観光客数の推移（出典：沖縄県入域観光客統計概況）

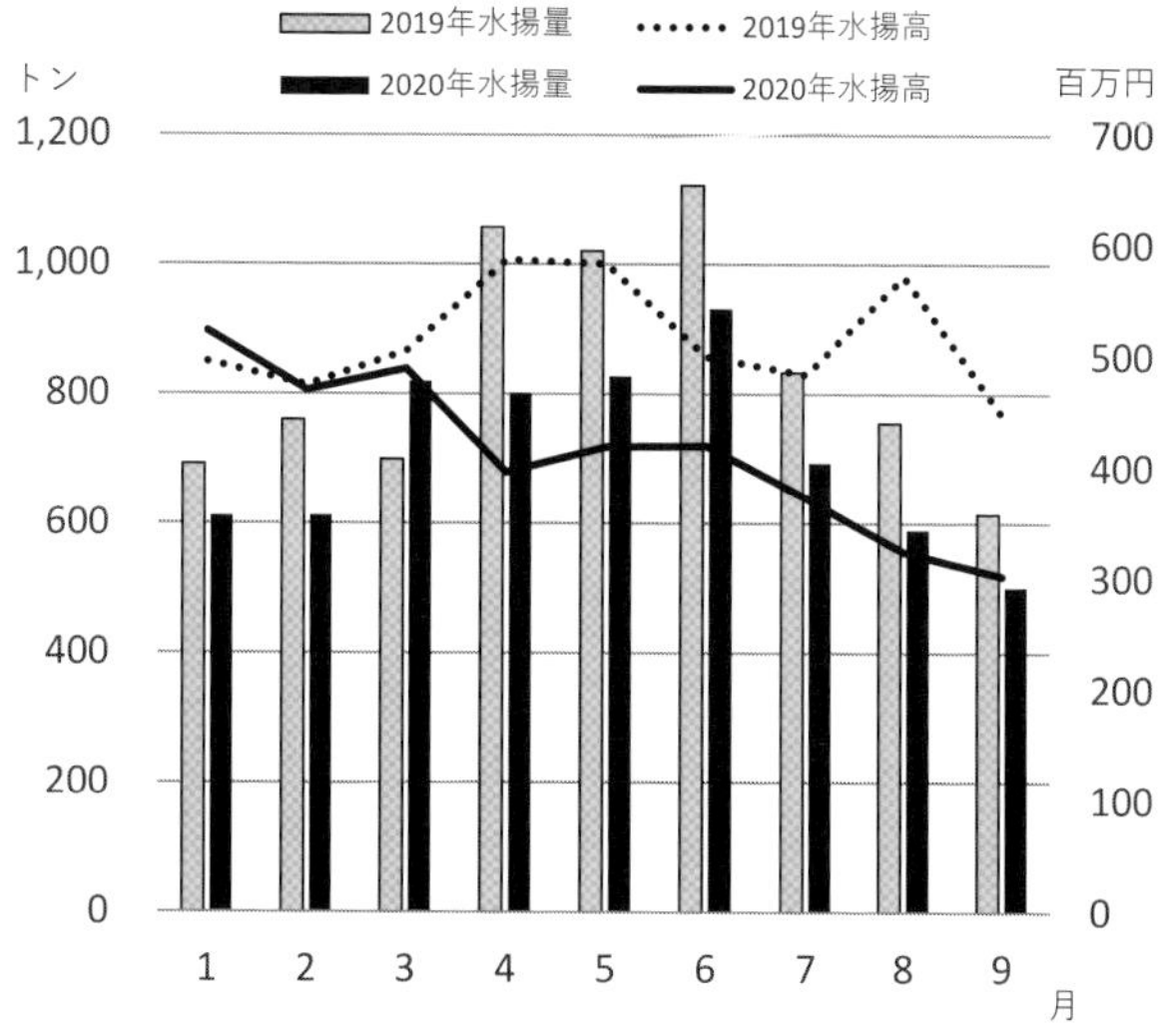

図２　沖縄の５つの魚市場・漁協の水揚の推移（出典：沖縄県魚業振興基金）

水揚高は横ばいのままで、八月に入り、水揚量、水揚高ともに前年を上回った。しかし、この上昇傾向も八月のみで、九月には再び水揚量、水揚高の双方が減少に転じている。

遠洋マグロ漁を営む漁師が所属する沖縄県まぐろ漁業協会の饒平名《よへな》利香事務局長は、泊のマグロ漁は連続パンチを受けていると窮状を訴える。泊魚市場の今年二〇二〇年のマグロの水揚げ量は例年の三割程度と低迷、魚価は日によって上下変動するものの、例年の六割程度と安値で取引された日もあったという。全ての魚種を含む沖縄全体の水産市場や泊魚市場の統計よりも値下がり幅は大きい。四月に入り、ようやく漁獲量が例年の五割くらいまで持ち直してきたところだと話す。

なぜ、今年に入り沖縄のマグロ漁獲量は三割程度に低迷したのか。一つには、パラオの海洋政策が大きく影響している。今年、沖縄のマグロ漁は不安と期待の中で操業を開始した。沖縄県まぐろ漁業協会には、六三隻の漁船が所属し、このうち三三隻が隣国パラオの排他的経済水域（EEZ）で入漁料を支払い、延縄《はえなわ》マグロ漁を行ってきた。しかし、二〇一五年にパラオが国家海洋聖域法を制定し、その段階的な実施を進め、二〇二〇年一月からパラオのEEZ内で外国漁船による漁業が全面禁止になることが予定されていた。パラオでキハダやメバチなどのマグロ漁をする漁民にとっては死活問題であった。

パラオは二〇一九年六月、同法施行五年目になるのを機に、その完全実施を翌年（二〇二〇年）に控え、漁業資源保護と水産物供給の実効性向上に向け同法を改正した。二〇一五年の聖域法ではパラオ漁民向けであったEEZの二〇%に相当する漁業区域で、二〇一九年の改正により許可を受ければ外国漁船が漁業を行うことが可能となった。

また、パラオ国内水揚げ免除規定が設けられたことで、沖縄漁船がパラオで水揚げすることなしに、沖縄の漁港で水揚げを継続することが容認される道が開けた。二〇一五年の規定では、二〇一九年一二月末までは、沿岸一二四海里を除いてパラオEEZにおいて漁業区域制限がなかった。二〇二〇年一月からは漁業区域がパラオ本島周辺に限定されることになっていた。しかし、二〇一九年の改正で、漁業区域は二〇二〇年一月から、これまで沖縄漁船が操業していた海域の一部を含むパラオのEEZ西部に配置転換された（次頁図3・4）。

パラオの同法改正は、沖縄マグロ漁民との共存を可能とするもので、沖縄マグロ漁師にとっては、起死回生の朗報となった。二〇一九年末から二〇二〇年の年始にかけて、沖縄漁船に対する漁業許可証や沖縄県まぐろ漁業協会との入漁協定書がパラオと取り交わされ、沖縄マグロ漁船がパラオEEZでの操業が継続されることとなった。

年が明け沖縄漁船によるパラオでのマグロ漁が再開された。二〇一九年の改正法によりパラオEEZ西部に漁業区域が配置転換されたとはいえ、二〇一九年末までは、沖縄漁船はパラオのEEZの西部から北部に至るまで沿岸二四海里を除く全ての海域で広域に操業していた。だが新たに設定された漁業区域は、これまで操業していた海域からすると半減され、沖縄漁船によるマグロ漁は以前のように思うようにマグロが獲れなくなった。漁船は西から東に向かう潮に流されるため、延縄を南北に流す漁船にとって、設定された漁業区域はより狭く感じられ、これまでの半分以下だとの指摘もある。一部のマグロ漁師からは、こうした

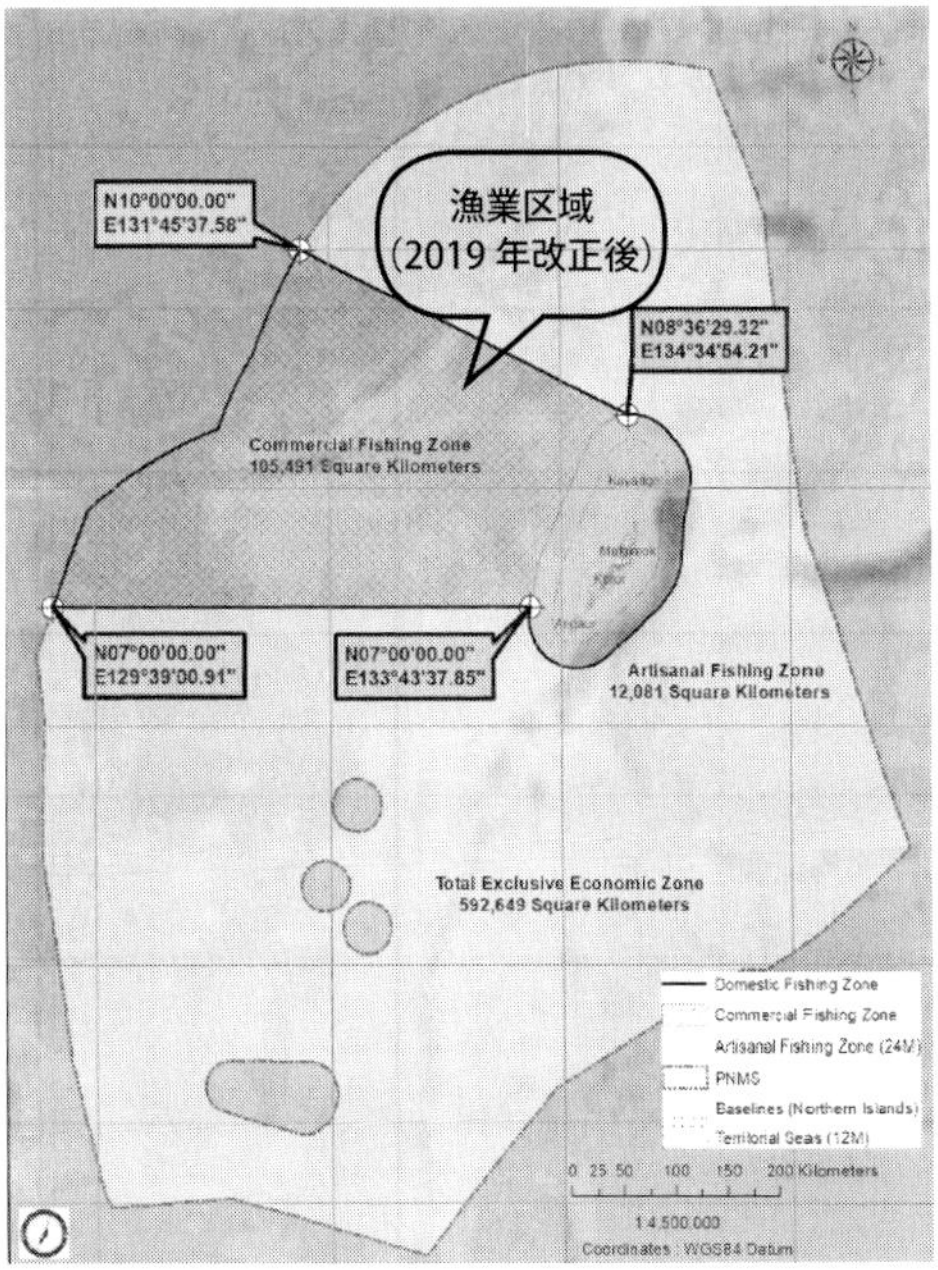

図4　2019 年改正パラオ国家海洋聖域法漁業区域（出典：Palau Office of President 2020）

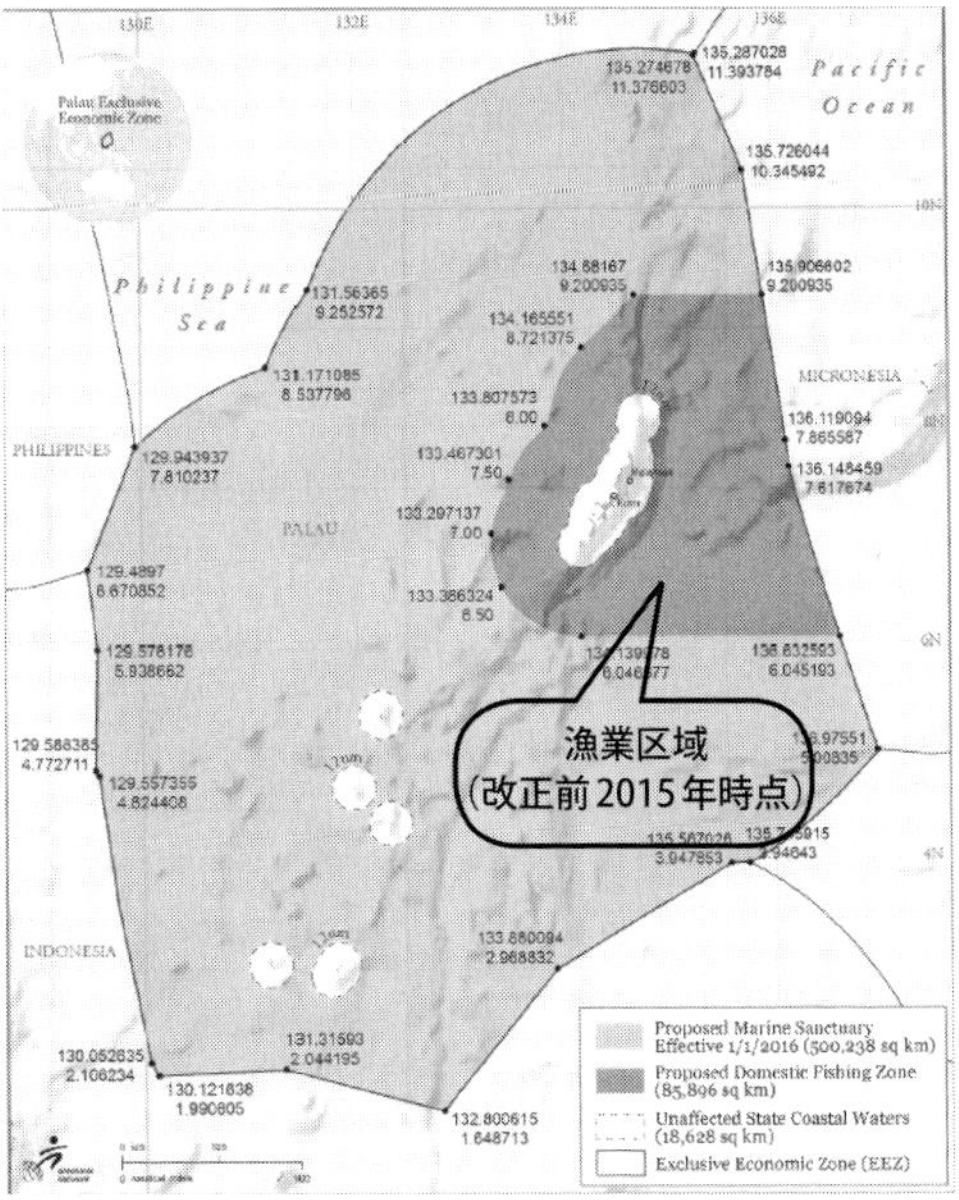

図5　パラオ 2015 年パラオ国家海洋聖域法漁業区域（出典：Palau Office of President 2020）

状況ではパラオの入漁を見合わさざるを得ないとの声が上がり始めた。

もう一つ指摘されている現象は、海水温上昇によりマグロの群れが南北へ赤道付近から離れる傾向や、東部に移動している傾向があるとの指摘がなされている。将来的にはパラオ、ミクロネシア、ナウル、パプア・ニューギニア界隈からマグロが遊離してしまうとの予測も出されている。一月中旬にパラオEEZ内に日本の漁船が入漁している一方、パラオEEZ境界線の北の公海には、台湾漁船がひしめいていた。延縄漁船は縄を長距離に海に落とすので、漁船が密集している場所での操業が難しいとも言われる。パラオEEZ内に漁業区域が狭められながらも維持されたとはいえ、マグロが別な海域に移動してしまっていて、そこに既に競合する漁船が密集しているような場合には、漁業はやりにくく、結果的に漁獲量を落とすことになる。

そうした状況の中で四月中旬を過ぎ、ようやくクロマグロがかかり始めた（図5）。しかし、今度は太平洋のマグロ漁の管理を国際的に行う中西部太平洋マグロ類委員会（WCPFC）の規制により、クロマグロ漁を停止しなければいけない事態に直面することになる。クロマグロが枯渇しており、その資源量回復を目的として二〇一四年にWCPFCは、三〇キロ未満のクロマグロの小型魚の漁獲量を二〇〇二―二〇〇四年の年平均の半分である四〇〇七トンに、三〇キロ以上の大型魚は同期間の漁獲量である四八八二トンを超えないこととする漁獲枠を設定し、二〇一五年より

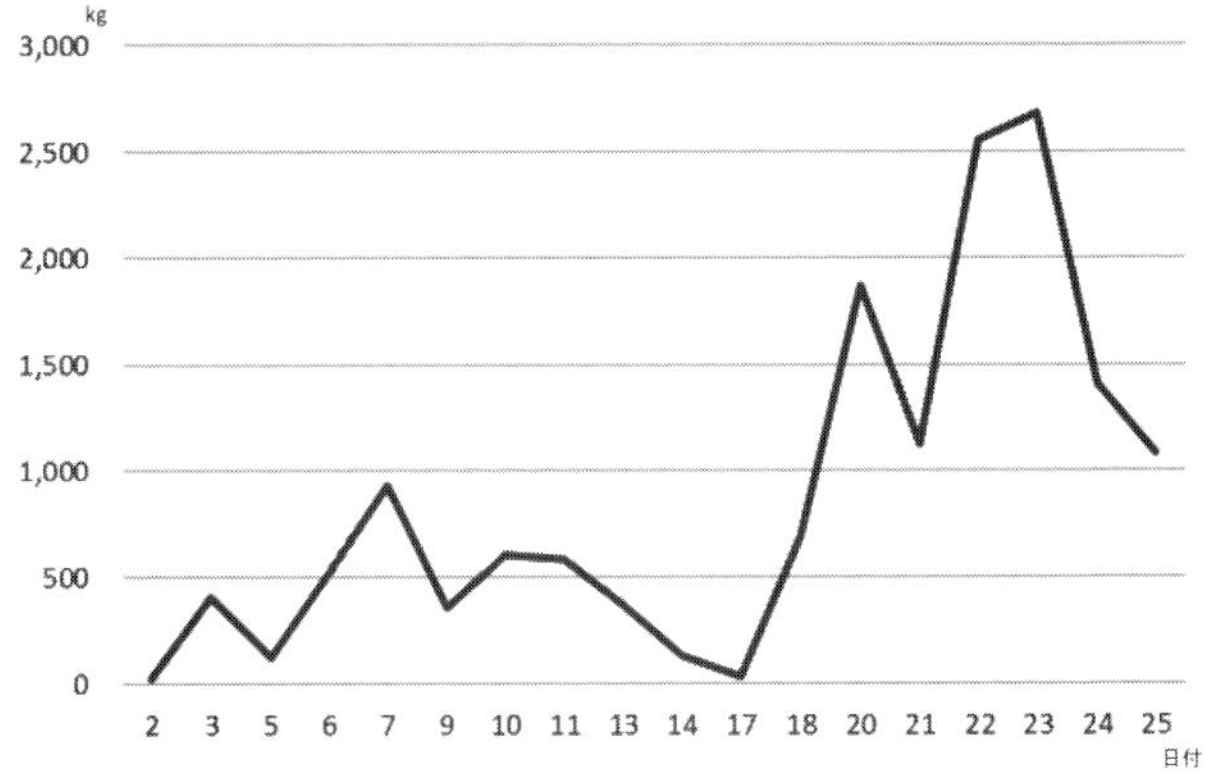

図5　2020年4月泊魚市場クロマグロ水揚げ量（出典：沖縄県魚業振興基金）

実施されている。漁獲枠について、日本の水産庁はWCPFCで二〇一八年および二〇一九年に大型魚二〇%、小型魚一〇%上乗せすることを提案したが、受け入れらなかった。

一方、台湾の三〇〇トンの漁獲枠の日本への移譲が承認された。国際的な合意事項である漁獲枠の国内実施については、水産庁が遠洋の漁獲枠の管理を、都道府県が沿岸での漁獲枠の管理を行い、小型魚と大型魚の枠を互換するなどの融通措置なども導入し実施を進めている。しかし、例えば二〇一九年の近海カツオ・マグロ漁業、遠洋カツオ・マグロ漁業向けに一月から一二月までの一年間の漁獲枠として四一七トンが割り当てられたが、五月末で三七七・一トンと割り当ての九〇%を利用してしまっている。二〇二〇年は四月二一日に採捕禁止（漁獲枠超過見込みに基づく禁漁）が漁協に指示され、その後、五月一日に漁獲枠の追加配分がなされ、同月八日に再び禁漁指示が出された。六月一日に再度追加配分があり、六月九日に禁漁指示が出され、二〇二〇年のクロマグロ漁が終了している。

禁漁と漁獲枠追加配分の繰り返しの中で、漁獲枠を超えたマグロを余儀なく廃棄せざるをえない状況が発生していることもあり、効率的な資源利用に向けて漁獲枠規制運用の改善を求める声がある。

沖縄の漁業は、コロナ禍による魚価の低迷の影響を受ける一方、隣国パラオでの漁業規制、海水温上昇による漁場の移動の可能性、隣国漁船との競合、地域漁業管理機関の下での漁獲枠の遵守など、様々な制約要因の下で漁業を営まなければならなくなった。そのため、安定収入が得られる持続可能な漁業を構築することが、今回の不慮のコロナ禍による負の影響を最小限にしていく上で重要な要素となる。

個々の漁船の船主に目を向けると、船員の雇用が大きな問題としてのしかかる。漁獲高が減る、あるいは、漁に全く出られないような状況下でも、漁を共にする船員の生活を守る責任は変わることはない。これまで、船の点検や修理などで漁を行わない期間があらかじめわかっている場合には、外国人の船員には里帰りを計画してもらい、その間、給与は払わないという対応を取ってきた。

沖縄県まぐろ漁業協会所属の漁船は平均して六名の外国人の船員を雇用しており、六三隻あることを考えれば、ざっと、三七八名に上るとの計算になる。月給を掛け算すれば、その経済的負担は推察できる。休漁にして外国人船員に休暇を与え、一時帰国してもらうことも考えられた。しかし、このコロナ禍で、外国人船員の母国であるフィリピンやインドネシアなどでは国内での交通や移動規制により実家までたどり着けない、国際線飛行機が飛ばない、帰国後の隔離義務などの懸念や制約から、帰国を断念せざるを得なかった状況があった。また、仮に国際線運航が再開されたとしても、日本に帰国することができるのか、日本での隔離義務を受けなければならないのかなど、不安要素がつきまとう。漁獲高が低迷する現状で、燃料代をも賄えず赤字回避のため出漁をあきらめたとしても、外国人を含めた船員への給与を支払い続けなければならないという現状がある。

雇用主としての責任を船主は十分理解しているが、もう一つ、仮に解雇や不当労働行為等がある場合には、以後、外国人船員の確保が難しくなるという不利益を被ることも考えられている。図6にある通り、漁船が全て同じような漁獲量を得られているわけではなく、二〇二〇年四月一～二二日までのクロマグロの漁獲量だけ見ても、ある船は一七九〇キロの漁獲量を得ている一方、別な船は一四〇キロとその差は一三倍にも及ぶ。船主の中には共済組合等に加入し、不漁の際の補償を受けることができるものもいるが、加入率は半数程度とも見込まれ、不漁や禁漁時の給与補償は船主にとって大きな経済的な負担になる。沖縄県まぐろ

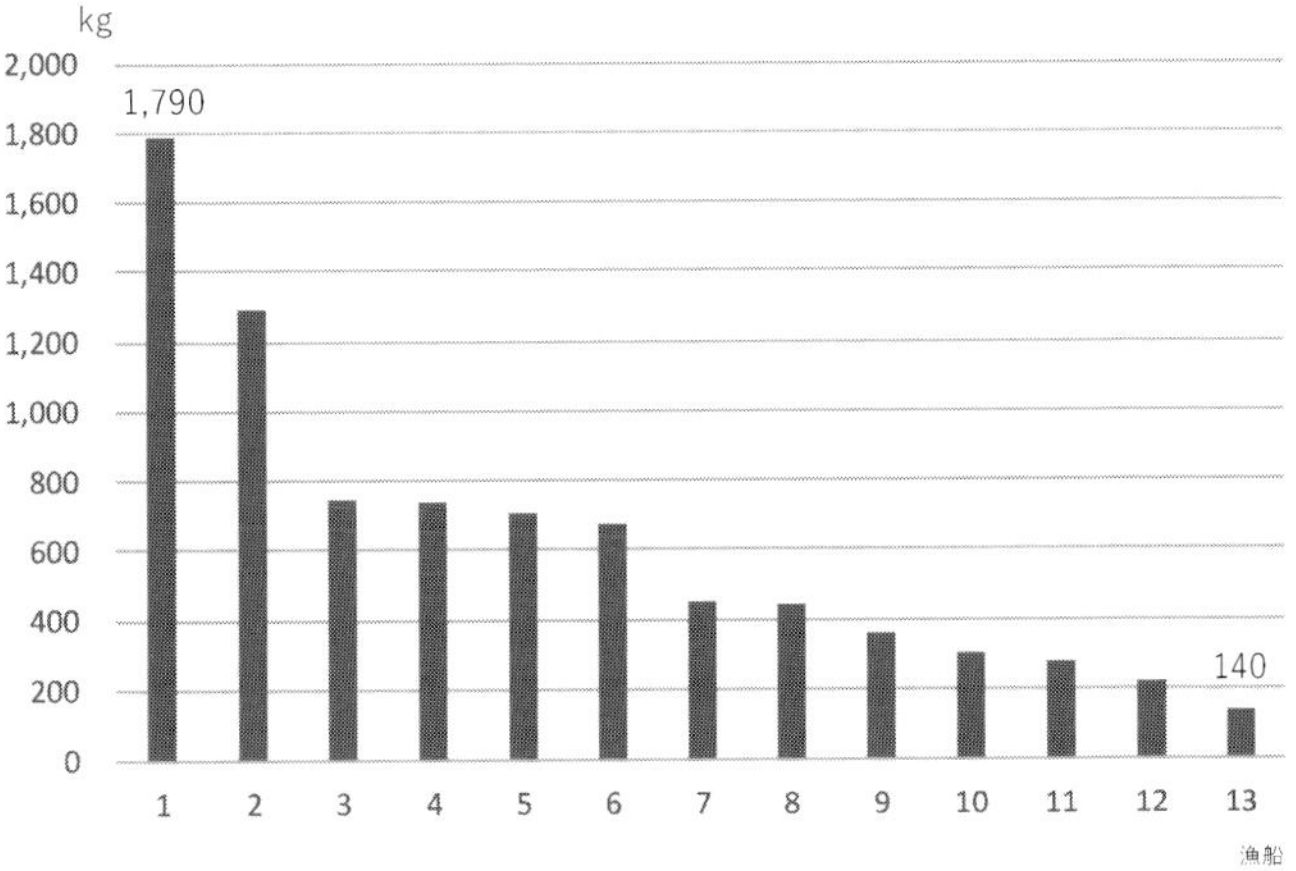

図6　2020年4月1～22日の間の漁船別クロマグロ漁獲量（出典：沖縄県まぐろ魚業協会）

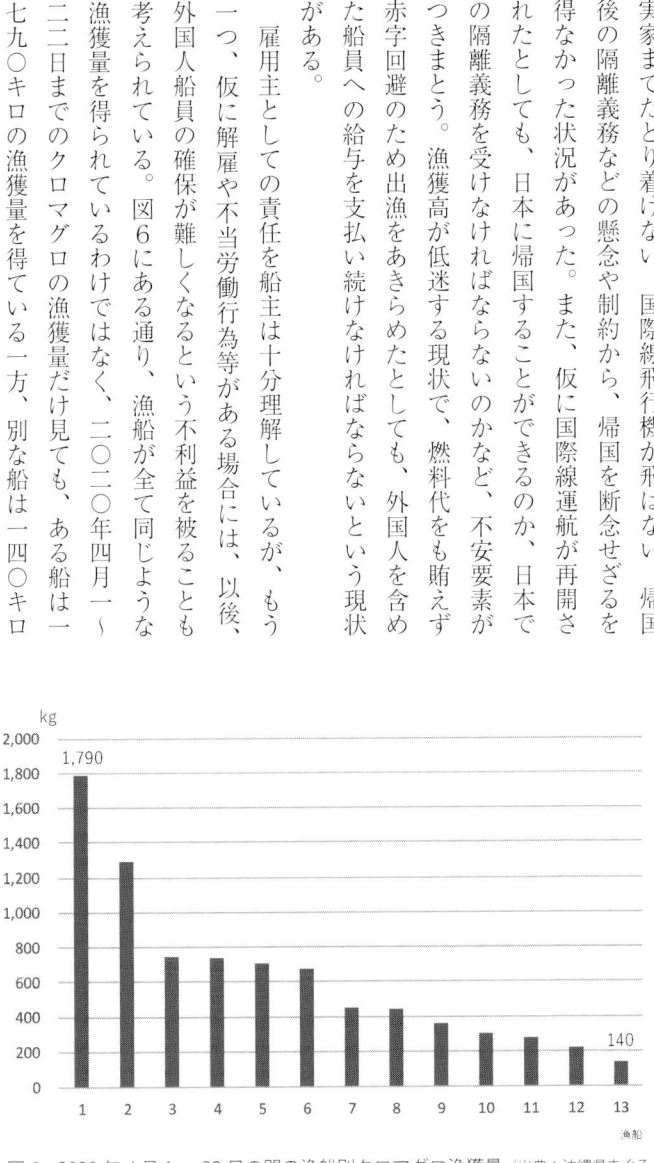

漁業協会の饒平名氏は、政府や県による所得補償が必要だとの声も聞かれるようになり、事態は深刻だと話す。

外国人船員は時に海外漁港で水揚げが終了した後にそこから飛行機で帰国するということも行われているが、これもできない状況だと海外まき網漁業協会の本多実専務理事は話す。カツオの巻き網漁船は、焼津などから出航して南洋で漁業を行い、日本で水揚げして、船の陸揚げ（ドック）の前には、外国人船員などは日本から飛行機で母国に一時帰国することがよくあるという。ただ、今回は検疫や隔離、航空機運航停止などにより母国への帰国が叶わず、日本に戻っている例があるという。

ナウル協定（ＰＮＡ：Parties to the Nauru Agreement）という太平洋島嶼《とうしょ》国との取り決めで船員に加え、オブザーバー、つまり漁業監視員を乗船させることが義務付けられており、こうしたオブザーバーを本国に帰国させるということも容易ではない。ミクロネシア連邦出身のオブザーバーをグアムなどから飛行機便で帰国させることができなければ、漁船でミクロネシアまで送らなければならず、燃料費や移動だけに費やされる日数は巻き網漁船にとって大きな損失になる。パプア・ニューギニア人のオブザーバーを早期に帰国させるために他社のチャーター便を利用した例もあり、そうした経済的負担は大きい。

こうした声に応え、ＰＮＡ事務局は三月二七日に五月三一日までオブザーバーなしの操業を認めるとの通知を発出した。この例外措置はその後、一〇月末まで延長され、更なる延長の可能性が議論されている。

コロナ禍で外食できず、缶詰需要は欧州で高まっているとはいうものの、外出規制によりバンコクの缶詰工場が稼働しにくい状況にあり、巻き網漁船業界も苦難を強いられている。

離島の漁業　鹿児島県沖永良部《おきのえらぶ》

鹿児島県南部にある沖永良部島は人口約一万三〇〇〇人の離島で、奄美《あまみ》群島の中では一次産業生産高が最も高く、島内、沖縄向けに水産業も行われている。沖永良部島漁協には、二五五名の組合員が所属し、一七一隻の漁船を擁する。漁獲の三割は島内、七割は沖縄などの島外に販売される。

コロナ禍の影響は、二〇二〇年二月中旬からの観光客の減少により顕在化し始めた。その後、観光客がゼロになり、飲食店や宿泊施設などでの魚の需要は激減した。沖縄の市場が低迷し、飛行機や船での輸送も困難になっていることから島外販売も確保できず、経済基盤のある漁民はなんとか耐え忍んでいるが、零細で経済基盤の弱い漁業者は資金繰りに窮し、先行きへの不安を募らせていると沖永良部島漁業協同組合の宗岡雄介《むねおかゆうすけ》総務部長は話す。

一方、ここ数年、主力であったソデイカの不漁にも悩まされ、二〇一九年一一月以降、ソデイカが獲れない状況が続いていた。代わりにチビキ（ハマダイ）やホタ（アオダイ）などの魚を獲っているが、値段は暴落している。ソデイカがなぜ獲れなくなったのかは、地元の漁民たちも考えあぐねている。海水温の上昇により生息地が変わったとか、南方の中国漁船が乱獲しているのではないかなど様々な憶測もなされ、現在、県漁連と町役場が調査をしている。鹿児島県のイカ類の漁獲量は二〇一二〜二〇一七年の間に六五・五%減少している（図7）。主力魚種の不漁はこうした不慮の事態に痛手となる。

市場が不況なのであれば、直接販売で個人消費を求めることも考えられた。しかし、離島ならではの悩みがある。配送料が高くつき、飛行機も減便になっている状況では現実的な選択肢とはなりえなかった。冷蔵保存という方法も考えられるが、通常の冷凍庫による手法では長期保全や品質維持ができず、そのためには別途、瞬間冷凍施設を整備する必要がある。魚価が低迷し、収入が減少する漁民の中

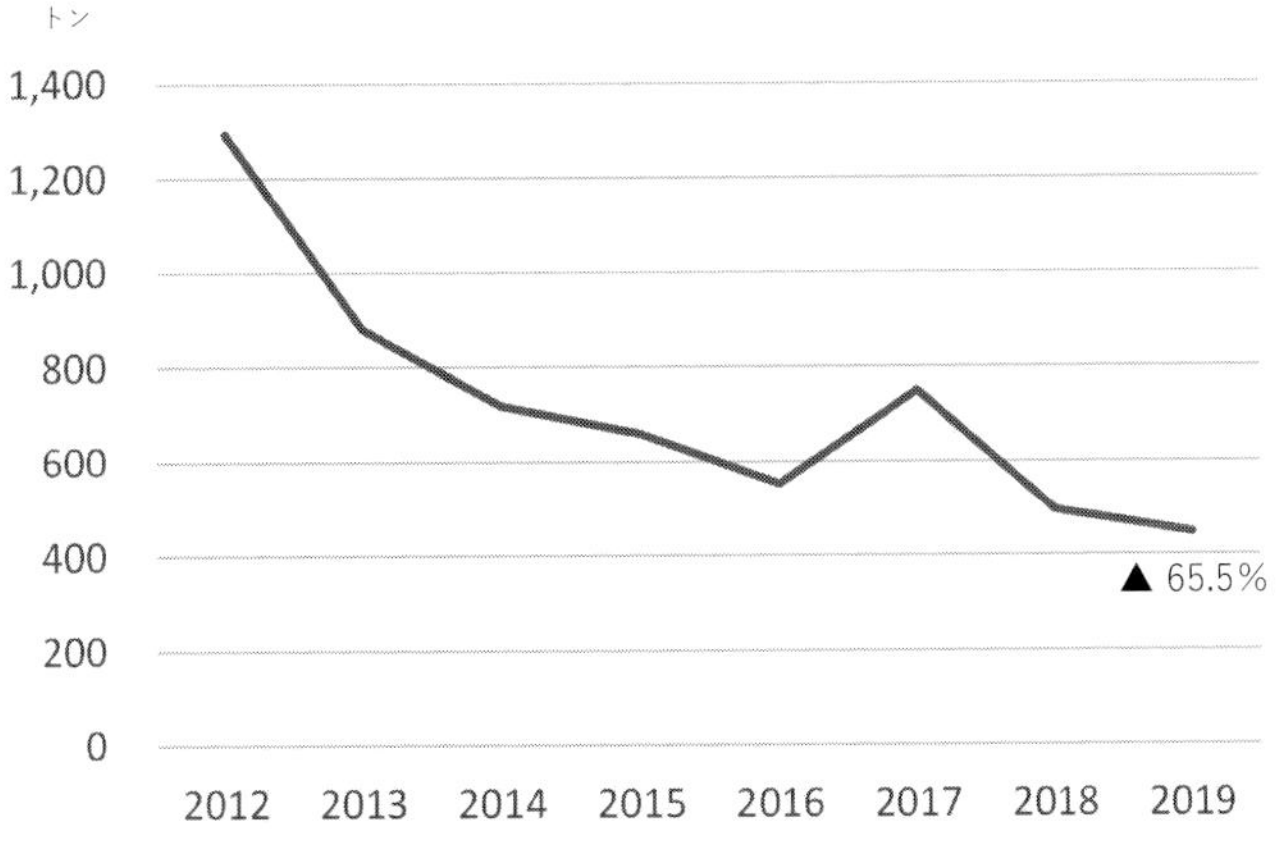

図7　鹿児島県イカ類漁獲量の推移（出典：九州農政局）

では、より多くの魚を獲って穴埋めしようとして、結果的に魚価を引き下げてしまうという悪循環が発生している。零細漁民が多く、多くの船員を抱えるわけではなく、外国人船員対応が求められるわけではないという点で、不況下での必要経費の負担が比較的小さいのは救いではある。だが、この状況が長く続けば事態はより深刻になると宗岡氏は話す。

各地の養殖業への影響

カキ養殖　陸前高田広田湾《りくぜんたかたひろたわん》

岩手県陸前高田市広田湾はカキ養殖が盛んだ。二〇一一年の東日本大震災で甚大な被害を受け、廃業者も相次いだが、現在は東京や京都などにも出荷できるようになった。湯通しをしてムラサキガイをカキ殻から除去、株分けして海に戻して生育を促したり、生食用に滅菌海水で四八時間の滅菌処理をするなど手間をかけ、二年物のカキは手のひらサイズを超え、高級料亭にも卸されるほどだ。マルテン水産の千田勝治代表は、広田湾のカキを日本一、つまりは世界一と自負している。復興整備された飲食店で振る舞われる広田湾のカキは、絶品だ。

そうした広田湾のカキも二〇二〇年三月には売り上げが半分、四月七日に緊急事態宣言が出されてからは、売り上げは八割減少し危機感を募らせる。マルテン水産では一四名を雇用しているが、売り上げが減ったからといって雇用経費は変わらない。資材の調達費用負担や滅菌処理機などは稼働を続けなければならず、運転経費等も変わらない。

広田湾ではワカメやホタテなども栽培されるが、市況が芳《かんば》しくない状況は同じだ。繁殖するウニによるワカメの食害や近隣では貝毒によるホタテ養殖の被害が報告されており、そうした状況にも目配りをしなければならない。

養殖業者が法人ではなく、個人事業主として取り扱われ、補償や補助等が受けられないとなると死活問題となるという。高齢者にとり、緊急融資は現実的な選択肢ではなく、二〇一一年の震災後も多くの高齢者が借り入れ返済に確信が持てないとの理由で、廃業した例が思い出されるという。

豊洲《とよす》市場の二〇二〇年四月のカキ取引量は前年同月比で七〇%、取引高は七三%減少している（図8）。その後は回復傾向にあるが、八月の取引量は前年比で一九%減、取引高は一五%減となっており、前年並みまでの水準への回復にはまだ時間を要する様相となっている。

カキ養殖　南三陸志津川湾《みなみさんりくしづがわわん》

宮城県南三陸町の志津川湾ではカキやギンザケなど養殖用の延縄や生け簀《す》などを見渡すことができる。二〇一一年の東日本大震災では甚大な被害を受け、WWFや大学等とも連携しながら、過密養殖ではない環境配慮型の持続可能なカキ養殖を目指してきた。二〇一八年には国際的な持続可能な水産物養殖認証（ASC）を受け、昆布などの藻場の生態系が評価され志津川湾がラムサール条約の下で保護する湿地湾として認定を受けた。こうした取り組みは広く評価され、令和元年の農林水産祭水産部門で天皇杯を受賞した。

ASC認証を受けた志津川湾のカキは流通大手のイオンなどが重要な販路となっているが、このコロナ禍で販売量は減少し、二〇一九年同時期と比較すると二～三割減少している。「幸い冷凍物での需要があるが、二〇一九年から通年販売を開始した生食用カキほどの卸値を確保することはできない」と宮城県漁協志津川支所戸倉出張所カキ部会の後藤清広《きよひろ》部会長は話す。家族経営の養殖業者が多いものの、加工場などには中国、インドネシアから来ている作業員が勤務している。今のところ、例年よりも減少しているとはいえ、需要があることから、加工作業は必要で、雇用は確保されると見込んでいるという。ただ、加工場で新型コロナウイルス感染者が発生するなどすると甚大な経済損

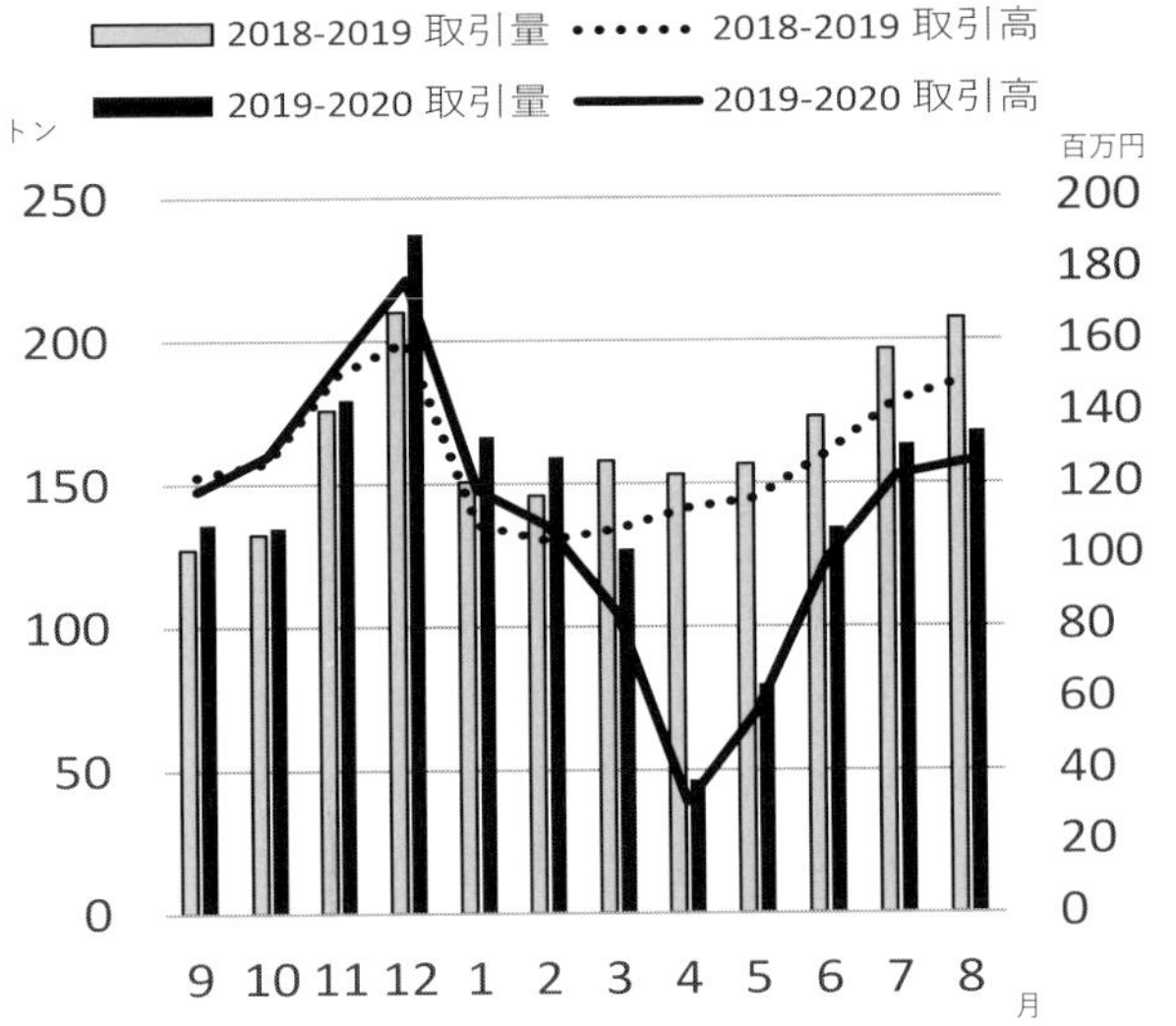

図 8　豊洲市場 生カキの取引量・高の推移（出典：東京都卸売市場・築地市場）

失となりうることから、感染予防には細心の注意を払っている。早期に事態が収束し、市況が回復することを願っていると後藤氏は近況を伝えてくれた。

アワビ養殖　大船渡《おおふなと》

懐石料理などに供される高級食材アワビ。岩手県大船渡市にある北日本水産（株）では、海水を二四時間くみ上げ、ろ過し、陸上でアワビを養殖している。衛生的で高品質と評判で、事業を拡大してきた。しかし、二〇二〇年春以降、取引先のホテルや飲食店が相次いで休館、臨時閉店し、出荷額は例年の二割にも満たなくなった。香港、バンコク、フィリピンなどにも輸出してきているが、相次いで都市封鎖となり、海外輸出も途絶えていると古川季宏《ふるかわすえひろ》代表は話す。アワビは冷凍にはなじまず、市場を通じての販売が厳しい状況の中で、直接消費者に販売する方法も模索しているという。

陸上水産養殖という新規ビジネスであることから、水産業なのか中小企業なのかという線引きも不明瞭で、行政や金融機関による支援が受けられるのか不安を抱える。二〇二〇年四月の豊洲市場でのアワビの取引を前年同月と比較すると、取引量は六六％減、取引額は七三％減少している。徐々に市況は回復しているものの、二〇二〇年八月の前年比の取引量は一六％減、取引額は二六％減と前年並みに回復するまでには至っていない（図9）。こうした状況が長引く様相の中で、一刻も早い救済措置が施されることを願う

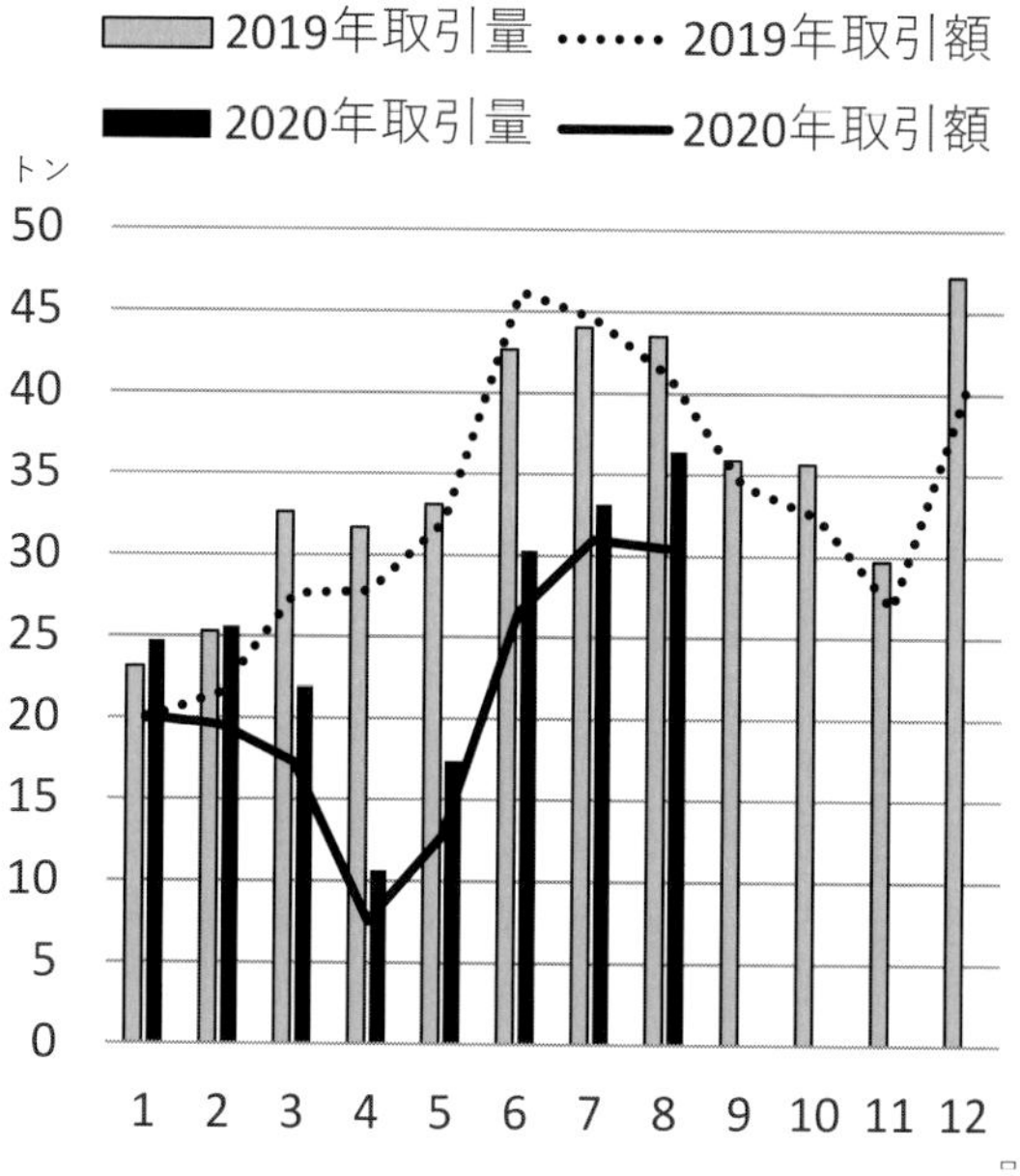

図9　豊洲市場 アワビ取引量・高の推移（出典：東京都卸売市場）

と古川氏は訴えた。

ウミブドウ養殖　沖縄県恩納村《おんなそん》

プリプリとした食感が人気のウミブドウ。沖縄県恩納村の名産だ。しかし、「観光が止まってしまい、お土産としての販売がゼロになり、出荷や販売ができないなかでウミブドウ養殖業者は困窮している」と恩納村漁業協同組合の組合長を務めたこともある山城正巳《やましろまさみ》さんは訴える。ウミブドウは冷蔵保存が必要で、室温では溶けやすく、宅配には不向きである一方、アルバイトなどにはお休みをお願いしつつも、設備維持や常勤者の給与支払いなどの必要経費は負担しなければならない。来県自粛を呼びかける声が高まる中で、活況を呈していた沖縄の観光業が以前のように戻らないのではとの不安があるという。

サービス業などへの補償や経済支援が先行する中で、一次産業が後手に回っているのではとの懸念があるという。現場で働く水産養殖業者の声が行政や政治の場に届いていないことで、対応が遅れているのであれば、こうした窮状に目を向け、効果的な対策を早急に施してもらいたいと山城氏は話してくれた。

コロナ禍を乗り越え、持続可能な漁業を

新型コロナウイルス感染症の影響は、経済活動の抑制や停止により水産需要が低迷したことで水産業関係者に甚大な影響を及ぼしている。新型コロナウイルス感染を早期に終息させることが緊急な課題だ。しかし、終息には未だ時間がかかる状況だ。また、経済活動がどのくらいの速度で回復するのかも不透明な状況にある。こうした中で、設備や船員、従業員を抱える水産業者は資金繰りに窮している。迅速かつ効果的な経済支援が求められる。

一方で、この新型コロナウイルス感染症によりもたらされた経済的苦境を乗り越えるにあたり、それ以前から課題となっていた持続可能な漁業をどう実現するかという課題はより重要となっているように思えた。

沖縄のマグロ漁はパラオでの漁業区域の変更やクロマグロの漁獲枠などの国際規制、さらには、隣国漁船との漁場での競合やマグロの回遊経路の移動など考えていかなければならない課題が見えた。沖永良部島では、魚価の低迷に

よる減収分を漁獲拡大で穴埋めするのではなく、漁獲管理による減収回避の方途を検討することも有用視でき、この点の考察も必要と考えられた。

市場や販売網が機能しない場合の販路の確保についても陸前高田、志津川、大船渡の養殖業から改めて、販路の更なる多様化など、リスク管理のための方策を検討することも重要ではないかと考えられた。恩納村のウミブドウ養殖は、観光への依存度の高まりがはらむ経済的脆弱性を示すことにもなり、地域経済に根差した水産業の拡充の必要性を改めて問い直しているものと思えた。

沖永良部島で暮らし、地球村研究室代表を務める石田秀輝《ひでき》東北大学名誉教授は、「今回のコロナ禍は、この地球の自然とどう向き合っていくかという長年来の問いかけを、改めて私たちに投げかけるものであり、持続可能な社会づくりに向けた取り組みをより一層強化すべきだ」と話す。

そして何よりも、日本の水産食品の提供という重責を担う日本の水産業に関わる人たちが廃業することなく、今回のコロナ禍を乗り切り、持続可能な水産業が実現できるよう、迅速で効果的な支援が求められている。そうした取り組みを後押しし、支援する方法について更に検討が求められる。

参考文献

沖縄県「入域観光客統計概況」(https://www.pref.okinawa.jp/site/bunka-sports/kankoseisaku/kikaku/statistics/tourists/r2-4tourists.html)

沖縄県漁業振興基金「沖縄海人魚市場」(http://www.okinawa-fish.jp/)

東京都中央卸売市場「市場統計情報」(http://www.shijou-tokei.metro.tokyo.jp)

日本政府観光局「観光統計データ」(https://statistics.jnto.go.jp/graph/#graph-inbound-travelers-transition)

農林水産省九州農政局「農林水産統計」(http://www.pref.kagoshima.jp/af01/sangyo-rodo/syoko/sesakunogaiyou/documents/52116_20200630090700-1.pdf)

Palau Office of President 2020. Signing Statement for Senate Bill No. 10-157, SD1, SD1. (https://www.palaugov.pw/wp-content/uploads/2019/07/RPPL-No.-10-35-re.-Amendment-to-the-PNMS.pdf)

6 養殖の死角―水環境に蓄積される薬剤耐性遺伝子

鈴木 聡

はじめに

感染症は、原核生物である細菌類、真核生物である真菌類や原虫、および非生物であるウイルスなどによって引き起こされる。人類の歴史は感染症との戦いの歴史でもある。感染症を凌いできたのは、「薬」の発見や開発に依るところが大きい。一九二〇年代から発見が相次いだ抗細菌薬や抗生物質、一九七〇年代から開発が進んだ抗ウイルス薬、そして二〇一五年に大村智らがノーベル賞を受賞した抗原虫薬など、現時点までに人類は三つのカテゴリーの病原体感染症に対しては、ひととおりの薬を手中に収めた。

しかし、病原体に対する薬ができると、嘲笑《あざ》うかのように病原体は即座に薬から逃れる術を獲得する。薬剤耐性病原体の発生である。現在、細菌に対する抗菌・抗生物質は数多《あまた》あるにもかかわらず、ほとんどの薬が効かなくなる多剤耐性病原菌が頻繁に出現し、年々世界中で死亡者が増加している。二〇一三年においては年間七〇万人の人命が失われており、なにも策を講じずに放っておくと二〇五〇年には一〇〇〇万人に達し、その数はがんによる死亡者数を上回るといわれている（図1）。

そこで、先進諸国は二〇一五年のドイツ・エルマウでのG7サミットにおいて、薬剤耐性問題を主要課題の一つとして取り上げた。WHOはグローバル・アクションプランを策定し、先進諸国はこのアクションプランの基本理念「ワンヘルス・アプローチ」に沿った研究・開発・政策立案にアクセルを踏み込んだ。翌年二〇一六年のG7サミットは日本が議長国だったため、我が国でもやっと重い腰をあげて薬剤耐性に関する取組を強化し始めた。

ワンヘルスとは、ヒト・動物・環境をリンクさせて一つの対象として研究や対策を行うコンセプトである。これま

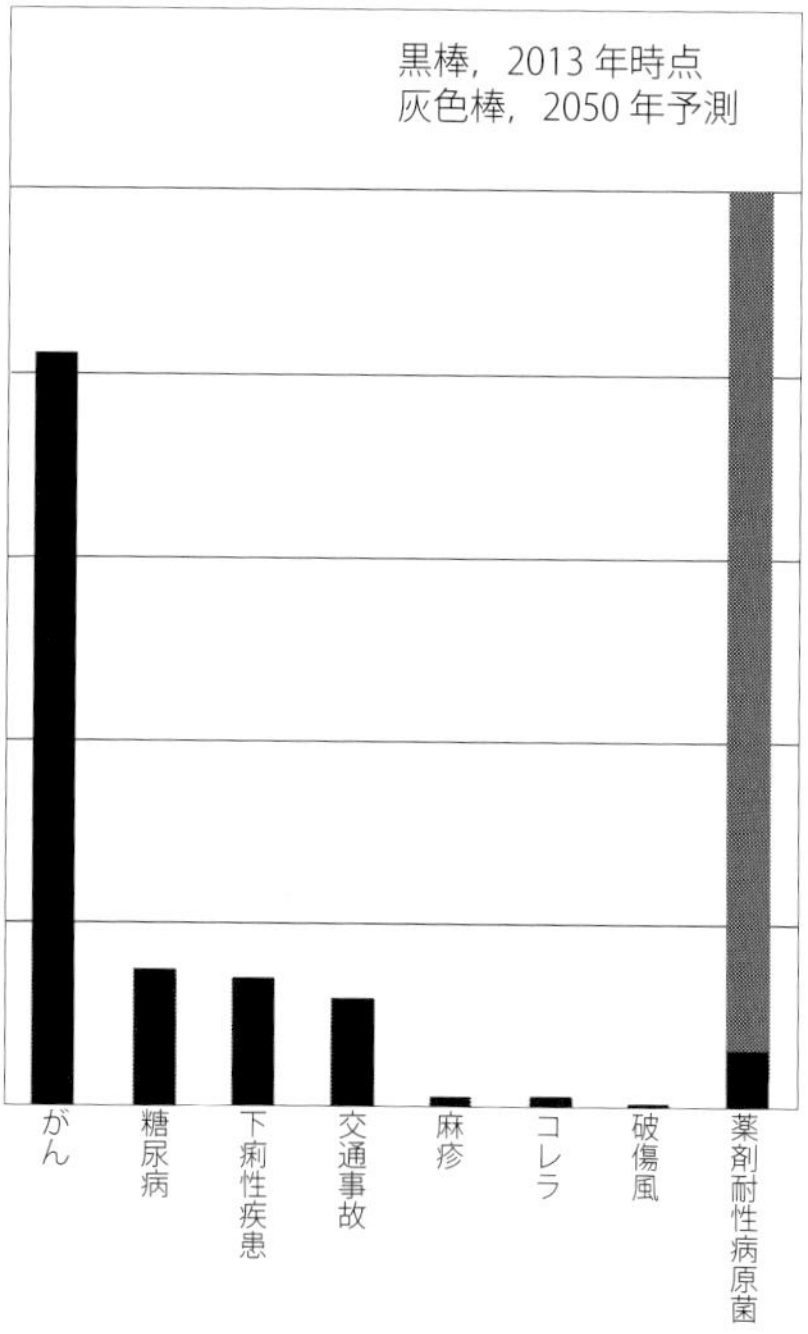

図１　世界の年間死亡者数と原因（EARL の医学ノート，drmagician.exblog.jp/i12/　2020.7.14 時点，から作成）

で、薬剤耐性問題は人・獣医臨床でのみ注視されてきたが、今後は環境までも対象にしよう、ということである。では、臨床と環境の接点は何であり、何処であるか、を考えてみよう。

病院や農場から出る排水は、下水処理場を経て、処理水は河川へ放出され、海へ流れ込む。つまり、水という溶媒で繋がり、海という場へ至るのである。薬剤耐性菌を考える際には、人・獣医の臨床現場が薬剤使用量も多く、耐性菌と耐性遺伝子の主要な発生源の一つであることは容易に理解できる。このような場所を、ホットスポットという。いっぽうで、海の環境にも耐性菌ホットスポットがあることも忘れてはならない。水産養殖場である。抗菌剤・抗生物質を使用する養殖場は、薬剤耐性菌の起源であると同時に、海と人の接点でもある。しかし、海の薬剤耐性菌と耐性遺伝子についての知識は、世界的にみてもたいへん少ないのが現状である。本稿では、食糧生産で重要であると同時に、環境リスク源にもなりうる養殖環境を中心に、環境目線で水環境の薬剤耐性菌の現状と今後を論じる。

薬剤耐性菌の発生—選択と伝達

まず、薬剤耐性菌が発生する機構を述べよう。細菌では頻繁にランダムな遺伝子変異が起こるが、抗菌剤が使用されると、薬剤耐性能に関わる遺伝子変異を起こしたものが薬剤存在下で生残できるようになり、耐性菌となる。感受性菌は抗菌剤で阻害されて駆逐されるが、耐性菌が選択的

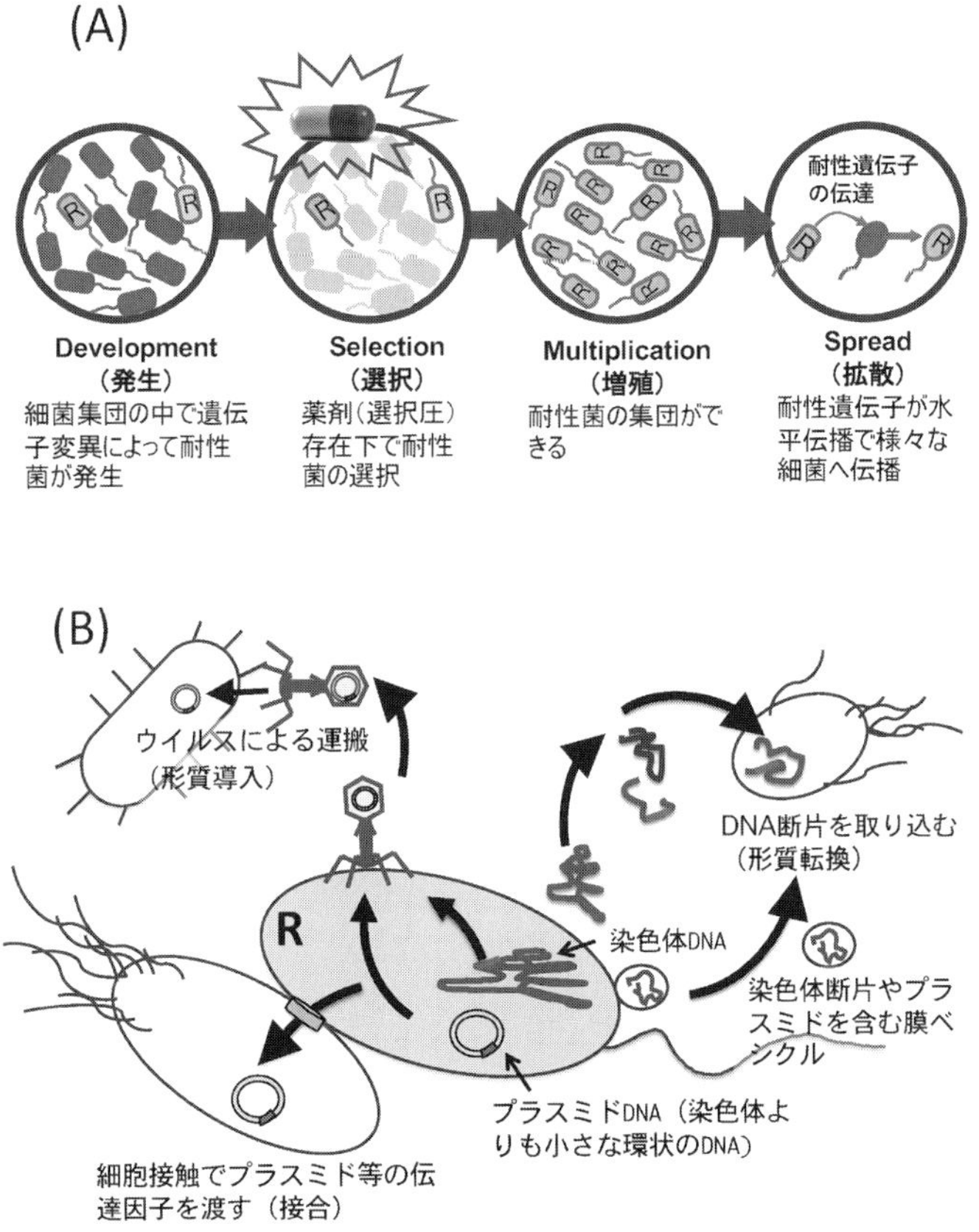

図２　(A) 薬剤耐性菌の発生と選択，(B) 耐性遺伝子の伝達機構 (図中 “R” は耐性菌を示す)

に増えることで、結果的に耐性菌の集団ができる。また、そうしてできた耐性遺伝子が他の菌へ伝達できるようになると、細胞間で遺伝子伝達が起こる。さらに細菌群集中へ広がる場合を遺伝子伝播《でんぱ》といい、環境に拡散することになる。これが耐性菌の発生機構であり、遺伝子の水平伝播である（図2）。遺伝子の伝達には、ウイルスの介在による形質導入、細胞同士の接着によってプラスミドや染色体上の伝達因子が受け渡される接合、およびDNA断片や膜ベシクルを取り込む形質転換などの機構がある（Abe *et al.* 2020）。プラスミドのなかには、いったん細胞に入ると、たとえ選択圧がなくても脱落しない機構を備えているものがある。このような場合、プラスミドは環境からはなくならないのだ。

魚病の化学療法
―薬剤耐性は歴史の上にある

我が国では一九七〇年代に細菌性魚病が猛威を振るい、抗菌剤や抗生物質が多用された。そのため、多種の抗菌剤に耐性を示す多剤耐性菌が多く出現し、薬剤の投与虚しく年間三〇〇億円以上の魚病被害が起こっていた。二〇〇〇年代になってからはワクチン開発が功を奏し、過密養殖の改善効果もあって、魚病被害は一〇〇億円程度にまで減少してきた。それにともなって、薬剤使用量も減少している。

抗菌効果のある化学物質には、大きく分けて化学合成物質と、微生物が産生し他の微生物を阻害する抗生物質がある。本稿では、これらを一括《ひとくく》りにして以下抗菌剤と称することにする。現在魚病用抗菌剤では、九系統一三種が使用されている。合成抗菌剤としてニフルスチレン酸ナトリウム（ニトロフラン系）、スルファモノメトキシン（サルファ剤系）などが使われ、抗生物質ではオキシテトラサイクリン（テトラサイクリン系）、エリスロマイシン（マクロライド系）、アンピシリン（広域型ペニシリン系）などが多く使用されている。これらのうち、テトラサイクリン系は世界中で汎用されている薬剤である。抗菌剤の多くは給餌の際に餌に添加して投与されるのだが、驚くべき使用法も一部の国には見られる。筆者が一〇年ほど前に東南アジアの国の魚市場を調査に行ったときに知ったことだが、魚を冷やす氷にテトラサイクリンがまぶされ、薬剤氷で魚の腐敗を防止するのだという。溶けた水は環境に流れ、薬剤氷に漬けられた魚は現地の消費者が食べるのである。魚市場がホットスポットになることもあるのだ。

上述のように、近年では養殖での抗菌剤使用は減ってきているものの、病原菌の抗原性の変化によってワクチンの効果が減弱する現象もみられており、その場合には、化学療法剤に頼ることになるため、使用量がふたたび増加することも懸念される。現在魚類で使われているワクチンは、細菌性疾病八種、ウイルス性疾病二種に対するものである。いっぽう、化学療法剤では抗ウイルス剤はないものの、ほとんどの細菌性疾病に対しては有効な薬剤が開発されている。感染症全般にいえることだが、化学療法剤は感染症対策の最初の武器であると同時に最後の砦でもある。化学療法の重要性と薬剤耐性がなぜ問題かが理解できるだろう。

養殖における薬剤耐性菌問題では、魚体に巣食う病原細菌だけではなく、魚が棲む水環境にも目を向けなくてはならない。哺乳類や鳥類は我々ヒトと同様に大気中で呼吸し、共生微生物もヒトと共通のものも多い。ヒトの感染症の約半数は人獣共通感染症であるともいわれている。しかし、魚類は水中に棲み、保有する微生物も陸上動物とは大きく異なっている。魚類感染症の原因微生物も通常は水中に潜んでいる。

西日本の沿岸環境を調べると、海水中から、養殖場の有無を問わずサルファ剤系耐性遺伝子（*sul*）やテトラサイクリン系耐性遺伝子（*tet*）が高頻度で検出される。通年で養殖場での耐性遺伝子の消長を調べると、投薬が行われる期間に、使用薬剤に対する耐性遺伝子が選択されて耐性菌・耐性遺伝子数が上昇する。投薬を中止すると二〜三ヶ月で耐性菌・耐性遺伝子数は下がるが、ゼロにはならず、通年で一定量存在し続ける。筆者らは、これを耐性菌や耐性遺伝子の「環境バックグラウンド量」と称している。選択圧が高く、継続する環境ほど残存するバックグラウンドは高くなる。アジア諸国の河川や沿岸でも*sul*遺伝子が多く検出され、フィンランドのバルト海養殖場では、養殖を止めて一〇年以上たっても堆積物中には*tet*遺伝子が残存していた。このように、かつて大量に抗菌剤を使用した履歴のある場所では、その後も環境の細菌群集中には耐性遺伝子が存在し続けていることがわかる。サルファ剤系やテトラサイクリン系抗菌剤は、臨床、畜産、養殖など多くの場面で歴史的に古くから使われてきており、耐性菌の存続する現状は、歴史を重ねて形成されたといえよう。では、環境に潜伏している耐性菌と耐性遺伝子の持つ意味はなんだろうか？　人への影響はあるのだろうか？

水圏環境で生まれる薬剤耐性菌と耐性遺伝子
―海の細菌は培養できない

魚病細菌における薬剤耐性については、一九七〇年代に盛んに研究された。多くの魚病細菌で容易に抗菌剤耐性が発生する実態、および伝達性プラスミドで耐性遺伝子が様々な細菌に伝播する実態が明らかになった。一九七一年に愛媛県で魚病細菌から発見された耐性プラスミドの類似体が、数年後から二〇年ほどの間にアメリカやアフリカで

　非培養または未培養の海洋細菌は耐性遺伝子を持っていないのだろうか？　フィリピンのラグナ湖からパッシグ川を経てマニラ湾までを調査した研究で、培養できない細菌群集が、独特の耐性遺伝子を保有している実態がわかった例がある（Suzuki *et al.* 2013）。それによると、湖、河川では水中の全細菌群集にはほとんど耐性遺伝子が検出されなかった。全細菌数を分母にすると淡水域では耐性遺伝子保有細菌率は低いことがわかる。しかし、海水になると、全細菌中から *sul1*, *2*, *3* という三種の *sul* 遺伝子が高い割合で検出された。いっぽう、培養法でコロニー形成細菌を調べると、湖、河川、海水までをとおして *sul1*, *2* を保有した細菌がいたが、*sul3* 保有菌はほとんど検出されなかった。つまり、海水中で *sul3* を保有するのは培養されない細菌であることがわかる。培養可能な細菌が全細菌に占める率は一％程度であり、それらが *sul1*, *2* を保有していることになる。この結論は、愛媛県宇和海の養殖場の通年調査でも支持された（Suzuki *et al.* 2019）。*sul3* 遺伝子は、これまで臨床ではあまり検出されていない遺伝子だが、培養できない海洋細菌には比較的多く保有されている実態がわかった。

　近年、インドの河川水から新規の *sul* 遺伝子として *sul4* が見つかる事例も報告された。各地で見つかったプラスミドには、種々の新しい耐性遺伝子が追加されていた。このように、点と点を結んでいくと、耐性遺伝子が変化しながら世界的に拡散していることが推察できる。伝達性耐性遺伝子のグローバルな拡散は、三〇年以上前にすでに示唆されていたのである。

　これまで、ほとんどの耐性菌研究は細菌を培養して得るところから始まっていた。「増殖する細菌に薬が効くと生えなくなる。しかし、耐性を獲得すると薬の共存下でも生えるようになる」というのが耐性菌の認識である。ヒトや動物の病原細菌の多くは培養できるので、まず培養してみるのは当然であろう。いっぽうで、海洋細菌の多くは寒天培地に細菌集落（コロニー）を形成しない、つまり培養できないのである。海洋では、どんな清浄な海水中にも一〇万個／mL 程度の細菌細胞があるが、そのうち、培地上で培養できるのは、一〇～一〇〇個／mL 程度、多くても一〇〇〇個レベルである。つまり、培養法では全細菌のうち、多く見積もっても一％くらいしか捕まえることができない。培養法での研究では、一％以下の細菌だけを相手にしていることになる。

が発見され、これは伝達する能力を持っていた。保有していたのは、ヒトや動物には関係しない、太古にルーツを持つ環境細菌群であった。ごく最近、筆者らは *sul4* が海洋にしか棲息しない細菌にも保有されていることを見出した。サルファ剤が発見される以前、さらに生物が多様に進化する以前の時代から海洋細菌は *sul4* 遺伝子を持っていたことが示唆される。

ある種の *tet* 遺伝子群についても、生物が原核・真核に分岐する以前から、つまり生命誕生の時代から存在していたことがわかっている（Kobayashi *et al.* 2007）。また、カナダの永久凍土の深部から臨床で問題になっている耐性遺伝子が見つかった例もある。このように、薬剤耐性遺伝子は生命誕生の時代から存在し、環境からの種々の化学ストレスに対抗するための機能遺伝子として使われていたと考えてよさそうである。

以上のように、近年の研究で、海洋には未知の耐性遺伝子が我々の目につかない細菌たちによって保有されている実態があることがわかってきた。エボラ出血熱ウイルスや新型コロナウイルスが、ヒトとは関わりのなかった動物からヒトの世界に侵入してきた事例と同様に、環境中に潜む耐性遺伝子が何らかのルートを通って我々の生活圏へ侵入し、それが病原細菌に伝播してヒトや動物のリスクとなる可能性を考えておく必要があろう。

陸から流入する薬剤耐性菌―下水処理場から海まで

海の細菌群集が、魚病の化学療法で選択された耐性遺伝子や、元々環境で生まれた耐性遺伝子を保有することを述べてきたが、臨床医や一般の人々が着目するのは、むしろ臨床環境から外部へ流れ出た耐性病原菌だろう。最近のメタゲノム研究では、外洋海水からも臨床で見つかる耐性遺伝子が検出されている。では、臨床由来の耐性菌が海にいるのだろうか？

まず、臨床で発生した耐性菌は下水処理場へ流入する。処理場は様々な起源からの細菌が出会う場所であり、さらに、浄化処理に使う活性汚泥は微生物の塊である。活性汚泥中では様々な微生物が汚水中の有機物を分解して利用し、増殖する。この微生物作用によって汚濁有機物は浄化（無機化）される。この過程で細菌間での耐性遺伝子のやりとりが起こることがわかっている。活性汚泥処理のあと、塩素処理で多くの細菌類は死滅するが、全てが滅菌されるわけではない。残存した耐性菌は河川へ放出され、海へ運ばれる。近年の下水処理技術はすばらしいものであるが、古くから下水道が設置されている大都市などは、雨水と生活排水が同じ下水管で集められており、そのような場合は、大雨が降ると、処理場に大量の水が流入するため、処理能力を超えてしまい、垂れ流し状態が起こる。CSOs（Combined Sewer Overflows：雨天時越流）といわれる現象である。このような場合には、大量の糞便由来細菌が殺菌されずに放出され、海洋に達することになる。

河川と海洋では、棲息する細菌の種類が大きく異なることは古くから知られている。河川は都市や農地を流れ、下水処理水を受け取り、海へ流入する。河川水（淡水）には河川水特有の細菌がいるが、くわえて、上述のように糞便由来の腸内細菌や、土壌細菌なども含まれ、それらの多くは河川水で生残可能である。しかし、海水は高塩濃度、低温、低有機物の環境であり、淡水とは性質が大きく異なる。腸内細菌はごく短期間であれば残存可能だが、増殖はできない。さらに、淡水中の細菌が海水環境へ入った場合には、原生生物という捕食者が待ち受けている。河川から流入し

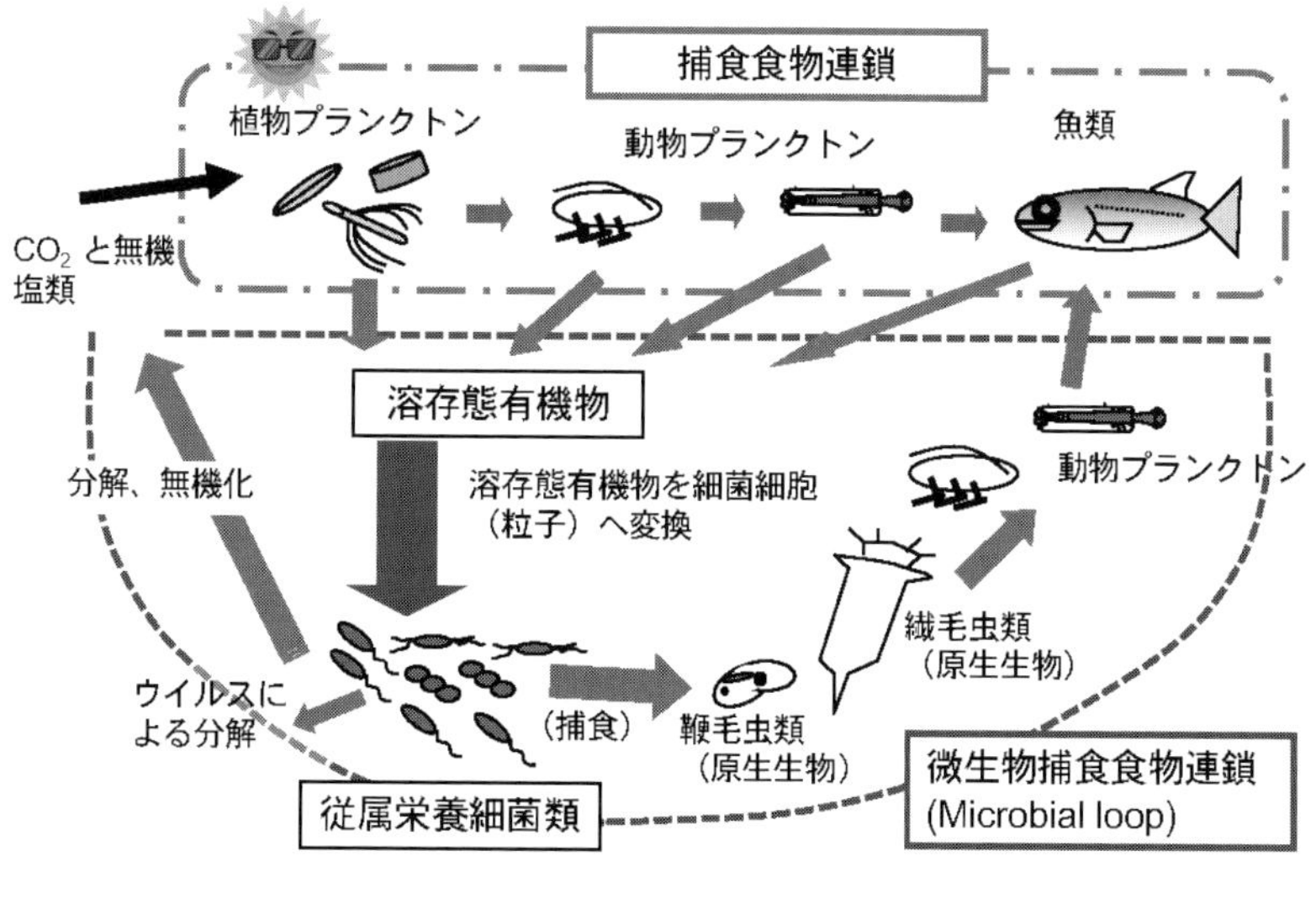

図3　海洋生態系での食物連鎖と微生物捕食食物連鎖（マイクロビアルループ）

た細菌は捕食者によって摂食され、海水中から除去される。臨床由来の耐性菌も捕食され、消化される。

図3に示すように、海洋生態系には、よく知られた捕食食物連鎖とともに、肉眼では見えない食物連鎖系がある。微生物捕食食物連鎖（Microbial loop）である。生物の死骸、排出物などは、溶存態有機物となり従属栄養細菌類が利用する。細菌は原生生物に捕食され、原生生物はさらに大きな動物プランクトンに捕食される。そして、食う食われるの連鎖（捕食食物連鎖系）へ繋がっていく。

遺伝子の受け渡し―ミクロの場から人へ？

微生物捕食食物連鎖の過程で細菌が捕食されると、完全に消化されると考えられがちだが、消化を逃れて残存する有機物もあることがわかっている。細菌の外膜成分の一部がそうなのだが、それにくわえて、細菌細胞から漏れ出るプラスミドDNAも環境中では一定時間残存することがわかってきた。筆者らの実験では残存期間は一週間程度だが、DNAが他の物質に付着・凝集した場合は、さらに長期間残存してもおかしくないだろう。

このような過程を経て、陸環境から海へ運ばれる耐性菌は海では消え去るのだが、あたかも、虎は死して皮を残す、の故事のように、臨床由来耐性菌は死しても耐性遺伝子を残すのである。先に図2（B）に示したように、細菌は条件さえ揃えば、外部からDNAを取り込むことができる。最近の研究で、ヒトの頭痛薬や塩素系消毒薬で細菌のDNA取り込み能（形質転換能）が上昇することがわかってきた。また、バナジウムやカルシウムなどの金属や、有機物の存在が接合伝達を促進する結果が報告されている。病原菌は宿主細胞を攻撃して有機物を得る細菌群である。栄養豊富な環境が好きな彼らが、河川や海洋のように有機物濃度が低く貧栄養な環境に置かれると、代謝能を下げて耐え忍ぶことになる。もしそこに有機物が添加されると、遺伝子伝達系が活性化されて他の菌へプラスミドなどの伝達因子を渡せるようになる。

海での遺伝子伝達の場としてはバイオフィルムが有力視されている。バイオフィルムとは、多糖やDNAなどの構造体と細菌細胞が凝集して作るミクロの生態系である。臨床現場では、カテーテルや医療用デバイスでバイオフィルムが発生して問題化する。身の回りでも物質表面に水分があれば、ほとんどの場合バイオフィルムが形成されている。海水中では細菌を含む様々な物質が凝集体（デトリタス）を形成している。これもバイオフィルムの一種であり、このような凝集体上では遺伝子の受け渡しが行われると考えられている（鈴木　二〇〇九）。

河川から流れ込む耐性菌は、菌自体は海で消え去っても、耐性遺伝子は海洋細菌へ伝達され、海洋細菌からさらに拡散する可能性がある。もし、養殖場で人が魚への給餌や魚の水揚げを行うと、これらの機会に海や魚から人への遺伝子の暴露（侵入）が起こっても不思議ではない。英国の論文では、サーフィンや水泳の際に海水から人が細菌を取り込むリスクが指摘されているが、養殖場でもその可能性は高い。広大な海洋のなかの微細な細菌から耐性遺伝子が人まで達するルートと機構については、今後の研究で詳細が明らかになるだろう。

感染症と薬剤耐性のリンク—水産物はリスク源か？

我が国の養殖水産物の安全性・品質は、国際的なＨＡＣＣＰ（Hazard Analysis and Critical Control Point：危害要因分析必須管理点）に沿った衛生管理が進んだことで格段に向上している。同時に抗菌剤の過剰使用や違法使用もほとんどなくなったと思われる。今後は、養殖環境管理についてもＡＳＣ（Aquaculture Stewardship Council：水産養殖管理協議会）の認証が増え、さらに良質で安全な水産物生産が進むことが期待される。

しかし、海外では、チリのようにいまだに抗菌剤使用規制に関する法律さえ整っていない国もあり、世界的にみると、まだ内水面・沿岸の養殖場での抗菌剤大量使用は続いている。いったん発生した耐性遺伝子は、上述のように細菌群集中に拡散し、環境から消え去ることはないため、今後も耐性菌発生はなくならないであろう。

輸入水産物では、残留抗菌剤濃度は検査されるが、耐性菌や耐性遺伝子の検査を行っている国はない。薬剤耐性菌自体は、病原細菌でない限りは健康人には害にならないので、リスク・コントロールとしての順位が低いのは致し方ないであろう。しかし、耐性遺伝子は水平伝播するため、もし、耐性遺伝子が流通から摂食までの間で病原菌へ受け渡しされ、多剤耐性病原菌が発生することになれば一気にハイ・リスクになる。水産物、農産物などの生産から流通の

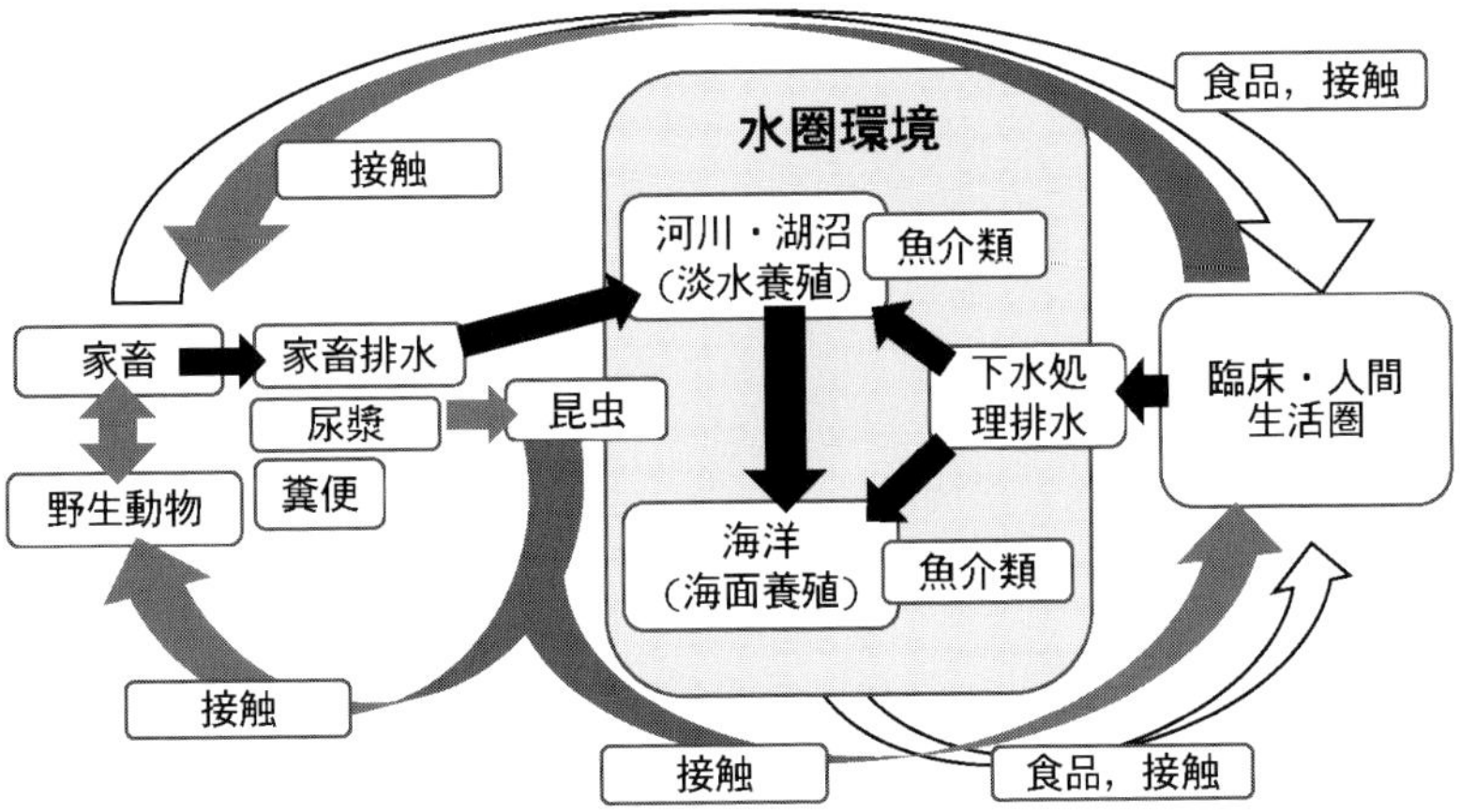

図４　水圏環境をめぐる耐性遺伝子伝播・拡散ルートのシナリオ（鈴木　2020）

過程では、耐性菌リスクや危害発生が目に見えることはない。しかし、潜伏するリスク要因（インビジブル・ポテンシャル・リスク）を孕《はら》んでいることを、我々は常に考えておく必要がある。

薬剤耐性菌の被害が目に見えてくるのは、院内感染による免疫能低下患者における日和見感染の場合が多い。我が国での環境由来細菌に起因するインシデント例を見ると、近年では多剤耐性を獲得したアシネトバクターと緑膿菌による被害が甚大である。二〇一八年の夏に鹿児島大学病院で発生した多剤耐性アシネトバクター感染症で、八人が死亡した事例は記憶に新しい。この菌種は水環境や土壌ではありふれた細菌である。本来はとくに病原性が高いわけではないが、免疫低下した基礎疾患のある患者や高齢者では重篤な感染症になることがある。水環境棲息菌の割には乾燥に強く、さらに、遺伝子水平伝達もしやすい菌である点がやっかいである。緑膿菌も水圏・土壌の常在菌である。これらを臨床現場へ持ち込まないようにし、感染を阻止するためには医療従事者や施設管理者が環境微生物の知識も持って対処する必要がある。繰り返しになるが、医療で扱う細菌の多くは培養でき、コロニーとして検出できるが、環境細菌のほとんどは培養できないのである。それらが耐性遺伝子を保有している実態を理解する必要がある。

図4には、人の生活圏と環境の間での耐性遺伝子の伝播・拡散シナリオを示す。これを見ると、リスク管理をどこで行えばよいかがわかる。薬剤耐性菌・耐性遺伝子の制御では、「入れない、出さない」が原則であると考えると、入れないようにするには、まずは手指衛生と食品衛生である。新型コロナウイルスの感染拡大阻止対策で世界中に手指衛生が指導されたことで、今後は耐性菌の病院侵入による院内感染も減少することが期待できる。くわえて、耐性菌は昆虫によって動物からヒトや食品へ運搬されることも知られている。ハエやゴキブリなどの衛生昆虫にも気をつける必要がある。つぎに、出さないようにするには、臨床・生活圏からの下水処理の効率化が望まれる。とくに、上述の雨天時越流が問題になるので、インフラの改善が課題となる。また、近年インドや中国にジェネリック医薬品の製造工場が多くできているが、排水処理施設が追いついていない場合には、高濃度の医薬品類似物質が排水され、それが選択圧となって耐性菌が多く発生している場合がある。これらの対策も重要である。

おわりに

「養殖の死角」というタイトルで書いてきたが、養殖魚が怖いという単純な図式を想起して欲しくはない。よくテレビでキャスターが専門家に「リスクはあるんですか、ないんですか？」と問い詰める場面を見る。リスクはあるなしでいうものではない。どの程度か、を定量的に評価するものである。養殖や畜産環境の薬剤耐性菌のリスクは、条件次第で大きく評価が変わる。地球上のほとんどの環境に耐性遺伝子が存在することが明らかになった以上、そして、それらをなくしたり発生を阻止したりできない以上、ヒトへのリスクはゼロではないことは自明である。

環境薬剤耐性菌対策の目指すところは、耐性遺伝子がヒトや動物の共生細菌に至る確率や、耐性遺伝子を保有した病原菌への暴露確率をできるだけ低くすることであろう。これは感染症、食中毒などでも同様であり、微生物とヒトが共存していくためには、害になる微生物や遺伝子に出会う確率を低下させ、取り込む量を減らすのが目指す方向である。そのためには、筆者らが提唱した、環境への抗菌剤や耐性遺伝子放出の削減戦略も有効である（Pruden *et al.* 2013）。

水圏環境の耐性菌研究においては、養殖魚の薬剤耐性魚病細菌が問題になった一九七〇年代では、魚病対策、養殖生産性アップを目的とした研究が主であった。しかし、現在はヒトや家畜の健康への影響を知り、被害を減ずることが主要な目的になっている。つまり、水産学視点から保健科学視点へ移行しているといえる。そして、行動科学、社会学、経済学なども含めて、海とヒトを結びつける学際科学としての、環境学が活躍する場でもある。ワンヘルスのコンセプトを絵に描いた餅にしないためには、これまでのように、耐性菌問題の解決を、医師や獣医師だけに頼るのは得策ではないことは明らかであろう。

最後に、対策項目と実施の難しさを述べよう。薬剤耐性菌・耐性遺伝子の対策では、できるだけ発生を抑制するための適切な薬剤使用法の徹底、できるだけ暴露を減らすための衛生管理と教育、できるだけ環境流出を減らすための処理技術開発などが考えられる。これらを同時に行うことで効果が相乗的に発揮される。そのためには、様々な分野（角度）からの立体的思考と総合的判断に基づいた一貫性のある行動が必要である。しかし、実際には、残念ながらこれらの対策が加速的に進んでいるとは思えない。現実的には、システムやハード以外の点で様々な困難要因があるからだろう。薬剤耐性菌問題をはじめ、微生物リスクに本気で対処するのであれば、行政機構が合理的に動き、為政者は正確な知識を持って決断を下す必要がある。国際的には経済と人命どちらを優先するかの価値観の壁を乗り越える必要がある。さて、読者諸氏は昨今の現状を見てどのように考えるだろうか。

参考文献

鈴木聡　二〇〇九「海洋における遺伝子伝播」（塚本勝巳編）『海と生命―「海の生命観」を求めて』東海大学出版会：三六四―三八五

鈴木聡　二〇一〇「沿岸海域における薬剤耐性菌・耐性遺伝子の潜伏」『水環境学会誌』四三（A）（3）：九五―九八

Abe, K. *et al.* 2020. Biofilms: hot spots of horizontal gene transfer (HGT) in aquatic environments, with a focus on a new HGT mechanism. *FEMS Microbiology Ecology*, 96, fiaa031.

EARL の医学ノート，drmagician.exblog.jp/i12/（2020.7.14 時点）

Kobayashi, T. *et al.* 2007. Molecular evidence for the ancient origin of the ribosomal protection protein that mediates tetracycline resistance in bacteria. *Journal of Molecular Evolution*, 65, 228-235.

Pruden, A. *et al.* 2013. Management options for reducing the release of antibiotics and antibiotic resistance genes to the environment. *Environmental Health Perspectives*, 121, 878-885.

Suzuki, S. *et al.* 2013. Who possesses drug resistance genes in the aquatic environment?: sulfamethoxazole (SMX) resistance genes among the bacterial community in water environment of Metro-Manila, Philippines. *Frontiers in Microbiology*, 4, 102, doi: 10.3389/fmicb.2013.00102

Suzuki, S. *et al.* 2019. Occurrence of *sul* and *tet*(M) genes in bacterial community in Japanese marine aquaculture environment throughout the year: Profile comparison with Taiwanese and Finnish aquaculture waters. *Science of the Total Environment*, 669, 649-656.

コラム◉環境ホルモンによる海洋汚染とクジラ・アザラシ・ホッキョクグマへの影響

岩田久人

はじめに

海洋生態系は二〇世紀以降、人間活動による地球規模の変化の影響を受けており、今世紀に入ってその影響はさらに深刻化しつつある。なかでも化学物質による海洋汚染は依然として人類にとって脅威の一つである。

ヒトを含む生物の健康と海洋環境との相互作用は複雑であり、科学者を含め人類の大部分には未知の部分が多い。しかしながら、海洋の将来の状態はすべての生物の将来の健康を大きく左右することは現在でも予想できる。将来の状態を予測するためには、過去および現在の状態を正しく把握することが重要である。

過去数十年間の化学物質の分析技術の進歩により、ヒトや多くの生物の体内には数百もの人工化学物質が残留していることが明らかになってきた。このなかにはホルモン様の作用を示す化学物質、すなわち環境ホルモン（内分泌かく乱化学物質）も多数含まれる。加えて、近年の生命科学の技術的発展によって、化学物質の暴露による野生生物への影響も分子や細胞のレベルで解析できるようになりつつある。

本稿では、環境ホルモンによる海洋汚染が生態系食物網の高次に位置する野生生物の健康にもたらす脅威について情報を提供する。環境ホルモンのなかでも比較的研究が進んでいるPCB（ポリ塩化ビフェニル）とダイオキシン類に焦点をあてる。これらの汚染実態と、クジラ・アザラシ・ホッキョクグマを対象に汚染と関連づけられている健康被害について、われわれの研究成果とともに紹介する。

環境ホルモンを蓄積するクジラ・アザラシ・ホッキョクグマ

PCB・ダイオキシン類は油に溶けやすいので、生物の脂肪組織に蓄積される。さらに食物網を介して効率的に餌生物から捕食者へ移動する。PCBの場合、クジラ・アザラシの脂肪組織中の濃度は生息域周辺の水中濃度の一〇億倍にも達することがある。脂肪組織中のPCBの濃度は、多くの種で数ppmから数十ppm（μg／g脂肪重当たり）の範囲である。水棲哺乳類を餌とするシャチやホッキョクグマは、これら餌生物よりさらに高濃度のPCBを蓄積する。クジラやアザラシには、皮膚の下に厚さ数センチの脂皮と呼ばれる脂肪層がある。ここはPCB・ダイオキシン類の備蓄場となっている。

PCB・ダイオキシン類は体内で代謝・排泄される量よりも餌経由で取り込まれる量のほうが多いため、一般に年齢とともに増加する。とりわけオスでこの傾向は顕著である。一方、メスでは性成熟に達するまでは増加傾向が認められるが、その後は年齢とともに減少する。

この雌雄差は、これら物質が妊娠中や授乳中に母獣から仔獣に移行することに起因する。スジイルカ・イシイルカ・ヒレナガゴンドウでは、母獣のPCB総負荷量の六〇—九〇％が授乳期に母乳を通じて、わずか数％が妊娠期に胎盤を通じて仔獣に移行すると推定されている。水圏の哺乳類は母乳中の脂肪分が三〇—五〇％と高いため、母仔間移行はとりわけ顕著である。一方、仔獣は授乳の結果、PCBを短期間で大量に受け取り、体内のPCB濃度が急激に上昇する。そのような高濃度PCBへの暴露は、発達期の胎仔や仔獣が成獣よりも汚染物質に敏感であるので、その後の健康の大きなリスクとなる。

PCB・ダイオキシン類の蓄積濃度は種によっても違いが認められる。その差の一部は食性によって説明できる。ハクジラはヒゲクジラよりも生態系の高次に位置するため、一般にこれら化学物質の蓄積濃度はヒゲクジラよりもハクジラで高い。特に水圏食物網の頂点に位置し、水棲哺乳類を餌とするシャチの脂皮からは一〇〇〇ppm（μg／g脂肪重当たり）ものPCBが検出された例もある。

蓄積濃度には地域差もある。経済活動が活発な工業国がPCBやダイオキシン類の排出の大半を占めており、そのような国に近い環境に生息する種は蓄積濃度が高い。沿岸海域に生息する鯨類（例えばスナメリ）は汚染源からより近いため、沖合の種よりも、一般にこれら汚染物質濃度が高い。ミンククジラでは、北太平洋の個体群は南極海の個体群よりもPCB濃度が高い。

これは、南半球では北半球に比べPCBの使用量が少なく汚染レベルが低いこと、南極海個体群がオキアミなどを主な餌としているのに対し、北太平洋個体群は魚類を餌とすることで食性が異なることに起因する。

また、半閉鎖海域で人間活動の影響を受けやすい地中海のヒレナガゴンドウやナガスクジラ・マッコウクジラは、北大西洋や南半球の同種よりもPCBやダイオキシン類で汚染されている。

さらにロシア極東に位置するバイカル湖に生息するバイカルアザラシやバルト海のゼニガタアザラシは、北海道沿岸やカスピ海・北極圏・南極圏のアザラシに比べ、より高濃度のPCB・ダイオキシン類で汚染されている。

クジラ・アザラシは陸棲動物に比べて残留しているPCB成分の数が多い。動物の体内では一般に、結合している塩素の数が少ないPCB成分（低塩素化PCB）ほど速やかに代謝される傾向がある。水棲哺乳類では、この低塩素化PCBの残留割合が多い。これは、体外から侵入する異物を代謝する酵素の能力の種差によると予想されてきた。実際に水棲哺乳類の体内の酵素の働きを調べた研究によると、水棲哺乳類の酵素は大半のPCB成分をほとんど代謝できない。

われわれは、陸上で進化した哺乳類のなかで、クジラ・アザラシの祖先種が進化の過程で水圏環境に戻る際にこの酵素の遺伝情報の一部が変異したことを明らかにした。クジラ・アザラシでPCB・ダイオキシン類の蓄積濃度が高いのは、化学物質の代謝能が弱いことも原因の一つであるといえる。一方、ホッキョクグマはPCBの代謝能が強い。

蓄積濃度の経時変化

化学物質による環境汚染の経時的変化を推定するための有効な手段の一つに湖や海の堆積物を利用する方法がある。堆積物の分析データによると、PCB汚染は一九七〇年代から八〇年代にピークレベルに達していたが、そののち減少傾向を示し始める。

同様の傾向は野生生物においても観察されており、一九七〇年代から八〇年代に多くの先進国でPCBの製造禁止と使用制限が実施されて以来、多くの種で濃度は低減した。概して、生産・使用規制と発生源の管理により、水圏環境への流入が顕著に減少し、結果的に野生生物への曝露が減少したことを示唆している。

一方で一九九〇年代後半以降、食物網高次の生物では低減傾向は消え、一定の濃度で維持されている。一九九〇年～二〇一二年に英国沿岸で座礁したネズミイルカでは、PCB濃度は一九九〇年から一九九八年まで穏やかに低減する傾向を示したが、その後は変化していない。一九九〇年～二〇〇九年に採取された地中海のスジイルカの試料からも一九九〇年から二〇〇〇年ごろまで顕著な減少を示したが、それから二〇〇九年まで減少はみられなかった。

PCBは生産や新たな使用が禁止された後も大量のPCB汚染機器が処分されないまま残っている。また国内および国際的な規制措置によって汚染地域で最初の数十年間は環境中の濃度が減少しても、それが海洋生物の汚染に反映されるまでには数年から十年程度の時差が生じることになる。この時差を考えれば、二〇三〇—四〇年までPCBレベルが大幅に減少する可能性は低い。PCB濃度の現在の推移を考慮すると、PCBの体内半減期は数十年単位になると推定される。

ダイオキシン類汚染の経年変動については、欧米の堆積物コアデータによると、一九〇〇年代初頭に濃度は低かったが、一九三〇—四〇年代以降に増加し始め、一九六〇—七〇年の間にピークに達する。その後、一九八〇年代から九〇年代にかけて濃度減少が観察される。この濃度減少は、焼却施設の整備、家庭での石炭消費量の低下、有鉛ガソリンの使用量の減少、ダイオキシン類を含む農薬の使用禁止などの要因によると考えられる。

水棲哺乳類を対象にダイオキシン類の経時的変化を調査した研究は少ない。一九九二年と二〇〇五年のバイカルアザラシの脂皮中ダイオキシン類濃度を比較した研究では、ダイオキシン類の一部の成分の濃度には有意な減少は見られず、これらの化学物質がまだ環境に放出されている可能性がある。

日本の環境省が実施した野生生物のダイオキシン類蓄積状況調査によれば、日本沿岸のスナメリ脂皮中のダイオキシン類濃度は一九九八年から二〇〇七年の間に濃度減少は認められていない。

先進国ではダイオキシン類の排出を抑える対策が進んでいるものの、途上国では十分な施設がないまま廃棄物が焼却されるなど、汚染源対策は遅れている。これら食物網高次の生物を対象にした長期のモニタリング調査が望まれる。

高い感受性

ダイオキシン類の毒性影響のほとん

どは、芳香族炭化水素受容体（AHR）と呼ばれるタンパク質と反応することで引き起こされる。

AHRは通常、天然由来または内因性の化学物質と結合して、免疫を担う細胞の分化や免疫系を維持するために必要な遺伝子のはたらきを制御している。そこにダイオキシン類が侵入すると、AHRと反応して、異物代謝や内分泌系に関与する遺伝子の転写を促進する。したがって、AHRは動物体内の免疫系や異物代謝系・内分泌系など生体防御機構の維持に重要な役割を果たすが、AHRを慢性的に強く活性化するダイオキシン類のような外来物質の侵入によってこれらの系がかく乱されると考えられる。

われわれはバイカルアザラシやホッキョクグマのAHRタンパク質を試験管内で合成し、ダイオキシン類との反応を調べた。実験の結果、両種ともAHRはダイオキシン類に対して敏感に反応することがわかった。つまり、これら動物のダイオキシン類に対する感受性は高いと推定された。

免疫系への影響

一九八〇年代後半から一九九〇年代前半にかけて世界各地でクジラやアザラシが一度に大量死する事件が発生した。こうした事件のいくつかは、直接の原因がウイルス感染によるものであると報告されてきた。他方で、間接的な原因としては、人工化学物質による海洋汚染とその生体への慢性曝露と蓄積が動物の免疫力を低下させ、ウイルス感染によって引き起こされる疾患への感受性を高めた（あるいは抵抗性を低下させた）結果、大量死につながったと推測されている。

PCB・ダイオキシン類がクジラ・アザラシ・ホッキョクグマの免疫機能を抑制することを示唆する科学的データがある。ハンドウイルカやゼニガタアザラシ・ハイイロアザラシ・ホッキョクグマの血液を調べた研究では、PCB・ダイオキシン類の蓄積濃度の増加に伴って、白血球の食作用、ナチュラルキラー細胞の働き、T細胞・B細胞の増殖能、B細胞による抗体産生能力など、免疫システムを担う細胞の働きが低下していた。

またPCBを高濃度に蓄積する個体で血中のビタミンAレベルが低下しているとの報告もある。ビタミンAは免疫システムの維持に重要な役割を果たすので、ビタミンAレベルの低下が免疫機能を低下させることに寄与している可能性もある。

甲状腺ホルモン作用への影響

甲状腺ホルモン（ＴＨ）は動物の熱産生や成長・成熟、自律神経などに対して作用するため、胎児の発育期から生涯を通じて様々な生理過程に影響する。正常な甲状腺機能の維持は、動物の発育と健康維持に重要である。ＴＨ濃度は合成・輸送・代謝など複数の過程によって調節されており、どの過程への影響によってもＴＨ濃度は変動する。

クジラ・アザラシ・ホッキョクグマを対象に、ＰＣＢやダイオキシン類の蓄積と血中ＴＨ濃度の関係を解析した研究は複数ある。血中ＴＨ濃度は、年齢・性・季節・絶食・生殖・換毛などいくつもの生物学的要因によって変動するため、一貫した結果は得られていない。しかしながら多くの研究は、血中のＴＨ濃度と体内のＰＣＢ・ダイオキシン類濃度との間に統計的に有意な関係があることを示している。

例えば、バイカルアザラシ野生個体群を対象にした調査では、脂皮中ダイオキシン類濃度と血清中ＴＨ濃度には有意な負の相関関係が認められている。また米国ジョージア州沿岸のハンドウイルカの研究では、血中ＴＨ濃度は、脂皮中ＰＣＢ濃度と負の相関を示した。

ホッキョクグマでは、血漿中のＴＨ濃度とＰＣＢ濃度との間に統計的に有意な関係があることが複数の研究で示されてきた。全体的な傾向としては、雄よりも雌で影響は現れやすく、血中ＰＣＢ濃度とＴＨ濃度との間に負の関係がある場合が多い。

これらの結果は、いずれもＰＣＢやダイオキシン類の汚染がこれら動物のＴＨの恒常性をかく乱していることを意味する。

個体数への影響

ＰＣＢやダイオキシン類の免疫抑制作用やホルモンかく乱作用によって生殖不全が生じる可能性がある。動物が感染症にかかりやすくなると、成獣の生存率だけでなく、子宮や胎盤にも影響し、結果的に胎仔の生存率や健康にも影響が及ぶからだ。

バルト海のアザラシは、生殖障害について最も多く報告されている水棲哺乳類である。ハイイロアザラシやワモンアザラシでは、一九七〇年代ごろから子宮閉塞などの症状を示す個体が高率で見つかっていた。オランダのワッデン海西部に生息するゼニガタアザラシは一九五〇年から一九七五年の間に繁殖率が低下し、個体数が三〇〇〇頭から五〇〇頭に激減した。

オランダの研究者は、こうした事態を引き起こした原因として化学物質、なかでもPCBの影響を疑い、ゼニガタアザラシの飼育実験をおこなった。飼育期間中は、雌を二つのグループに分け、一方のグループには比較的汚染の影響を受けていない北大西洋でとれた魚を、もう一方のグループにはワッデン海の汚染魚を二年間与え続けた。そして、交尾期には大西洋の魚で飼育した雌を同居させ、その後二つのグループの妊娠率を比較した。その結果、汚染の少ない北大西洋の魚を与えて飼育した雌に対し、ワッデン海の汚染魚を食べ続けた雌の妊娠個体は半減した。

シャチは世界で最もPCBに汚染され、PCB暴露による健康影響について懸念されている哺乳類の一種である。欧米の国際共同研究チームの予測モデルでは、PCB汚染の少ない北極圏と南極海でのみ個体群は維持できるが、それ以外の海域では今後一〇〇年間で個体群が崩壊するリスクが高いことを指摘している。

今後の課題と展望

これまで述べてきた数々の科学的データによって、世界中のクジラ・アザラシ・ホッキョクグマのような食物網の高次に位置する動物に対して、PCBやダイオキシン類による汚染が保全上の脅威となっていることは明らかである。このことは、難分解性で生物蓄積性の高い他の化学物質の毒性影響についても無視できないことを暗示している。こうした化学物質の複合曝露が免疫系や内分泌系・生殖系への毒性、さらにはその他の毒性に寄与している可能性がある。

毒性の評価手法については今後克服すべき課題がある。調査の多くは、座礁したもしくは生存している各個体から血液や皮膚片を採集して、化学物質濃度と毒性の指標（TH濃度など）を同時に測定し、両測定値の相関関係を解析している。こうした解析では、関係の有無は判定できるが、因果関係はわからない。一方、飼育実験については、特にここで対象としたような大型動物の場合、倫理的問題や施設・費用の観点から実現できる場所は限られてくる。

われわれはこのような課題を克服するために、試験管内でできる試験法の開発に長年取り組んできた。さらに最近では、死亡したイルカの皮膚片から繊維芽細胞を取り出して試験管内で培養し、ＰＣＢやダイオキシン類などの化学物質の細胞毒性を調べることに成功した。これらの試験法を適用すれば、簡便・迅速に化学物質間で毒性の強さを比較することも、動物種間で感受性を比較することも可能になる。ＰＣＢやダイオキシン類の研究で試みられた研究手法は新たな化学物質の毒性研究にも適用できるだろう。

薬を開発する分野では、候補となる化学物質の安全性を評価するために、実験動物を使用しない試験法（代替法）の開発が近年注目を集めている。動物実験禁止と代替法開発の社会的要求は、医薬品や農薬・一般化学物質の開発に対しても強まっている。このような制約のなかから、化学物質汚染による野生動物の影響やリスクを評価できるよう、われわれを含む世界中の環境毒性学研究者が日々奮闘している。

参考文献

岩田久人・金　恩英　二〇〇八「ダイオキシン類の環境汚染に伴う野生生物への影響―野生生物におけるAHR-CYP1Aシグナル伝達系の種多様性」『Biophilia』一三、四(一)：一八―二二
落合真理・岩田久人　二〇一九「人工化学物質による鯨類の汚染と影響」『生物の科学　遺伝』七三(五)：四六三―四七〇

第4章

疫病を封じ込める

7 一九世紀前期の日本北方における感染症対策 ―天然痘とアイヌの関わりから

永野正宏

はじめに

本稿の目的は、一九世紀前半頃に江戸幕府や松前藩が、日本北方において、どのような感染症対策をアイヌ等に講じたのか、天然痘を事例に詳述するとともに、海との連関についても取り上げる。

北海道史の分野では、一九世紀前半はアイヌ人口が減少した時期といわれている。たとえば、和人《わじん》（日本語本土方言を母語とした集団をいう：谷本　二〇二〇：一四二）の居住地域に近かったヤムクシナイ（現在の八雲町ほか）では、一八二二（文政五）年のアイヌ人口が五〇四人に対して、一八五四（安政元）年は三七四人と七四・二％に減少している（「安政元年野作戸口表」）（図1）。無論、「場所」（近世蝦夷地を沙汰《さた》した大名松前氏の再生産構造と密接に連関した地域単位を指す史料用語：谷本　二〇二〇：一四二）ごとに増減など差はあるのだが、その要因の一つに和人との接触による天然痘の流行が指摘されている（榎森　二〇〇七：三六七）。

「蝦夷地《えぞち》」（和人地以北の地域。北海道の日本海＋オホーツク海側が「西蝦夷地」、太平洋側が「東蝦夷地」。サハリン島南部が「北蝦夷地」と称される：谷本　二〇二〇：一四二）など日本北方に影響を与えた天然痘などの感染症に、当事者であるアイヌや「蝦夷地」に勢力を広げていた松前藩や江戸幕府がどう対峙していたのか明らかにしていきたい。また、「蝦夷地」へは漁民や物資が船で運ばれたことはいうまでもなく、その中には疫病も含まれていたことは想像に難くない。この点についても触れていきたいと考えている。

「蝦夷地」における天然痘流行のはじまり

「蝦夷地」での天然痘流行の古い記録は、一六六九（寛文《かんぶん》九）

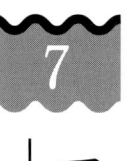

表1　近世期（種痘実施以前）の和人地「蝦夷地」以北における天然痘流行

区分	発生年月 西暦	和暦	月（頃）	天然痘流行場所	特記事項	出典
松前藩領期	1624	寛永元	初夏	松前		①
	1658	万治元	春夏	—		②⑧
	1669	寛文9	8	おしやまへ		③
	1698	元禄11	5	西蝦夷地	麻疹、はしかも流行	②⑦⑧
	1710	宝永7	—	乙部	発生は少し前か	④
	1779	安永8	夏	マシケ		②⑥
	1780	安永9	夏	—	647人死亡	②⑧
	1798	寛政10	11	—	寛政11(1799)年まで	⑧
第一次幕領期	1800	寛政12	2	ウス、アブタ、ホロベツ、西蝦夷地	ウス40人余・アブタ6人死亡	⑤
	〃	〃	閏4	江差村辺り		⑨
	1807	文化4	12	松前	文化5(1808)年まで	⑩
	1809	文化6	—	尾札部村	アイヌの7，8割死亡	⑫
	1817	文化14	8	イシカリ	833人死亡。文政2(1819)年まで	⑬
松前藩復領期	1825	文政8	3、4	蝦夷地		⑯
	1828	文政11	秋	東蝦夷地	文政12(1829)年頃もアブタ、ウスで流行中	⑮
	1844	弘化元	—	松前、松前在	これにより安政6(1859)年か万延元(1860)年頃迄ウイマムが中止。	⑰
	1845	弘化2	1	松前東在（箱館在）		⑪
	〃	〃	2	鷲木・落部場所の近村		⑱
	〃	〃	5	シズナイ、ミツイシ	18人死亡	⑭⑱
第二次幕領期	1855	安政2	冬	岩内		⑳
	1856	安政3	10	砂原・箱館		㉒
	1857	安政4	1	スッツ		⑲
	〃	〃	3	ヲシヤマンへ		⑲
	1858	安政5	春	北蝦夷地		㉑

出典
①新羅之記録：北海道編『新北海道史』第7巻史料1（北海道、1970年）所収／②福山秘府：北海道庁編『新撰北海道史』第5巻史料1（北海道庁、1936年）所収／③寛文拾年狄蜂起集書・④蝦夷談筆記・⑤北夷談・⑥夷諺俗話：高倉新一郎編『日本庶民生活史料集成』第4巻、探検・紀行・地誌・北辺編（三一書房、1969年）所収／⑦松前旧記：小林義郎編『松前舊記』（小林義郎、1965年）所収／⑧松前年歴捷径：北海道立文書館所蔵、旧記1228／⑨松前福山諸掟：松前町史編集室編『松前町史』史料編第1巻（松前町、1974年）所収／⑩和田家諸用記録／⑪湯浅此治日記：松前町史編集室編『松前町史』史料編第2巻（松前町、1974年）所収／⑫箱館御収納廉分帳：函館市編『函館市史』史料編第1巻（函館市、1974年）所収／⑬阿部家文書「蝦夷地御用見合書面類」：北海道立文書館所蔵、請求記号B20-14／⑭疱瘡一件：北海道大学図書館所蔵、旧記559／⑮林家文書「文政十三年（天保元年）寅年書類」：余市町総務課・余市町史編集室編『余市町史』第1巻資料編1（余市町、1985年）所収／⑯白鳥氏日記：白鳥信武「白鳥氏日記」第7巻　自文政四年至同八年、北海道立文書館所蔵、北海道史編集資料、函館市中央図書館所蔵資料　白鳥家文書②、F2-3331／⑰東地エトモ、ホロヘツ、ヲシヤマンヘ引渡諸書付：「旧南部藩文書」北海道立図書館所蔵マイクロフィルム、盛岡市公民館（現　もりおか歴史文化館）所蔵資料、HM28/25／⑱東蝦夷地シツナイミツイシ蝦夷人之内疱瘡煩候者有之候ニ付見廻出役被仰付罷越鷲木よりシヤマニ迄場所々取調候日記：函館市中央図書館所蔵「木村源吾文書」、請求記号0008-16819-5058／⑲村垣淡路守公務日記之九：東京大学史料編纂所編『大日本古文書』幕末外国関係文書附録之四（東京大学出版会、1986年）所収／⑳佐藤仁左衛門記録：北海道立図書館所蔵「河野常吉文書」、094/Ｋｏ/240／㉑北蝦夷地仕出之部御用留：「北蝦夷地詰足軽石嶋清助ほか一名ロシア人見張並に土人教導のためウシヨロ・タライカ在勤越年の件」（「北蝦夷地仕出之部御用留　安政五午年 箱館奉行所 白主御用所」北海道立文書館所蔵公文書、箱館奉行所文書、簿書42/24）／㉒蝦夷紀行　上・中・下：北海道大学附属図書館所蔵、旧記1549

年オシャマンベ（おしゃまへ・現在の長万部町）におけるものである（前頁表1）。この事例は、シャクシャインの戦いの契機となった出来事だが、シャクシャインと対峙したオニビシの姉婿のウタフが松前城下へ武器援助の要請に赴いた帰途に、天然痘を発症し死亡したというものである。

この事例でも窺《うかが》えるように、和人地（「松前地」とも呼ばれた。「陸奥国《むつのくに》松前」などとも記される。国郡制の内にあって、近世村落が展開した地域：谷本 二〇二〇：一四二）に赴いたアイヌが天然痘に感染して「蝦夷地」に持ち込むことはありうることだった。アイヌと和人の交流が密接になっていくことと並行して、和人など周辺地域の人びとがもたらしたであろう天然痘が「蝦夷地」の奥へと拡がっていった可能性を示唆するものと考えられる。

流行時のアイヌの慣習

天然痘の流行に対して、アイヌは山に避難する慣習によって対処していた。このことは、少なくとも一八世紀前期には行われていたことが、一七一五（正徳《しょうとく》五）年に松前藩から幕府に出された書付（「正徳五年松前志摩守差出候書付」）から確認できる。つまり、アイヌは天然痘などの感染症流行時に病人を置いて「深山幽谷」へ避難し、感染から免れていたといえる。

では、この慣習がどのように行われていたのか事例をみてみる。幕府が「東蝦夷地」を初めて直轄支配した翌年の一八〇〇（寛政《かんせい》一二）年のアブタ（現在の洞爺湖《とうやこ》町ほか）での天然痘流行の記述（松田伝十郎「北夷談」）によれば、アブタでの天然痘流行を受けて、山へ避難するにあたり、「役土人」（アイヌのなかで役職者を指す：谷本 二〇二〇：一四九）等から幕府役人松田伝十郎への「申立」があり、松田は「役土人」等の意向に任せたとある。このことから、寛政年間の山への避難はアイヌによる主体的な行動であったといえよう。

松前藩による流行対策

一七九九（寛政一一）年一月に「東蝦夷地」は、当分の間、幕府領となったが、「西蝦夷地」は従前どおり松前藩領であった。

一八〇〇年、松前藩は天然痘流行に対する「触れ」（「松前福山諸掟」）を出した。内容は、和人地である江差（現在の江差《えさし》町）近辺での流行を受けて、天然痘未発症和人等の「蝦夷地」への差遣《さけん》禁止並びに「蝦夷地」からの強制退去と、運上屋（アイヌと場所請負商人との交易拠点）における天然痘を発症したアイヌの介抱、および流行中に人が多いところへのアイヌの移動を禁止するというものであった。

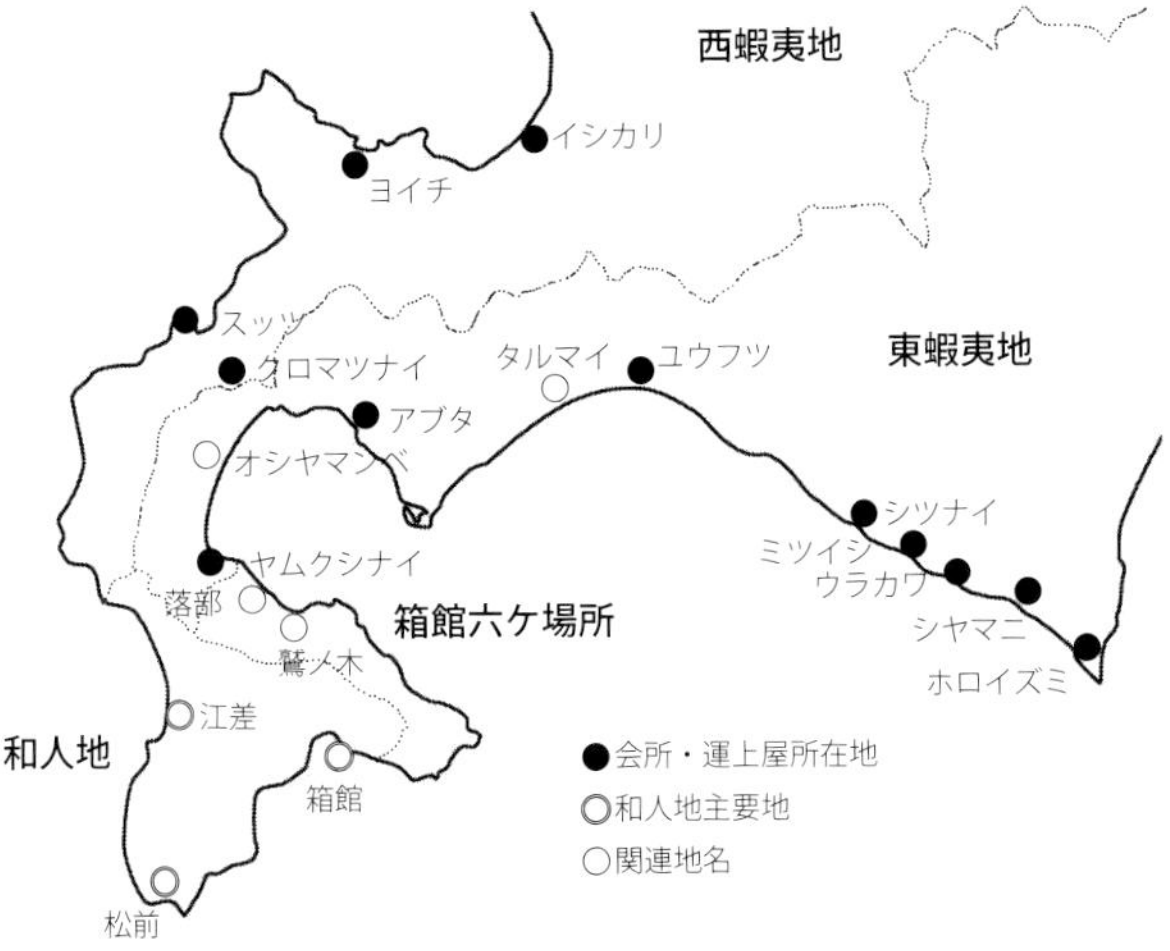

図1 和人地及び「東西蝦夷地」（南西部）地図（出典：「角川日本地名大辞典」編纂委員会編　1987『角川日本地名大辞典1　北海道　上巻』角川書店、山田秀三 2000『北海道の地名アイヌ語地名の研究別巻』草風館）

つまり、松前藩領では、藩によって天然痘を発症したアイヌへの手当と、和人地・「蝦夷地」の境を越えての天然痘感染拡大防止対策が採られていたことは明らかといえる。

イシカリでの流行

一八〇七（文化四）年に「西蝦夷地」を含む「蝦夷地」全域が幕領となり、松前藩は陸奥国伊達郡梁川村《やながわ》（福島県伊達市梁川町）ほかへ移封《いほう》となった。幕府は、松前を「蝦夷地」支配の拠点として、蝦夷地奉行から改称した箱館奉行を、松前奉行に改め、「蝦夷地」を治めた。

さて、天然痘流行に対して、アイヌには山へ避難する慣習があり、松前藩も「蝦夷地」への通行に対して対策が採られていたところだが、これを揺るがす事態が起きた。一八一七（文化一四）年に起きたイシカリ（現在の石狩市ほか）での流行である。支配人や通詞（場所請負商人の手代・雇人：谷本 二〇二〇：一四六）から聞き取った記録によると、一八一七年二月下旬から流行が始まり、八月頃から感染が拡大した。支配人等は手当を行ったが死者は増えた。残った者は山へ避難したので行方を追って食料等を施したが、これらの者も死亡し、被害は「場所」のアイヌ人口二一三七人のうち、九二六人が発症し、八三三人が死亡したという（「石狩場所疱瘡流行ニ付蝦夷人大勢死亡之始末并漁事手続等村上次郎右衛門相糺申上候書面」）。

幕府による流行対策

この余波といえるが、イシカリの労働人口が激減したため、場所請負人（松前藩などの領主権力が、「場所」における日本市場との間の出入荷に関する排他的独占を特許した日本商人：谷本二〇二〇：四）阿部屋村山伝兵衛が幕府に嘆願した結果、松前奉行から運上金の減額が認められた。

事態を重くみた松前奉行が、幕府に指示を仰いだことを受けて、幕閣から元松前奉行で勘定奉行の村垣定行《むらがきさだゆき》に下問が発せられた。それへの回答が、一八一八（文政元）年一〇月に、村垣から若年寄堀田正敦《ほったまさあつ》へ天然痘流行時の心得に関する意見として進達《しんたつ》された（「イシカリ疱瘡之儀ニ付御書付御下ケニ付夏目左近将監服部伊賀守村垣淡路守銘々存寄申上候書付類」）。その中で村垣は、それまで数百人規模の死者が出なかった理由として、アイヌの山へ避難する慣習を挙げ、感染拡大を防ぐ方法として、未発症者の山への避難を献策した。

同年一一月に、老中青山忠裕《あおやまただひろ》は、天然痘流行時におけるアイヌの取扱方について、場所請負人へ申し渡すようにと、堀田を通じて松前奉行夏目信平に指示した（「イシカリ夷人共流行病救方之儀ニ付御渡しの書面」）。その内容は、天然痘が流行し、発症者がでた際は、支配人らが、発症者は残して手当・介抱し、それ以外の未発症者は山へ避難させ、介抱するというものであった。このことは、アイヌの山へ避難する慣習を、幕府が現状での最善策として、流行対策に取り入れたものといえる。この申渡しは、翌一二月には「東西蝦夷地」のすべての場所請負人へ通達され、追って、「場所」に詰めている支配人や番人らにも周知された（余市町《よいちちょう》総務課ほか 一九八五：六九〜七〇）。

その後、この取扱方がいつまで守られたのか。ヨイチ（現在の余市町ほか）を例にみてみると、一八二二年の幕府から松前藩への引き渡し（前年一二月に松前家へ「松前蝦夷地一円」が戻された）事項に、天然痘など感染症の流行時は番人を付き添わせて山奥へ立ち退かせ、介抱手当した上で、アイヌの通行を差し止めるとある（余市町総務課ほか　一九八五：一一〇）。さらに、一八五五（安政《あんせい》二）年の第二次蝦夷地幕領化の際の「書上《かきあげ》」にも同じ記述があることから（余市町総務課ほか　一九八五：一二三〇）、少なくともヨイチでは、天然痘流行時に未発症者を山へ避難させるという取扱いが一八五五年まで続いていたことは明らかといえる。

シズナイ・ミツイシでの流行

一八四五（弘化《こうか》二）年にシズナイ・ミツイシ（現在の新ひだか町）で天然痘が流行した。まず、その経緯を松前藩役人の調査日記（「東蝦夷地シツナイミツイシ蝦夷人之内疱瘡煩候者有之候ニ付見廻出役被仰付罷越鷲木よりシヤマニ迄場所々取調候日記」）からみていきたい。

シズナイ・ミツイシで発症者がでる前に、ユウフツ（現在の苫小牧市ほか）勤番所（松前藩の出張所）の指示で、流行予防のための水際対策が行われていた。それは前年冬に箱館《はこだて》（現在の函館市）で天然痘が流行していたため、箱館から来た船の乗員に天然痘未発症者がいないか、また、他地域から来た番人（場所請負商人の雇い人）に同じく未発症者がいないか調べるというものだった。

両所のうち早い発症記録は、ミツイシのアイヌ女性、イタキシコロが五月一四日に発症したことである。以下、ミツイシの流行の経緯からたどっていきたい。一七日になって、通詞（場所請負商人の手代のうち、アイヌ語通訳の和人）がイタキシコロの様子を見に行ったところ、発熱がひどく、風邪の症状だったので薬を飲ませた。二一日になると、別のアイヌであるコンヘイが発症したというので、通詞が様子を見に行くと発熱と吹き出物ができていた。さらに、体調不良者が他にも出ていたので、近隣のシャマニ（現在の様似町《さまにちょう》）に駐在している医師小川永節に往診を依頼した。二四日に医師が診察した結果、天然痘と診断されたため、発症者は服薬させるとともに、未発症者は住んでいる地域ごとに指定されたところ、だいたいは近くの川の上流部の川岸付近であるが、そこの鹿取小屋などへ退避させた。食料や日用品は番人たちが退避先を巡回して供給した。その後、七月一日には流行は収まったという。

シズナイでは、五月一七日に漁場で働いていたシリカロクが発症したので、弟のイロトクを付き添わせて家に帰した。二三日になってシリカロク、イロトク両名とも重症化したため服薬させ、翌日、シャマニの小川医師に診察を依頼した。二五日に診察した結果、天然痘と診断されたため、介抱する番人を付き添わせ、未発症者は近くの山中に退避させた。その後、六月二九日には収束した。

一八四五年の松前藩の流行対策

シズナイ・ミツイシでの天然痘流行の報告を受けた松前藩は、一八四五年六月八日にホロイズミ（現在のえりも町）付近まで調査に行くよう藩役人に指示した。その調査日記（前掲「東蝦夷地シツナイミツイシ蝦夷人之内疱瘡煩候者有之候ニ付見廻出役被仰付罷越鷲木よりシヤマニ迄場所々取調候日記」）から、当時の松前藩による流行対策について取り上げていきたい。

一つ目は天然痘未経験者の蝦夷地からの排除に関する対策である。

まずは、主に箱館六ケ場所（「東蝦夷地」と和人地との間にあって、当時は和人地同様の地域）から「東蝦夷地」へ行く者の対策である。同居家族に天然痘を発症中の者または完治後日が浅い者がいる場合、「東蝦夷地」の西端であるヤムクシナイへ通行したり、小舟を使った荷駄運搬等でヤムクシナイ以外の「東蝦夷地」に入ってはいけないこと、さらに、「西蝦夷地」や「東蝦夷地」のタルマイ（現在の苫小牧市）へ漁場労働等で出稼ぎに行く際に、天然痘未発症者がいる場合は差し戻すよう藩役人から指示が出ている。

次に「東蝦夷地」から「西蝦夷地」へ行く者の対策である。「東蝦夷地」のユウフツ、タルマイ及びオシャマンべから「西蝦夷地」へ出稼ぎに行く際に、天然痘未発症者を連れている場合は差し止めて、ヤムクシナイでは陸路で、オシャマンべから東部では陸路ではなく船で箱館六ケ場所の鷲ノ木（現在の森町）、落部《おとしべ》（現在の八雲町）付近へ送還するように藩役人が指示している。

「西蝦夷地」からクロマツナイ（現在の黒松内町）を通って「東蝦夷地」へ行く者の対策としては、天然痘発症中の者、完治していても顔面に変色が見られる者、天然痘未発症者を連れている者はクロマツナイで差し止めて出発地へ追い返し、ヤムクシナイの勤番所へ届け出るよう藩役人が指示している。

「蝦夷地」に天然痘未発症の和人がいた場合は、「蝦夷地」から退去させるよう松前藩から藩役人に対して指示が出ていた。ただし、退去の方法として、陸路だと通行する地域での感染拡大を懸念したのか、船で退去するよう申し伝えている。

二つ目は、個別事例といえるかもしれないが、発症者がでたミツイシと隣接するウラカワ（現在の浦河町）間の移動制限である。具体的には、ウラカワの西境で、ミツイシと接するヲニウシ（現在の浦河町荻伏）に仮小屋を建てて、番人を配置して、アイヌの出入りを固く差し止めたというもの。実際にシズナイのアイヌが逃げてきた際は申し諭して差し返したという。

三つ目は、天然痘流行時の未発症者の地域ごとの避難計画である。調査日誌ではヤムクシナイからシャマニまでの一二の「場所」で避難計画が作成されていたことが読み取れる。以下、ヤムクシナイを例に具体的な内容についてみていこう。天然痘の感染者が発生した場合は、漁業などの労働にこだわらず、未発症のアイヌは集落ごとに指定された地域（主に最寄りの川の上流の川岸周辺）に避難することとなっている。そのための準備として、避難先となる小屋を修理しておき、食料の魚類を用意していた。また、米は箱館などの場所請負商人の本店に連絡して、多めに当該場所へ送っていた。そして、もし、山へ避難した際は、通詞や番人などの和人が日々、避難先を巡回し手当てする。また、「御用継立」（松前藩等の用務に関する貨客を継ぎ送りすること）は、ヤムクシナイから落部へなど「場所」外へは、新たに雇用した和人を使って行い、アイヌを「場所」から出すことはしない。これらの対策は、少なくとも前年冬の箱館近辺での天然痘流行を受けて各「場所」へ松前藩が指示したと考えられる。

四つ目は、海路からの天然痘未発症者の侵入対策だが、天然痘流行中のシズナイ・ミツイシ両所宛の荷物を積んで、箱館などを出帆する際は、両所の請負人が天然痘未発症者が乗り組んでいないか確認し、松前藩の沖の口役所（港に出入りする船舶等の調査や徴税を行った機関）が検査する。そして、着船の際は、水主たちが上陸する前に、「場所」の支配人等が船中を調査することとなっていた。もし、天然痘未発症者が乗り込んでいたら、時間を置かずに箱館などへ送り返すよう指示されていた。

五つ目は、「蝦夷地」に駐在する出稼ぎの和人についてだが、天然痘を発症したら、勤番所に詰めている医師に治療させること、重症者へは服薬治療をすることが指示されている。なお、天然痘により死亡した場合は、衣服および所持品の陸路での輸送は禁止され、船で松前か箱館へ回漕《かいそう》するよう指示された。当時から発症者の所持品からの感染拡大について知識があったのであろうか。

六つ目、「蝦夷地」の勤番所に詰めている松前藩士が松前へ戻る際は、荷物のうち船積みできるものは箱館まで船で送って、身軽な状態で移動するように指示された。また、皮類など松前藩自ら取り扱う交易品のうち、「熊肝」「鷲の尾」「猟虎皮」など重要品を除いて船で輸送するよう指示された。理由は不明だが、陸路を移動する際に荷物持ちで駆り出されるアイヌを減らすためではないか。このほかに、勤番の松前藩士が「場所」を通行する際に行っていた「役土人」の出迎えおよび見送りは不要と指示された。これは松前藩士からアイヌへの感染リスクを低減するためかもしれない。

最後だが、「蝦夷地」各地へ向かう船の乗員として、天然痘未経験者及び天然痘完治後まだ日が浅い者は乗船させないよう松前及び箱館の沖の口役所勤務の者、船主、雇い主に指示された。また、「蝦夷地」各地へ送る商品は、天然痘発症者がいる店では仕入れないようにとも指示された。

これまでみてきたとおり、一八四五年段階の天然痘流行対策は、当時感染リスクが高いと考えられてきたアイヌが居住する「蝦夷地」から天然痘未発症者を排除することが実施されていたとわかる。その中には海から「蝦夷地」に侵入する天然痘未発症者の取り締まりなど水際対策も取られていた。また、感染拡大を抑えるために荷物を船で運ぶなど、天然痘流行対策において、海はウイルスの侵入経路であったが、感染拡大防止にも役立っていたといえよう。

「蝦夷地」での種痘

一八五六（安政三）年冬頃、江戸幕府の遠国奉行の一つである箱館奉行の配下が在勤した主要地であり、津軽藩出張陣屋も設置されていたスッツ（現在の寿都町《すっつちょう》ほか）で天然痘が流行した。流行後の一八五七（安政四）年五月段階では、「場所」のアイヌ人口が約三分の一の一九人ほどに減少したという（松浦武四郎：（安政四年）五月四日条）。

そのような天然痘流行の最中である一八五七年一月、箱館奉行の村垣範正が、「蝦夷地」廻浦《かいほ》（管轄地域の巡回）の途中にスッツに立ち寄り、天然痘流行の被害を目の当たりにしたことから、スッツに在勤していた配下の岡田錠次郎に救助方法の調査を指示した（村垣範正：（安政四年）一月一九日条）。このことが、「蝦夷地」における種痘実施の契機だったといえる。

種痘とは、「植疱瘡《うえぼうそう》」とも呼ばれる天然痘（痘瘡《とうそう》・疱瘡ともいう）の予防接種のことで、一八四九（嘉永《かえい》二）年七月に、佐賀藩医の楢林宗建《ならばやしそうけん》が牛痘種痘の接種に成功して以降、各地の蘭方医《らんぽう》に牛痘苗（種痘の接種材料）が送られて、牛痘種痘が広まっていった。

このときの種痘は、幕府によって、一八五七年六月頃から一八五九（安政六）年一月頃にかけて「東西蝦夷地」および「北蝦夷地」に住むアイヌに対して実施された。まず、箱館奉行からの上申に基づき、老中阿部正弘の裁可で江戸町奉行が種痘医を公募し、桑田立斎《くわたりゅうさい》およびその一門と深瀬洋春《ふかせようしゅん》が「蝦夷地」へ派遣された。深瀬洋春は「西蝦夷地」を、桑田立斎らは「東蝦夷地」を巡回して種痘を実施した。その途中、桑田立斎とその弟子たちは手分けをして種痘を実施した。桑田はクナシリ（現在の国後島《くなしりとう》）（図2）まで往復して、一八五七年九月に箱館を離れたが、未だ種痘を受けていないアイヌに実施するため桑田の弟子の井上元長が「蝦夷地」にとどまった。翌一八五八（安政五）年、深瀬洋春が「北蝦夷地」と北海岸（北海道オホーツク海沿岸）を、井上元長が一八五九年にかけてエトロフ（現在の択捉島）や北海岸、子モロ（現在の根室市ほか）、アッケシ（現在の厚岸町ほか）等を巡回した。

サハリンでの流行と対策

一八五八年にサハリンで天然痘が流行した。以下、その経緯を見ていきたい。ところで、当時のサハリン島南部は江戸幕府から「北蝦夷地」と呼ばれていた。それは一八〇九（文化六）年六月に出された幕府の命令によるもので明治維新まで続いた。

さて、天然痘流行の二年前、一八五六（安政三）年六月の幕府役人と商人（北蝦夷地場所支配人代）とで交わした文書（「北蝦夷地規則」：六号文書）に依れば、その数年前からサハリンでは天然痘の流行はなく、そのため人口も増えていたことがわかる。

一八五八年一月に作成された幕府役人清水平三郎の尋問記録（「北蝦夷地仕出之部御用留」：二号文書）によると、一八五七年夏にアムール川下流域で天然痘が流行したため、そこに住む「山丹人」（ウリチ）等がサハリンへ避難してきた。その行程だが、八月にアムール川下流域を出発し、翌九月中にサハリン西海岸のナヤシ（名好、現在のレソゴルスクか?）に上陸した。

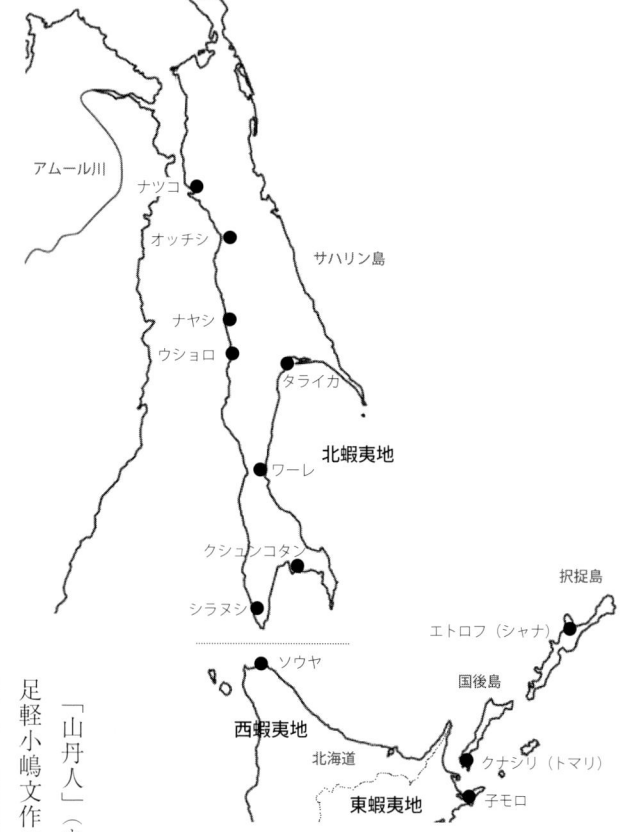

図2 「東西北蝦夷地 」関係地図（出典：「角川日本地名大辞典」編纂委員会編 1987『角川日本地名大辞典1 北海道 上巻』角川書店、秋月俊幸 1994『日露関係とサハリン島 ―幕末明治初年の領土問 題』筑摩書房、吉田千萬 1996『戦前、サハリン・千島の先住民族文献について』、麓慎一 1998「幕末の樺太における領土問題と場所請負商人―クリミヤ戦後の樺太開発を中心に」北海道・東北史研究会編『場所請負制とアイヌ―近世蝦夷地史の構築をめざして』北海道出版企画センター、平山裕人 2016『アイヌ地域史資料集』明石書店）

「山丹人」（ウリチ）等のサハリン避難については、幕府足軽小嶋文作の報告書（「北蝦夷地仕出之部御用留」：一八号文書）でも確認ができる。一八五七年にアムール川下流域では、「飯料凶年」（食料とする鮭等が不漁の年）の上に天然痘や麻疹《はしか》が流行し、住み続けることができなくなった。老人や子ども、病人等は亡くなる者が多く、健康な者は他の地域へ散り散りに逃げた。この話をした「山丹人」（ウリチ）等を小嶋が尋問したところは、サハリンの東海岸ワーレ（輪荒）からタライカ（多来加、現在のネェフスコーエ）方向に約五〇里余のニイクルル付近で、報告書の作成は一八五八年正月である。この「山丹人」（ウリチ）等は一八五七年九月下旬に食料取得のために数十人で来た。ニイクルルは交易で来たことがあって土地勘があり、漁業や狩猟の収穫の多い場所と知っていたという。

ところで、この報告書にはアムール川下流域からサハリン西海岸オッチシ（落石、現在のアレクサンドロフスク・サハリンスキー）へ移住した事例についても記録されている。一八五七年のアムール川下流域のうち、「スメレンクル」（ニヴフ）の居住域では、「凶年」（食料とする鮭等の不漁の年）のため、食料の確保が難しかったところに、ロシア人が彼らに酒、米、煙草などを貸し付け、返済できない者をロシア人居住地域に連れ込んで、風俗をロシア風に替えさせた。この風俗を改めた「スメレンクル」（ニヴフ）が、同年に、ロシア海軍中尉ルダノフスキーの指示に拠るものと思われるが、居住家屋建設などの仕事のため、オッチシへ移ってきたという。

そして、サハリンで天然痘が流行するのだが、その経緯を幕府足軽石嶋清助報告（「北蝦夷地仕出之部御用留」：二〇号文書）からみていく。一八五八年二月頃またはそれ以前にサハリン西海岸オッチシ以北、ナッコ（現在のラッカ）までで天然痘が流行し死者も多数出た。

次に足軽小島文作の報告（「北蝦夷地仕出之部御用留」：一九号文書）によると、同年三月、東海岸タライカ近辺で天然痘が流行を確認している。しかも、その場所は先述の同年正月の報告で「山丹人」（ウリチ）等が避難していた場所だった。

このように、サハリン東西海岸での天然痘流行の記録を見ると、前年に天然痘が流行していたアムール川下流域から、避難または移住してきた人々が確認されたサハリンの一部地域で、天然痘が流行していることは明らかである。史料が限られているので断定的なことは言えないが、人痘《じんとう》ウイルスが海を越えてサハリンへ入ってきた可能性は否定できないのではないか。

では、天然痘流行に遭遇したアイヌらの対策をみていく。幕府役人の文書（東京大学史料編纂所　一九八五：六九号文書）によれば、一八五八年春以降に、サハリン東西海岸で天然痘が流行したため、多くの死者が出て、また、山林へ避難する者が少なくなかった。そして幕府による対策として挙げられるのは、同年五月に西海岸ウショロ（鵜城、現在のオルロヴォ）で「スメレンクル」（ニヴフ）人男性の妻と娘が種痘医深瀬洋春によって種痘を受けていることである（「北蝦夷地仕出之部御用留」：三〇号文書）。

おわりに

これまで、幕府や松前藩が、天然痘に苦しむ「蝦夷地」のアイヌ等に、どのような対策を講じてきたのかみてきた。まとめとして、天然痘流行や感染拡大防止対策と海の関係について整理したいと思う。

近世期の「蝦夷地」において、物の輸送には水運・海運に頼るところが大きかった。「蝦夷地」内では川を使った輸送もあったが、本州以南から松前や箱館を経て物資が運ばれるときは海運を利用していた。海運は感染症も運んでいた可能性を想像させるのが、一八四五年に松前藩士が各「場所」を調査した際に実施されていた箱館からの船に天然痘未発症者が乗り組んでいないかの調査であったといえる。もし、「蝦夷地」内に、そのような和人がいた場合や、「蝦夷地」内で天然痘を発症して死亡した和人の遺品は、人との接触を避けるためか船を使って「蝦夷地」から離された。

また、「蝦夷地」勤番の松前藩士の荷物や一部の交易品は、当時は陸路の場合はアイヌが使役されていたためか、船を使って送るよう指示された。

そして、一八五七年にアムール川下流域で天然痘が流行した際に、間宮海峡を挟んだサハリンへ避難する者があった記録が残っているが、避難者が確認された東海岸タライカ付近では数ヶ月後に天然痘流行を確認した旨の記録が残っている。

島々に住まう人にとって、海は感染症を運んでくる道であるが、同時に、感染したものたちを島から運び出す道でもあったといえようか。

本稿の執筆時点では、新型コロナウイルス感染症（COVID—19）が世界を席巻しているが、約一六〇年より前の日本北方でも聞き覚えのある、似たような出来事や対策があったといってよいだろう。天然痘対策が種痘の段階を迎えたように、コロナ対策も早く次の段階へ移ってほしいものである。

参考文献

「安政元年野作戸口表」北海道立文書館所蔵、請求記号 旧記一四二〇
「イシカリ夷人共流行病救方之儀ニ付御渡しの書面」、「阿部家文書」北海道立文書館寄託文書、請求記号 B二〇−一四
「イシカリ疱瘡之儀ニ付御書付御下ケニ付夏目左近将監服部伊賀守村垣淡路守銘々存寄申上候書付類」、「蝦夷地御用見合書面類」、「阿部家文書」北海道立文書館寄託文書、請求記号 B二〇−一四
「石狩場所疱瘡流行ニ付蝦夷人大勢死亡之始末并漁事手続等村上次郎右衛門相糺申上候書面」、「蝦夷地御用見合書面類」、「阿部家文書」北海道立文書館寄託文書、請求記号 B二〇−一四
「北蝦夷地規則 宇所呂 慶応四年」北海道立文書館所蔵公文書、請求記号 簿書一〇六八六
「北蝦夷地仕出之部御用留 安政五午年 箱館奉行所 白主御用所」北海道立文書館所蔵公文書、簿書四二
「正徳五年松前志摩守差出候書付」、「蝦夷地風俗書上 一名近事奇観」北海道立文書館所蔵、請求記号 旧記一六六八
「東蝦夷地シツナイミツイシ蝦夷人之内疱瘡煩候者有之候ニ付見廻出役被仰付罷越鷲木よりシヤマニ迄場所々取調候日記」、「木村源吾文書」函館市中央図書館所蔵郷土資料、請求記号 〇〇〇八−一六八一九−五〇五八
「松前福山諸掟」、松前町史編集室編 一九七四『松前町史』史料編第一巻、松前町
榎森進 二〇〇七『アイヌ民族の歴史』草風館
東京大学史料編纂所編 一九八五『大日本古文書』幕末外国関係文書之二〇、東京大学出版会
谷本晃久 二〇二〇『近世蝦夷地在地社会の研究』山川出版社
松浦武四郎「丁巳第一巻 志利辺津日誌」、松浦武四郎著・秋葉實解説・高倉新一郎校訂 一九八二『丁巳東西蝦夷山川地理取調日誌』上、北海道出版企画センター
松田伝十郎「北夷談」、高倉新一郎編 一九六九『日本庶民生活史料集成』第四巻 探検・紀行・地誌・北辺編、三一書房
村垣範正「村垣淡路守公務日記之九」、東京大学史料編纂所編 一九八六『大日本古文書』幕末外国関係文書附録之四、東京大学出版会
余市町総務課・余市町史編集室編 一九八五『余市町史』第一巻資料編一、余市町

8 江戸時代における疫病の水際対策

橋村 修

江戸時代の疫病

江戸時代の疫病対策は幕府や藩の大きな課題であった。医学的な治療がないなかで、祈り、そして避難や隔離などの対応が主であった。とりわけ江戸時代末期に種痘が導入されるまでは猛威を振るった疱瘡《ほうそう》（天然痘）、そして、幕末におけるコレラの流行にも悩まされていた。

疱瘡とは天然痘のことで、日本においても、奈良時代以来数十回にわたって大流行に見舞われた。これに対する種痘が全世界でおこなわれるようになったのは、一八世紀末に英国人エドワード・ジェンナーにより発明されてからのことであった。ジェンナーは乳しぼりの女性が一度牛痘にかかると人痘《じんとう》（疱瘡）にかからないということに注目した。牛痘とは牛の乳房に発生する一種の疱瘡であるが、これが乳しぼりの女性に感染しても軽い経過で全治した。そこでジェンナーは牛痘《ぎゅうとう》に感染した人の痘瘡《とうそう》から痘苗《とうびょう》を取り、それを知人の子どもに接種し、種痘が成功した（酒井 二〇〇八、新魚目町《しんうおのめちょう》 一九八六：一九四・二〇一）。

江戸時代後期のコレラの歴史的な流れとしては、文政五（一八二二）年に流行し、そして安政五（一八五八）年に長崎から流行り、患者・死者数は一〇数万人にのぼり、江戸でも多くの死者が出たとされている。文久二（一八六二）年に麻疹《はしか》が流行した（酒井 二〇〇八）。そうしたなかで、コレラ（コロリ）除けのアマビエが肥後《ひご》に出現したと書かれた弘化《こうか》三（一八四六）年の史料が、今年二〇二〇年になって大きな話題になった。

江戸時代の海外の窓口であった長崎に近い五島列島や天草《あまくさ》諸島、琉球口をかかえる鹿児島などの九州における海外や国内各地からの疫病の流入への水際対策は急務であった。島嶼部においては、その流入後の対応としては退散祈禱《きとう》、山や無人島への罹病《りびょう》者の隔離などが徹底しておこなわれた。五島の各離島における対策については民俗学者の宮本常一をはじめとした研究によって明らかにされてきた（宮本　一九五二）。なお、文化七（一八一〇）年の橋本伯寿《はくじゅ》の『翻訳断毒論』では交通の不便な地域では痘瘡などの流行病は流行らなかったとして、肥前の大村、五島、肥後の天草島が信州や美濃の奥地や伊豆諸島と共にそれに該当するとしている（酒井　二〇〇八：一九七―一九八）。しかし、実際には天草、五島では疱瘡が流行したが、当時、全国的に祈禱で防ぐ傾向のなかで、天草では罹病者を隔離することが前提であったためこうした見解になったのではとの指摘もある（東　二〇一六）。

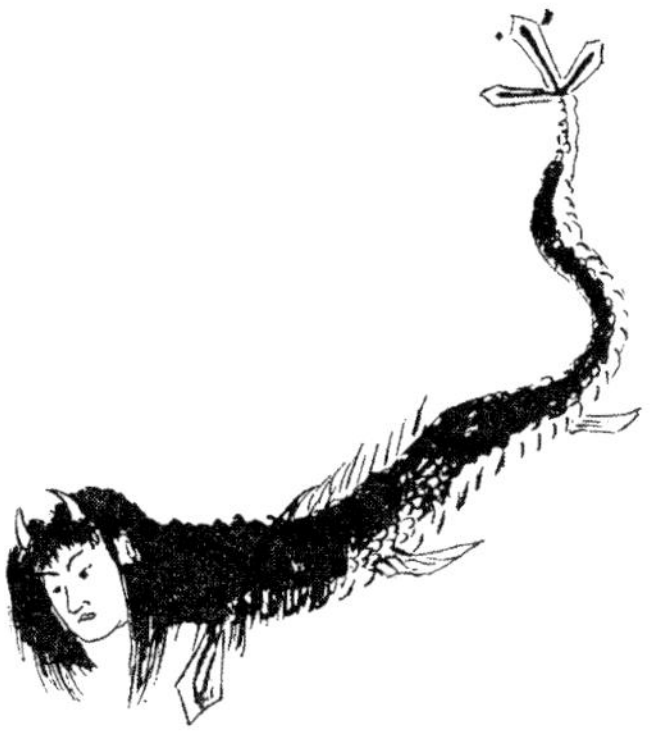
図１　神社姫（谷川他編　1971より）

最近話題になっているアマビエ（アマビコ）は肥後沿岸（弘化三年ごろ）、神社姫（図１）は肥前《びぜん》沿岸というように長崎に近い九州西部で出現したとされている語りのあることも注目される。アマビエに先立つ文政二（一八一九）年に出現したとする「神社姫」について加藤曳尾庵《えびあん》『我衣』で紹介されている。

其詞に曰　當四月十八日九州肥前国去る浜辺へ上りしを、猟師八兵衛と云もの見付たり。其時此魚の日、我は龍宮よりの御使者神社姫といふ物也。當年より七ヶ年豊作也。此節又コロリといふ病流行す。我姿を画に写して見せしむべし。其病をまぬかれ長寿ならしむると云々。丈二丈餘、はら海神のせわやき給ふか、いか成事にや。赤き事べにの如しとぞ。（谷川健一他編　一九七一：四〇九）

文政二（一八一九）年四月一八日肥前の国の浜辺で漁師が見つけた龍宮からの使いの神社姫の絵をみれば当時流行っていたコロリから逃れられるとあり、この説明ではリュウグウノツカイと姿態が似ていることが想起される。また、岩瀬文庫所蔵の『以文会随筆《いぶんかいずいひつ》』（文政六年・水野皓山編）に収載されている「姫魚図」の図中の文章には「このような姿のものが、四月八日に肥前（佐賀県・長崎県）の平戸の浜に現れ、「私は龍神の使いである。今年から七年以内に各地にコロリという病気が流行し、多くの人が死ぬだろう。しかし私の絵を家に貼っておけばその病気を避けることができ、子孫繁栄する。今私が姿を現したのは、このことを告げるためであると言うやいなや、海中に消えていった。その姿は約五メートル、顔は約九〇センチほどであったと人々が言っている」（岩瀬文庫による意訳、西尾市立岩瀬文庫ホームページ）とあり、この図はコロリ除けのおまじないとして尊ばれ、絵を売り歩く人もいたとされている。

アマビエ、姫魚、神社姫などのように海と疫病との関係が想起されるが、本稿ではそれらが出現したとされる肥前、肥後の島嶼《とうしょ》部の五島列島、天草諸島を中心に薩摩藩（鹿児島）などの江戸時代の海を通して海外や国内各地と交流のあった九州沿岸における疫病の流入への水際対策について紹介していきたい。

五島列島の疫病対策

江戸時代の五島の疫病史のほとんどは疱瘡と言っても過言ではない。フロイスの『日本史』の五島列島の一五六六年ごろとされる地誌情報に天然痘の記事がある。

日本では天然痘が珍しくないが、五島の人々はこの病を（ちょうどわれわれがペストを毛嫌いするように）忌み嫌う。そのため妻子や夫・家族が罹患すれば、家を出して連絡を断つ。どういうことかというと、人里離れた林の中に藁小屋を建てて、病人が死ぬか完治するまでそこで治療し、食べ物を運ぶのである。完治した後も、殿と接したり殿に仕官したりする人間であれば、一定の月数が経つまで屋敷に入ることは許されない。これとよく似た風習として、日本では一般的に貴人や館で仕える人間は、妻子の死後三十日から四十日間は主君の屋敷に出入りできない。死を不吉とみなすからである。そしていよいよ勤めを再開する際には、からだを清め衣服を改めなくてはならない。（フロイス 二〇〇〇：一九九―二〇〇）

宮本常一はこの記事の信憑性について、延宝期（一六七三年ごろ）に作成された史料に疫癘《えきれい》や疱瘡を忌むためその村々に病人があればそこから山林に移動蟄居させているとの記事があるとして妥当ではないかとする。そして、当初は疱瘡の流行に当たって里人は山にかくれたが、人口が増

表1　近世後期の五島列島の疫病（中島功 1973『五島編年史　上巻下巻　』国書刊行会より作成）

天明3年	9月　岐宿本宮寺ノ下女疱瘡ニ罹ル
寛政1年	冬　西島（若松）に疱瘡流行
寛政5年	11月　福江領内疱瘡流行
寛政6年	1月三井楽渕の元朝鮮船漂着、2月3日に岐宿で一人病死　塩漬にして長崎へ回航
	疱瘡藪番所　六方番所を設けた
享和3年	12月8日　大阪帰りの者　追々疱瘡患い正月に至り家中に蔓延す。明年2月6日出藪ノ者取合ノタメ水道口（小田）ニ小屋を設け番人三人を置く。出藪とは快癒して六方ノ避病舎（藪と云）ヲ出ヅルコトヲ許されたるものにして以後は一定期間小田水道口ノ小屋ニ予後の経過を見ることとなれり。
文化3年	正月　福江市中に疱瘡流行す
文化5年	閏6月7日　有川、江の浜に疱瘡流行に付、蔵手代荒木亀次を遣わし、俵子、味噌等を与え介抱等行届カシム
文化10年	東の有川に疱瘡流行……平田代官閉門
	3月　長崎より種痘医來る　有馬永流来島
	疱瘡流行で八幡宮にて真言僧侶祈祷
文政5年	7月　領内疱瘡流行シテ難渋ニ付、此度ノ宗門改メ廻勤ナシ
天保6年	6月長崎種痘掟
天保11年	1月福江町中に悪疫起ル。町中より住吉宮にて大神楽を奏上し悪疫退散を祈願
弘化2年	3月　福江にて種痘あり
弘化4年	青方に疱瘡流行
嘉永1年	3月岩瀬浦に疱瘡流行　病臥出藪者　111人　内死亡者90人
嘉永5年	5月玉之浦に疱瘡流行　7月　所々ニ赤痢流行ス。福江に痿腹流行（赤痢）により、9月30日八幡宮の渡神輿御あり、左の地にて市神楽を奏す
嘉永6年	福江に疱瘡　2月14日若殿種痘。3月26富江疱瘡　疱瘡種を福江より取り寄せ28日より花畑へ山入りあり　疱瘡種不発にて4月に再び取り寄せる
安政1年	3月　悪病・悪疫死亡者の埋葬場所指定
元治1年	富江小島疱瘡発生、種痘、富江疱瘡太郎島に小屋掛　逃藪をつくるなど
明治3年	10月福江で赤痢

加すると祝言島や串島のような無人島に移すこともおこなわれたと述べている（宮本　一九五二）。五島列島では江戸時代において、享和二（一八〇二）年から文化元（一八〇四）年を中心にして、天明三（一七八三）年から元治元（一八六四）年までの間で五年から一〇年の間隔で疱瘡が流行していた（中島一七七三、宮本一九五二、新魚目町一九八六）。以下では『五島編年史』（中島一九七三）にみられる五島列島の疱瘡、コレラ対応の記事を福江島と上五島にわけてその変化を概観する。

福江島《ふくえじま》

福江島では、元禄六（一六九三）年、福江島に疱瘡が一時流行したとされ（上五島町《かみごとうちょう》　一九八六：一八七・一八八）。天明三（一七八三）年九月に岐宿《きしゅく》で女性が罹患し、寛政六（一七九四）年には疱瘡藪番所　六方番所（六方ノ避病舎（藪と云））という隔離施設がおかれた。享和三（一八〇三）年一二月には大阪帰りの者が疱瘡を患い翌年正月に家中に蔓延《まんえん》したが、二月には回復し、藪番所、六方番所を出ることが許され、その者に対しては、それ以後一定期間小田水道口の小屋で経過観察がなされた。文化一〇（一八一三）年閏一一月には八幡宮で真言僧侶祈禱《きとう》もおこなわれ、天保十一（一八四〇）年一月には福江町中に悪疫が起こり、一六日に町中より住吉宮にて大神楽を奏上し悪疫退散祈願がおこなわれた。文政五年には領内疱瘡流行のため宗門改廻勤が中止された。

文政一〇（一八二七）年二月には「出藪心得方」が通達された。出藪とは避病舎より帰ることである。その内容は、「出藪」の罹病者はその場所で四〇日待機したら、二番直りで場所を替えここで二〇日待機し、その後三番直りとしてそこでさらに二〇日間過ごし、初めて帰宅が許された。なお家ではその後も二〇日間の謹慎が命じられたので、一〇〇日にわたって隔離された。また、看病人は「身晒以後」に一四日間を過ぎてから帰宅を許され、その後家で七日間の謹慎を命じられた。

種痘は、文化一〇（一八一三）年三月には長崎から種痘医有馬永流《ありまえいりゅう》が来島し始まったとされている。天保六年（一八三五）六月に出された長崎種痘掟は、「七五日間家に入り、その後一〇日間は出勤を慎む、看病人は七日間家に隔離し、その後七日間は（弘化二（一八四五）年四月に一四日と改正）出勤を慎むこと」という内容であった。天保一四（一八四三）年に五島から長崎へ種痘接種に行ったものがいた。また弘化《こうか》二（一八四五）年三月には福江で種痘がおこなわれた。

牛痘接種は五島で弘化二（一八四五）年におこなわれた。弘化三年二月に福江で疱瘡が流行し、同年二月一四日には藩主五島家の若殿に種痘がほどこされた。三月には富江《とみえ》で疱瘡が発生し、疱瘡種を福江より取り寄せた。

嘉永五（一八五二）年には赤痢（「痿腹」）が七月に五島各地、九月に福江で流行し、九月三〇日に八幡宮で市神楽を奏すなどの祈禱がおこなわれた。

安政元（一八五四）年三月二六日には、悪病、悪疫死亡者の埋葬場所の指定がおこなわれた。文久四（元治元、一八六四）年一月に富江（小島）で疱瘡が発生し、種痘がおこなわれ、二月に富江の地先に浮かぶ太郎島（多郎島）に小屋掛けし、「逃藪（隔離所）」をつくる作業がおこなわれた。明治三（一八七〇）年一〇月に福江で赤痢が発生した。

海外からの漂着者で病死した者への対応としては、同じく寛政六（一七九四）年に三井楽渕《みいらくふち》の元朝鮮船漂着者一名が岐宿で病死した折、塩漬にして長崎へ回航していた。

上五島《かみごとう》（中通島《なかどおりしま》）

上五島の魚目の榎津《えのきづ》一帯では享和二（一八〇二）年に約八〇名、翌三年に八四名、文化元年に九四名の死者を出しているが、平年の死者数は三〇名前後であったという（新魚目町　一九八六）。上五島魚目の網主の西村岩吉《いわよし》の日記（湯川母屋文書、新魚目町　一九八八：四五八―四六八）には、享和三（一八〇三）年には六月に麻疹が流行したことが記され、同日記の一〇月一七日に榎津村町人長吉の四〇歳くらいの妻が疱瘡を煩い、その後二七日から町内の家々七、八軒で患うものが増え、さらに周辺の五つの村で各五～七人の患者が出て大騒ぎになったという。北魚目《きたうおのめ》の赤波江《あかばえ》に隔離病舎が設けられ、罹病者はすべてそこに送りこまれ、当時の村に衛生費等の制度はなかったので、すべて罹病者の家からお金が支出されたので、疱瘡にかかれば屋敷を失うといわれた（新魚目町　一九八六）。小値賀《おぢか》へ避難した者もいた。その後文化四（一八〇七）年一一月にも西村の親族の多くが亡くなった。その影響で当地の鮪漁や秋のシイラ漁、さらに鯨漁も、疱瘡のため沖に出ることができなくなった。当地は網舟に長崎の野母《のも》など島外の者の雇用や固定網の他国者経営（淡路福山屋定吉ほか）、大村領からの丸尾への鯨組出漁、唐津《からつ》や呼子《よぶこ》との縁戚関係など、肥前肥後の各地からの家船《えぶね》が来てマグロを買い入れるなど、各地との行き来が激しい土地柄であった。そのことが疱瘡の流入と関係した可能性がある（新魚目町　一九八八）。

文化五（一八〇八）年閏六月には上五島の有川、江の浜に流行したことにより、上五島に蔵手代荒木亀次を遣わし、介抱等をおこない、その後も文化一〇年七月に予防対応したが、九月に上五島の東の有川で流行し、代官の平田が処分（閉門）されている。

中通島の西海岸、濱《はま》ノ浦村《うらむら》に近い飯《いい》ノ瀬戸村について宮本常一が紹介した寺院過去帳の記録によると、八月一九日から一一月九日までの間に一四四人の死者が出て、病人を無人島の串島に移している（宮本　一九五二）。弘化四（一八四七）年には上五島の青方で、嘉永元（一八四八）年には岩瀬浦で病臥出藪者一一一人、内死亡者九〇人が出た。

宮本は、疱瘡がこの島々のみだけではなく、西日本全体の流行の影響を受けてきたことを以下の事例から推測している（宮本　一九五二）。文政二（一八一九）年一二月と翌年一月に上五島青方から瀬戸内海の岡山に行ったものがそこで疱瘡にかかって亡くなったため、五島から死骸を岡山へ取りに行ったその家族が帰りに平戸で亡くなった。そのため、この菌が五島青方にもたらされ家族が感染し、青方の地先にある祝言島に隔離されたという。

五島は瀬戸内海や紀州、または日本海側などの他地域との間での人の移動が激しく、漁業や捕鯨関係での移動者も多かったように、海の道を通した疫病の流入がうかがわれる。

天草諸島の疫病対策

次に同じ江戸時代に疫病が流行した、天草諸島における疫病対策を取り上げる。天草の各村の疱瘡対応についての近年の成果としては、大庄屋木山家史料や高濱《たかはま》村庄屋の「上田家文書」を用いて高濱村の疱瘡流行と対応を取り上げた東昇の研究があり、山小屋と疱瘡忌避、医師の派遣、天草島内や遠方の五島での祈禱、他国養生、種痘の普及と山小屋の終焉を詳細に解明している（東 二〇一六：一七六―二〇五）。本戸組大庄屋の木山家の文書史料集に収録された史料（本渡《ほんど》市教育委員会編 一九九七、二〇〇四）にも疫病関係の記事が散見される。本稿では、編年史である松田唯雄の『天草近代年譜』（松田 一九四七）、『苓北《れいほく》町史』（苓北町史編さん委員会編 一九八四）の記述を整理し、天草郡の疱瘡を中心とした疫病流行とその対応を概観していく。なお松田の著書は二次資料であるためその内容の使用には慎重を期す必要があるが、本論は天草諸島の疫病対策の概観、傾向の把握を目的としているため、使用することをお断りしておきたい。また松田著書からの引用を細かく示すと膨大な量になるため、本書の性質上、注を示さない形で紹介していく。

天草では近世前期において万治二（一六五九）年八月、享保一八（一七三三）年三月に郡中に「時疫」が流行し、寛永三（一六二六）年には疱瘡が流行していたとされる。また天草は近世期の人口増加でも知られているが、寛政六年「百姓相続方仕法嘆願書」に「高二万三千石余の所享保三年中人高六万五千人程御座候処年々と相増当時十一万二千人余の人高に相成り高相応の多人数に罷成り殊更疱瘡を嫌い候場所に候へば他所稼とても仕らず云々」とあるように、天草郡民は疱瘡を嫌って出稼ぎしなかったとの語りもある（苓北町史編さん委員会編 一八八四：五六三―五六七）。

松田の『天草近代年譜』から作成した表2にあるように天草の各地で一九世紀になると疱瘡の流行が増加した。近

表2　江戸時代の天草諸島の疫病対応年表（松田唯雄 1947『天草近代年譜』みくに社、苓北町史編さん委員会編 一八八四『苓北町史』：563 － 567 から作成、**強調文字の村**は天草郡の舸子浦（定浦、水主浦））

年代	村名
寛永3（1626）	天草の疱瘡流行
万治2（1659）	天草で「時疫」流行
宝永3（1706）	**亀川村**（疱瘡）
享保18（1733）	天草郡中（時疫病）
明和6（1769）	**富岡町**疱瘡
安永8（1779）	益田村　疱瘡
寛政6（1794）	**牛深村・中田村**（疱瘡　踏絵延期）、**富岡町**五丁目船津（疱瘡　山小屋へ罹病者を隔離）、志岐村。嶋原藩主当郡初巡見中止。
享和1（1801）	**﨑津村**、亀浦村、魚貫村、大矢野筋三ヶ村及び湯島（疱瘡）
享和2（1802）	**﨑津村**（疱瘡　宗門改め麦作見分延期）、
享和3（1803）	郡中麻疹大流行
文化4（1807）	大矢野筋三ヶ村と湯島、合津村、**高濱村**（疱瘡　船で他国養生）
文化5（1808）	大矢野3カ村
文化6（1809）	湯島、大矢野3か村、志岐村（大庄屋平井は隣村坂瀬川へ避難）、**富岡**
文化7（1810）	**富岡町**、志岐村、**久玉村**
文化11（1814）	唐傳稀痘神方による川練子湯の天草への導入。
文政3（1820）	**富岡**、志岐、内田
文政5（1822）	長崎で暴瀉病（コロリ）
文政12（1829）	志岐村、**富岡町**5丁目寺下
天保5（1834）	**大江村**、福連木村、**﨑津村**、古江村、大矢野3か村（上村　中村　登立）
天保8（1837）	上津深江村の庄屋山川罹患　山小屋へ
天保9（1838）	**楠浦村**、同村内錦島へ小屋を設け病人を置く。錦島の対岸の下浦村から**楠浦村**と組元本戸大庄屋へ抗議
天保13（1842）	**富岡**・志岐（両所の罹病者1000人余、死者50余人、出入り止め）。坂瀬川村医師本郷玄成、役所の許可を得て、上津深江村字大田に種痘山を創始、大村領より医生を助手に招く。
天保14（1843）	長崎表、渡海口の茂木村で疱瘡大流行。**楠浦村**人、**二江村**庄屋池田寅之助も帰村の上罹病。
弘化1（1844）	大矢野中村の内の柳浦。罹患者対応を肥後か嶋原と最寄り他領へ出養生から郷中に隔離養生へ。
嘉永1（1848）	長崎出島の医師　モーニケ来舶、初めて牛痘を伝え、種痘術を弘む。江戸に感冒流行
嘉永3（1850）	上津深江村内の牛痘山の差し回しの者と偽りを言って凝痘を施行に及ぶ旅医あり。宗門改め絵踏み方、大矢野三村、二間戸村痘病流行で縮小見合わせ。蘭人持渡しの牛痘での種痘方、上津深江村字大田山で施行中、軽安のうえ効果顕然。天草では種痘は大村より、大矢野筋流行で日田表の長崎医師木下派遣し種痘。
安政2（1855）	**大江・高濱・﨑津**・今富の大江組（疱瘡）。宗門改め絵踏み延期
安政5（1858）	**富岡町**、志岐村、内田村（痘病）。
	劇痢病流行、コロリ病と称す。悪疫退散の爲、**富岡**陣屋内稲荷社社司明星院を頼み、郡中安全の祈祷。8月郡中各村にコレラ病流行し、**楠浦村**激烈を極む。幕府が暴瀉病の救済方を諸国に頒つ。（10月郡中触れ達）
安政6（1859）	郡中にコロリ病（コレラ）流行。コロリにて死去した人員を、村ごとに男女別にまとめ組元で揃え役所に提出の達示。
文久2（1862）	疱瘡対策　近国へ養生出ることをやめるように　自家で介抱を。
	当夏郡中にもコロリ病流行、この日亀川村、13日町山口村、17日櫨宇土村、22日食場村の順に山清めの祓あり
文久3（1863）	**佐伊津村**（疱瘡）。**富岡町**（コロリ病）

世初期から確認されるが、一八世紀後半から一九世紀半ばまでの間では、ほぼ五年から一〇年おきにみられ、各ピークは約二年から一〇年にわたって続いていた。松田の関心も勘案しなくてはならないが、長崎に近く天草の玄関口、代官所もおかれるなど拠点であった富岡町と隣接する志岐《しき》組の志岐村や内田村、天草下島南部の大江組の﨑津《さきつ》周辺や久玉組牛深《うしぶか》、そして有明海に面し熊本にも近い大矢野地区の記事が多く、頻繁に流行したことがうかがわれる。隔離や治療による対応もおこなわれた。

享和元（一八〇一）年に﨑津村で疱瘡が大流行し（罹病者は五〇〇余人）、近村や郡中からの援助があり、嶋原《しまばら》表からは医師が派遣された。文化四（一八〇七）年一二月に高濱村の諏訪通りより流行した疱瘡は罹病者一八〇余名が出た。同村庄屋上田源大夫が医師宮田賢育を山小屋に遣わし、救護にあたらせ、罹病者は、船で他国へ養生に送られた。最初の罹病者一五〇人中、約六〇人が亡くなった。文化五（一八〇八）年には志岐村で疱瘡が大流行し、同村大庄屋平井は隣村坂瀬川へ避難した。この一〇月には富岡へ蔓延する可能性もあったので、会所詰、大庄屋、庄屋たちは仕事ができない状況であったが二年後に終息した。その後、天保五（一八三四）年以降の一〇年間も大江組や大矢野、牛深村、富岡志岐（罹病者一〇〇〇人余、死者五〇余人）で疱瘡が発生した。天保一四（一八四三）年三月ごろ、長崎表並びに渡海口の茂木村で疱瘡が大流行し、長崎にいた楠浦《くすうら》村や二江《ふたえ》村の関係者が罹病するなど、疱瘡が長崎から流入していたことがうかがわれる。一〇年後の安政五（一八五八）年にも富岡町、志岐村、内田村に疱瘡流行した。

コレラ（コロリ）と麻疹の流行

文政五（一八二二）年八月には長崎に暴瀉《ぼうしゃ》病つまりコレラ（コロリ）が起こり、死者が相次ぎ、中国地方にまで及んだ。安政三（一八五六）年に感冒《かんぼう》が流行した。嘉永三（一八五〇）年七月には劇痢病（コレラ）が流行し、亡くなる者が多数出て、悪疫退散のために富岡陣屋内稲荷社社司明星院に郡中安全の祈禱をさせたが、八月になると天草郡中各村にコレラ病が流行し、とりわけ楠浦村では激烈を極めた。八月の幕府による暴瀉病の救済方をうけ、一〇月に郡中に触れが出された。

安政六（一八五九）年八月に郡中で再びコレラ病が流行したことにより、郡代よりの諭告で、コレラ病に対する予防手当と治法薬療書が布達された。一〇月には初秋からコレラ病で死去した人員を、一村限り男女別に書き上げ、組元に取り揃え役所に届け出させた。文久二（一八六二）年夏にも郡中にコレラ病が流行したので、八月一二日から亀川村、町山口村、櫨宇土村、食場村の順に山清めの祓があった。文久三（一八六三）年一月に佐伊津村で疱瘡が大流行し、八月には富岡町でまたコレラが発生した。

麻疹は、享和三（一八〇三）年五月に幕府が麻疹の流行による窮民の救護を命じたように流行し、この夏に天草郡中で大流行したとされている。

山小屋や地付きの小島への隔離

宝永六（一七〇九）年には郡中疱瘡病人の手当て方を制定し、「疱瘡人の山小屋は田畑の邪魔にならない所を見立て、一人前二間四方の長小屋に拵え、屋根壁等は茅簾え入念に圍い置くこと、一村で二〇人までは全部山小屋に移し、それ以上は伺いの上、村家に置いても差し支えないが、外の人は皆村端れに避難させるべし、たとえ山小屋にても医師にかけて十分養生させ、病人一人に二人づつの看護人を付き添わせ、病人の扶持米、医師への諸掛りの宰領人三人を置くこと。養生の費用が困難となれば申出るように」という文面が村々へ廻達《かいたつ》された。

寛政六（一七九四）年三月には富岡町五丁目船津で疱瘡が発生し、直ちに山小屋へ罹病者を隔離したが、この月の下旬に嶋原《しまばら》藩主当郡初巡見の予定があったが、この流行で中止になったという。その後、四月初旬に町方が談合し、役所へ相談の上で、この疱瘡人を山小屋より戻し自家養生にしたところ、再び流行し、町中の八〇〇余人が患い、その内八〇人程が死去し、六月にまた富岡町で疱瘡が流行した。そして隣接する志岐村へも伝染した。一〇月二九日には志岐村で疱瘡流行が終息し、祓をして口明けに及んだという。

天保八（一八三七）年三月二日上津深江村に疱瘡人が出て、庄屋の山川にも罹患し、この夜看病に母が付き添ってそのほか医師とも四、五人連れで山小屋に入った。

天保九年三月にも疫病が流行し、一〇月には天草下島の楠浦村（天草市本渡の楠浦）に疱瘡が流行し、同村内の本渡水道に浮かぶ錦島《にしきじま》（二色島、現在は干拓によって陸続き）へ小屋掛けをおこない病人を隔離した。一一月にはこの錦島の病人小屋について、本渡水道をはさんで対岸の天草上島の下浦村から楠浦村と本戸組大庄屋に抗議が出され、翌年四月に錦島病人小屋一件について、下浦村百姓金蔵ほか二五名が楠浦村方を相手取って出訴したが（「楠浦村疱瘡病人二色嶋へ隔離につき下浦村より故障訴え一件」）、その後の六月には大庄屋木山家文書「万覚」の史料にあるようにこの件で内済日延べ願いのことが出された（本渡市教育委員会編二〇〇四：二三七）。山小屋に加えて地付きの小島への隔離がおこなわれたが、島に隣接する他の村から苦情が出ていた。この楠浦村では、文化八（一八一一）年に村の住人六名が、伊勢の四日市の宿で疱瘡にかかり快癒し帰国した。その宿からその後の消息を問い合わせた記録もあるように疱瘡罹患をめぐる情報ネットワークのあったことがうかがわれる（本渡市教育委員会一九九七：二二一）。

弘化元（一八四四）年八月に大矢野中村の柳浦《やなぎうら》に疱瘡が流行し、これまで罹病人は肥後か嶋原と最寄りの他領へ出して養生させることが慣例であったが、この習慣をやめ、これからは天草郡内に隔離養生させたいことを役所に願い出て、許可された。

宗門改め、絵踏みへの影響

寛政六（一七九四）年春の牛深村、中田村の疱瘡流行により、踏絵《ふみえ》が中止になった。享和元（一八〇一）年と翌年の天草郡中での宗門絵踏改め麦作見分において﨑津村、亀浦《かめうら》村、魚貫《おにき》村、大矢野筋三ヶ村及び湯島が、宗門改め絵踏改めについて文化五（一八〇八）年と翌年に大矢野三カ村が対象から外された。文政一一（一八一四）年九月・一〇月に宗門改めに加えて病人改め提出を村ごとに求めた。文政一二（一八一五）年には志岐村、富岡町五丁目寺下での疱瘡発生で当春の絵踏廻村が延期された。嘉永三（一八五〇）年三月、宗門改め絵踏み方は東筋一二泊回村の予定が、大矢野三村、二間戸村痘病流行のため、縮小見合わせとなったが、七月に大矢野で再開された。安政四（一八五七）年春には、大江、高濱村、﨑津、今富で疱瘡が流行し、絵踏が延期されたが、一一月に大江組の四村で実施された。

種痘、牛痘の導入

文化一一（一八一四）年四月、天草は疱瘡が大流行する土地なので、予防にとても効くとされた川練子《せんれんし》湯での全身洗浄のため、長崎大通事の林が、川練子（センダン科センダン属植物の種子）二斤を天草郡中におくったが、二斤では意味がないので、代用としてセンダン（栴檀）の実を試みたという。

文政四（一八二一）年二月、昨年から郡中に悪性の風邪が流行したが、当年は特に時疫流行の年忌に当たるので、役所は村役一統に命じて、享保一八（一七三三）年の飢饉後の「時疫」大流行の際に出された江戸町奉行所よりの「時疫特効薬処方箋写し」があるかどうか調査させたところ、栖本組大庄屋小崎家にあり、会所詰大庄屋がこれを写し取り、郡中に廻達したという。

天保一三（一八四二）年一月には坂瀬川村医師本郷玄成が役所の許可を得て、上津深江村字大田に種痘山を創始し、肥前大村の医師を招き、希望者に種痘を施した。さらに嘉永三（一八五〇）年には、役所が日田《ひた》に招いていた長崎の医師を疱瘡が大流行している大矢野地区へ派遣した。

嘉永元（一八四八）年七月長崎出島の医師としてモーニケが日本に来船し、初めて牛痘を伝え、種痘術を広めた。嘉永三（一八五〇）年に上津深江村内の字大田山に牛痘山を開起し、蘭人《らんじん》（オランダ人）持渡しの牛痘を施行したところ効果があったという。

こうした動きのなかで、同所の回し者と称し凝痘を施行する旅医も出たので取り締まりがおこなわれた。文政一一（一八二八）年三月、長崎辺の者とかを名乗って、羊を牽《ひ》き家々の門に立ち、病難除けと称し諸人より銭一二文或は米一合宛取り歩く者がいるという風聞があったので、組内村々とも見廻りをおこない、取り締まるようにとの達しがあった。

表2をみていくと、天草のなかでの疱瘡の流行は、富岡町などの長崎口の海辺の港町や漁村（定浦、水主浦と呼ばれる）、大矢野地区など有明海や熊本につながる地域に多いことがわかる。そもそも島原の乱後の天草では、舸子役負担の見返りに漁場の権利が付与された限られた海付きの七つの集落のみに漁業権が付与され、できる限り外との交流を阻止する手段がとられていたと推測される（橋村 二〇〇九）。その後、近世後期において水主浦は二〇浦くらいまでに増加することになる。それにともない、船に乗った人や物資の流入が多くなった。疱瘡をはじめとした疫病の流行には、五島と同様に海の道との関わりがあるといえる。

薩摩藩の異国船漂着者の疫病対策

日本列島の南端に位置する薩摩藩領では異国船の漂着も多く、異国船漂着時、薩摩から中国などへの海外漂流者の帰還時には、キリシタン改めに加えて、病人対応などがおこなわれていた。その際の病人への対応を記した「異国方御條書」は、水際対策を示している。享保九（一七二四）年辰四月、延享二（一七四五）年一〇月に異国方から諸所津口番所へ出された（藩法研究会編　一九六九）。この記載を口語訳すると次のようになる。

「唐人」がもし病死した場合は、望みによりそこの村の寺内か、寺の無い所では人々の往来の無い所で、「唐人」三四人を陸へおろし、曖・役人・横目・浦役等の役人に見張らせて、土葬で処理し、犬類が寄らないように、虎落《もがり》を結び廻して置いて異国方御用人へ伝達すること（藩法研究会編　一九六九：九〇五）。

「朝鮮人」が病死した時は、死骸を鹽漬《しおづ》けにして本國へ返すこと、申し聞いた通りの大きさの桶に死骸の鹽詰を入れて異国方御用人座へ急ぎ伝達すること（藩法研究会編　一九六九：九〇六）。

南蛮船と阿蘭陀船の破損の際は、早速舟を出し、船中の人たちを助け、異国人を指定の家屋、小屋に入れて監視し、地元の者を近づけさせないようにし、食べ物は飢えないように提供し、もし溺死・病気の者がある場合には、死骸を鹽詰にし、その後の対応を速やかに鹿児島へ連絡することになっていた（藩法研究会編　一九六九：九〇九）。

このように異国船の漂着者が病死した際に、「唐人」（中国）は寺か寺のないところでは人の往来のないところに土葬し、「朝鮮人」は本国に返すために塩漬けにし桶に入れておく、南蛮船と阿蘭陀《オランダ》船の異国人は死骸を塩漬けにしていた。つまり、漂着者の属性によって病死者への対応に違いがみられた。この内容は異国船の渡来や漂着船の処理についての指示であり、宮下満郎によると「坊ノ津津口番所書類」の「異国船船方條書」にもこれと同文があるため、領内各地の津口番所に同内容の条書が備えられていた（宮下一九九九：七、一三四）。

南九州では、疱瘡が徳之島で寛永六（一六二九）年、鹿児島で正保元（一六四四）年というように江戸時代初めから確認され、コレラは明治初めの西南戦争時に流行したとされている（森 一九九三：二一二）。なお全国的にコレラが流行した安政五（一八五八）年に藩主島津斉彬《なりあきら》が没したことについてもその因果関係の諸説がある（森 一九九三：六二―六四）。種子島など琉球につらなる島々でも疱瘡などの疫病が流行した（河内 一九七三：一七四―一九〇）。種子島では一万数千人の島民に対し約一〇〇〇人の病死者がでたこともあったとされ、天和二（一六八二）年から確認され、元文二（一七三七）年五月に死者数千人、寛延《かんえん》三（一七五〇）年二月から弘化四（一八四七）年までほぼ一〇年間隔で発生し、安政三（一八五六）年に初めて種痘がおこなわれ、文久元（一八六一）年には島中に施された。この実施は他藩よりもはやい措置だったとされる（河内 一九七三）。天保七（一八三六）年一一月の「種子島年譜」では祈禱でも効き目がなく、疱瘡除け方として子供を引き連れて逃げる人や、山野へ小屋をつくって隠れる人、矢や鉄砲で疱瘡を追い払う真似をすることが記されているという（河内 一九七三）。屋久島では、一九四三年の『屋久島民俗誌』によると「疱瘡にかかるとすぐムラバナ（村の西方の未開墾地）へかかえ出し、そこにホーソゴヤ（疱瘡小屋）をこしらえて入れておいた。ホーソゴヤと村との中間にナカゴヤというのを作り、家族の者はそこへ薬や食物を持って行って渡した」という（宮本 一九七四：一八二）。

鹿児島県内各地には疱瘡踊り（疱瘡踊り）などの疱瘡退散を祈る習俗が残され、薩摩川内市入来町浦之名では寛政二（一七九〇）年、文化一一（一八一四）年、弘化五（一八四八）年の疱瘡が流行した年に限って踊っていたとされる（森 一九九三：二一二）。鹿児島県日置郡阿多村には「疱瘡の神は踊が好きだから踊って機嫌をとる。疱瘡にはオドリボウソと勧進疱瘡の二種がある。踊疱瘡には晴着を着て村々を踊り回る。勧進疱瘡のときには乞食の様子をして、村々を踊って歩き、金を貰って来て祈禱する」というカンジンボウソの習俗があったという（鹿児島県立川内中学校編 一九七九）。安政五（一八五八）年には鹿児島で麻疹、コレラも流行し、その後の文久二（一八六二）年の名越時敏（『南島雑話』著者）の記録に、コレラが流行し、段々死にいたると聞くが、特に不便に思っていなかったので、治療に重きをおくこと、流行しているコロリの退散願として下賤の人たちが太鼓・三味線を使って処々の神前で踊る事が何回もおこなわれたとある（鹿児島県歴史資料センター黎明館編 二〇二〇：二五・二三九）。

現在の宮崎県高鍋町の高鍋藩の「高鍋藩御仕置年代記事」の安政六（一八五九）年九月七日に「福嶋今町えころり病流行ニ付、彼方老名（町年寄）共より此方医師御遣わし下され候よう願出、萱嶋恭安、山本玄録、植松常郎方遣わさる。尤も路料薬代等ハ浦中より相弁じ候段申出る。」（小寺 一九六二：三七一）とあり、南部の福嶋今町（現在の串間市）からコレラ対応のために医師の派遣の依頼があった。

まとめ

本稿では、江戸時代の五島と天草の疱瘡を中心にして麻疹、コロリ流行とその対応を、さらに薩摩藩については異国船漂着者の病死人への対応を中心に紹介してきた。

島々では疱瘡流行に逃げ場がないので、その対策に追われていたことがわかる。天草では、漁村や港町から疱瘡コロリ（コレラ）が流入し、疱瘡対応では、集落から山の避難小屋への移動、さらに楠浦村のように地付きの小島への隔離もみられた。五島でも藪などの隔離施設があったが、上五島の文政期の疱瘡大流行では、罹病者の無人島への隔離もあった。庄屋などの関係者が別の地に退避していた。薩摩藩では異国漂流者の病人死体を塩漬けにした後の対応では、中国からの人々、朝鮮からの人々、それ以外の人々で異なる処置の取り決めがあった。ここには文化的、政治的な問題も見え隠れする。

五島は瀬戸内海や紀州、または日本海側などの他地域との間での人の移動が激しく、漁業や捕鯨関係での移動者も多かったことを紹介したように、海の道を通した疫病の流入がうかがわれる。天草のなかでの疱瘡の流行は、富岡町などの長崎口の海辺の港町や漁村や大矢野地区など有明海や熊本につながる地域に多いともいえる。また、種子島をはじめとした南につながる鹿児島の島嶼部でも疱瘡などが流行しその対応がいち早くおこなわれていた。

疱瘡をはじめとした疫病の流行には、人や物資の移動の海の道に加えて、漁業者の移動なども視野に入れながら検討する必要がある。

参考文献

小寺鉄之助編著　一九六二『近世御仕置集成』宮崎県史料編纂会

鹿児島県立川内中学校編　一九七九『川内地方を中心とせる郷土史と伝説：西薩摩の民謡』歴史図書社（初出は一九三七年で一九七九年に再刊）
鹿児島県歴史資料センター黎明館編　二〇二〇『鹿児島県史料　名越時敏史料　九』鹿児島県
上五島町　一九八六「二二疱瘡の流行」『上五島町郷土誌』上五島町
河内和夫　一九七三「種子島における痘瘡について」『日本医史学雑誌』一九―二
酒井シヅ　二〇〇八『病が語る日本史』講談社学術文庫
新魚目町　一九八六『新魚目町郷土誌』新魚目町
新魚目町　一九八八『新魚目町郷土誌史料編』新魚目町
谷川健一他編　一九七二『日本庶民生活史料集成　第一五巻』三一書房
中島功　一九七三『五島編年史　上巻　下巻』国書刊行会
橋村修　二〇〇九『漁場利用の社会史』人文書院
服部英雄・曽田菜穂美　二〇一七「翻訳・フロイス『日本史』一部六八～七四章」
藩法研究会編　一九六九『藩法集　鹿児島藩　下巻』創文社
東昇　二〇一六『近世の村と地域情報』吉川弘文館
フロイス、ルイス　二〇〇〇『完訳フロイス日本史9巻』（松田毅一・川崎桃太訳）中央公論新社
本渡市教育委員会編　一九九七『天領天草大庄屋木山家文書　御用触写帳　第二巻』本渡市教育委員会
本渡市教育委員会編　二〇〇四『天領天草大庄屋木山家文書　万覚第二巻』本渡市教育委員会
松田唯雄　一九四七　『天草近代年譜』みくに社
宮下満郎編　一九九九　『鹿児島県史料集　第三八集　譯司冥加録・漂流民関係史料』鹿児島県史料刊行会
宮本常一　一九五二「五島列島の産業と社会の歴史的展開」『西海国立公園候補地学術調査』（宮本常一　一九七二『宮本常一著作集　第一一巻中世社会の残存』未来社に再録）
宮本常一　一九四三『屋久島民俗誌』（日本常民文化研究所ノート、第二六）日本常民文化研究所
森重孝　一九九三『鹿児島の医学』春苑堂書店
苓北町史編さん委員会編　一九八四『苓北町史』苓北町

参考ホームページ

西尾市立岩瀬文庫ホームページ「二〇二〇年五月一日（金）疫病退散！「姫魚図」& ぬりえ公開」（https://iwasebunko.jp/news/entry-392.html：二〇二〇年九月三〇日閲覧）

コラム◉海の近代中国と感染症

村上衛

新型コロナウイルスに限らず、中国は歴史的にグローバルな感染症の震源地の一つであった。一九世紀半ば以降になると、中国は感染症対策の一つの焦点となっていく。その原因を、一八世紀以来の中国と海との関わりからみていこう。

記録されない疫病

感染症対策として重要なのはヒトとヒトの接触を減らすなど人々の行動をコントロールすることである。そのためには、政府が人々を把握して統制することが重要になる。こうした人々の把握が最も苦手だったのが、清朝をはじめとする中国の王朝政府であった。中国というと、皇帝専制政治で、強力な政府があったというイメージがあるかもしれないが、清朝の中央政府は財政規模も小さく、現代風にいえばきわめて「小さな政府」であった。そのため、徴税をはじめとするさまざまな業務を民間にアウトソーシングしており、人々を統制するのは極めて困難だった。疫病対策も皇帝がいる首都の北京を除いては、地方政府や民間に任せていた。海の支配についてみると、清朝政府はそもそも貿易の管理や関税の徴収すら、仲介商人たちに任せて直接は関与しなかったから、検疫体制の整備など思いもよらなかった。

こうした清朝支配下の中国のゆるやかな体制のもとで、感染症があまり大きな問題にならなかったのは、一つには一八世紀が平和な時代で軍隊の移動のような疫病を全国的に大流行させる要素が少なかったことと、もう一つは中央政府が地方で蔓延《まんえん》している感染症を把握する気がなく、大規模な対策がとられず、系統的な記録も残らなかったからである。

海上貿易と感染症拡大の転機

中国における人間とウイルスとの関係に大きな影響を与えたのが、一八世紀における海上貿易の発展であった。当時の中国は絹織物・陶磁器や茶などの世界的な商品を輸出する一方で、輸入しなければならない商品は少なかった。そのために、一八世紀を通じて、海上貿易により中国には銀が流入、これは中国に未曾有《みぞう》の好景気をもたらした。政治的な安定もあり、中国の人口は一七〇〇年頃の一億五〇〇〇万人から一八五〇年頃の四億三〇〇〇万人へと増大した。急速な人口増大にともない、これまで人が居住していなかった山地などへの移民と彼らによる開発が進展した。しかしそれはウイルスと人間の接点を増やすことにつながった。特に雲南省《うんなんしょう》では一八世紀以降の雲南への移民流入と開発の進展の中で、雲南省の各地に潜んでいたペスト菌と人々の接触は拡大、各地で散発的にペストが流行し、時に大流行にいたった。

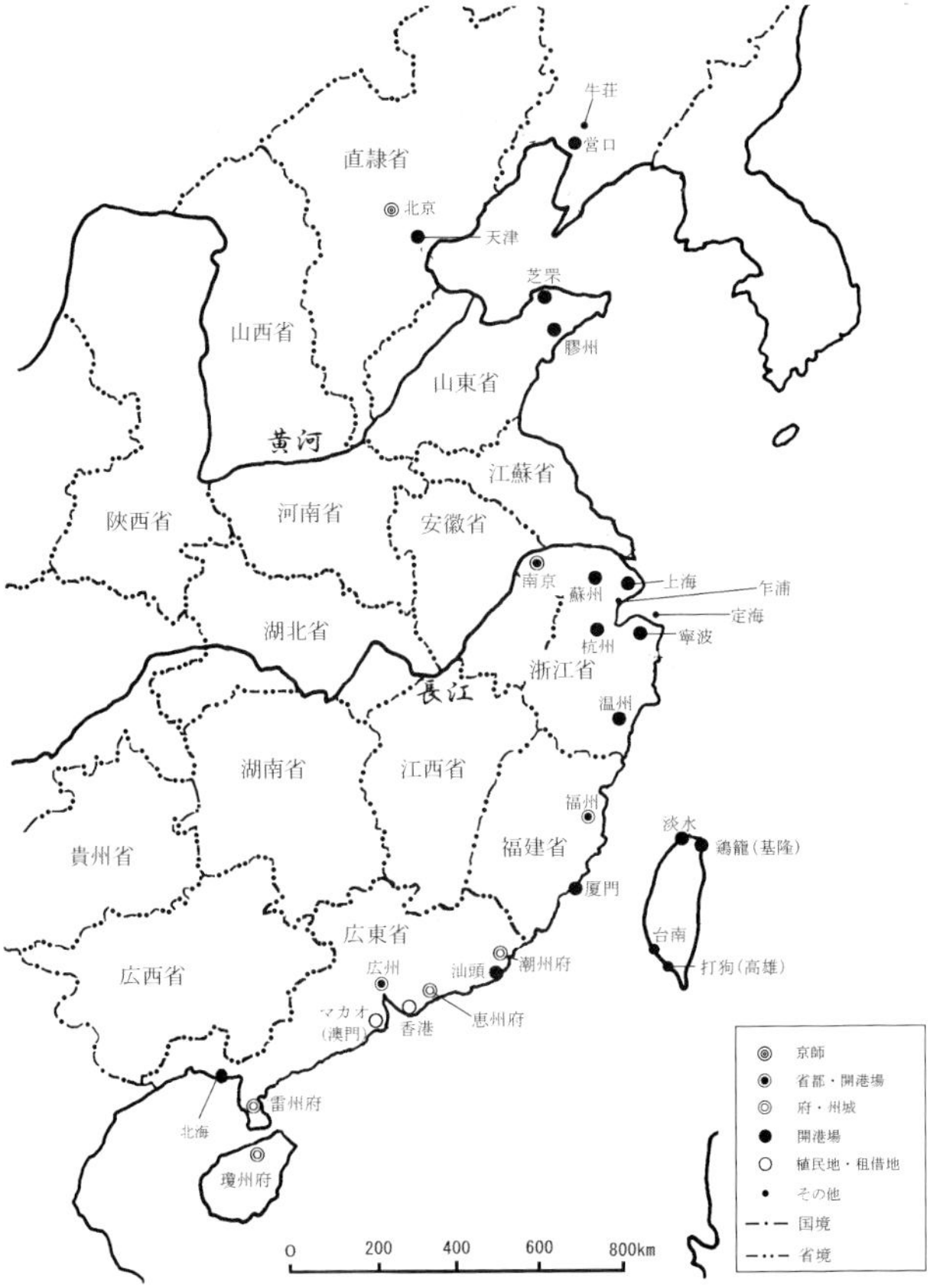

図1　中国地図

海上貿易は直接的にもウイルスとの接点を拡大した。欧米船が集中する広州《こうしゅう》の貿易は一七八〇年代以降、紅茶貿易増大にともなって急速に拡大、来航する船舶も急増した。中国産紅茶の輸入による貿易赤字に悩むイギリス東インド会社は、インド産の綿花とアヘンを中国に輸出するようになり、インドと中国の間の交易は拡大した。そうした中、インドのベンガル地方では一八一七年にコレラが大流行し、それが世界的に拡大した。中国にも一八二〇年には海路から広州を通じてコレラが入り、沿海貿易によって福州《ふくしゅう》、寧波《にんぽー》、上海に拡大、一八二一～一八二二年には全国的な大流行となった。コレラは一八二〇年には陸路を通じて朝鮮、一八二二年には海路を通じて長崎から日本にも入り、多くの犠牲者が出ている。

このように、アヘン戦争による開港前から、中国は新たな感染症のステージに入っていた。そしてアヘン戦争以降、これが外国人によって記録されるようになる。

海をわたる軍隊とマラリア

一八四〇年七月五日、イギリスの中国遠征軍は舟山《しゅうざん》列島の定海《じょうかい》を攻撃した。これがアヘン戦争（一八四〇～一八四二年）最初の本格的実戦となる。軍事的技術の圧倒的な差もあり、定海は一日で陥落し、イギリス軍の損害は負傷者わずか一名と極めて軽微であった。しかし、その後、舟山列島に駐屯したイギリス軍兵士は次々にマラリアに感染し、イギリス軍は病院を設置して対応したが、その年の末までに四四八名が死亡した。アヘン戦争におけるイギリス軍の戦闘による死者は六九名にすぎないから、マラリアは清朝軍よりも遙《はる》かに大きな損害をイギリス軍に与えたことになる。

当時の中国においてマラリアは長江流域から華南《かなん》にかけて広がっており、免疫をもたない中国北部の人々にとっては感染すると重症化して死亡する危険性の高い病気であったが、それが系統立てて記録されることはなかった。イギリス兵の中国における大量罹患《りかん》によってはじめて、中国におけるマラリアの蔓延《まんえん》があらためて確認され、記録されたのである。

日本軍もマラリアの餌食《えじき》となった。一八七四年五月、日本は台湾南部の先住民による宮古島漂流民の殺害事件を口実に台湾に出兵した。台湾の先住民との戦闘による死者はわずかに一二名であり、台湾に駐屯する清朝軍との戦闘は起こらなかった。ところが一二月まで台湾に駐屯した日本軍にはマラリアが蔓延、死者は五六一名に達した。

さらに日清戦争後、下関条約で日本に割譲された台湾を制圧するために派遣された日本軍の間にもマラリアが蔓延、台湾での戦闘による死者四五三名に対し、戦病死者は近衛《このえ》師団長の北白川宮親王も含め一万二二三六名に達し、これは日清戦争の戦死者九六四名の一〇倍に達する。その後、日本の植民地になった台湾においてはマラリア対策が本格化し、これが東アジアにおける本格的なマラリア対策の嚆矢となる。

中国から広まるペスト

近代における海上交通の発達は、中国へのウイルス流入や中国での外国人の感染だけではなく、中国発の疫病の世界的拡大を招いた。特に大きな問題となったのが腺ペストである。雲南各地でペストが散発的に流行するようになっていた状況で、一八五六年から一八七三年の雲南の回民の大反乱のなかで、軍隊の大規模な移動にともない、ペストが雲南で蔓延することになる。この雲南のペスト流行との関係は正確にはわからないが、一八六〇年代に北海《ほっかい》で発生したペストは、沿海部を東に進んで一八九〇年に広州に入り、一八九四年には香港に広まった。すでに蒸気船による開港場間を結ぶ定期航路が拡大しており、かつ中国から東南アジアへの移民という人の移動も飛躍的に拡大していた。広州という開港場と香港という東南アジアと華南の結節点に感染が広まったことにより、ペストは隣接する福建省の廈門《あもい》を通じて台湾、さらに北上して上海、天津《てんしん》に広まり、日本の神戸に達した。こうした状況の中、イギリス植民地の香港ではペスト対策がとられ、アジア各地域の港では検疫体制が強化されていくことになる。

中国政府と感染症対策

もともと、清朝政府は末端を統制する能力が弱かったうえ、一九世紀末から二〇世紀初頭の清朝政府は日清戦争と義和団戦争という対外的な危機に対応し、行政・教育・軍事など優先すべき改革におわれていた。かくして、中国における感染症対策が進まない中、中国の感染症への対策は、中国の対外貿易港である開港場における海関（税関）による検疫、外国が行政権をもつ外国租界における対策と、中国との航路のある外国の港における検疫、そして香港や台湾における植民地政府の対策という、いわば中国の外縁部とおよび中国の外側から、外国人や外国政府が主導して進めていくことになった。

辛亥《しんがい》革命で清朝が滅んで中華民国が成立した後も、内戦や日本の侵略も含め、直面していた課題が多く、中華民国政府には二〇世紀半ばまで全面的な感染症対策を行う余裕はなかった。感染症対策が進んだのは、海を通じた人の交流を制限し、中国史上、かつてないほど「大きな政府」を成立させた中華人民共和国になってからであった。

9 水際作戦の歴史―明治日本の海港検疫

市川智生

はじめに―日本はなぜ検疫をやりたがるのか

日本の感染症対策は、歴史的に海港検疫を強く志向してきた。それは、防疫法令の立案や運用といった政策レベルにおいても、また日々の生活のなかで作られる感染症対策へのイメージのような一般社会のレベルにおいても顕著のように思われる。では、危険度の高い感染症を、空港や港湾で航空機や船舶に搭乗するひとびとを厳格に検査することで、国内への流入を防ぐべきだという発想は、時代や地域を超えて普遍的なものといえるだろうか。

二〇二〇（令和二）年の新型コロナウイルス感染症の世界的流行にともない、感染症の拡散を防ぐための検疫という方法は、日本ではかなりの程度受容されている。しかし、検疫には依然として慎重な国も多い。それは、国民の自由な経済活動を制限することにつながるということと、いわゆる水際作戦が、感染症の拡大を防ぐ方法としては、完全なものではないとする考え方が定着していることによる。

では、なぜ日本は検疫に執着するのだろうか。誰しもが思いつくのは、島嶼《とうしょ》国ということだ。日本のように海に囲まれている国にとっては、感染症は海外から流入するという事態は容易に想定することができる。さらに、島嶼国で何らかの感染症が蔓延《まんえん》しているということは、健康や生命の危機ということ以上に、公衆衛生上の負のイメージを持つことになる。たとえば、戦前に内務省衛生局予防課長をつとめた高野六郎（一八八四～一九六〇）は、日本におけるコレラの歴史を振り返って、「コレラは日本では輸入の疾患である。日本の風土はコレラの病原が定着するのに適していない」と述べたことがある（内務省衛生局 一九二七）（文意を損なわない範囲で現代日本語に改めた。引用に際しては以下同様）（図1）。しかし、明治期のコレラの流行は、年によっては日本国内で初発感染例が報告されたものも珍しくはないため、高野の見解を事実とみなすことは困難である。それにもかかわらず、コレラが輸入感染症であるとの前提に立脚したのは、日本がコレラの常在地ではないとすることが、公衆衛生の水準を高く評価することにつながるからであった。そして、それは日本は海外からの感染症の侵入を防ぐ努力、すなわち検疫を行い続けるべきだとの発想につながる。

この小論では、以上のように、感染症への対応に地理的環境や諸外国との関係が影響するということを踏まえて、日本の検疫がどのような歴史的経緯をたどったのかを考えてみたい。

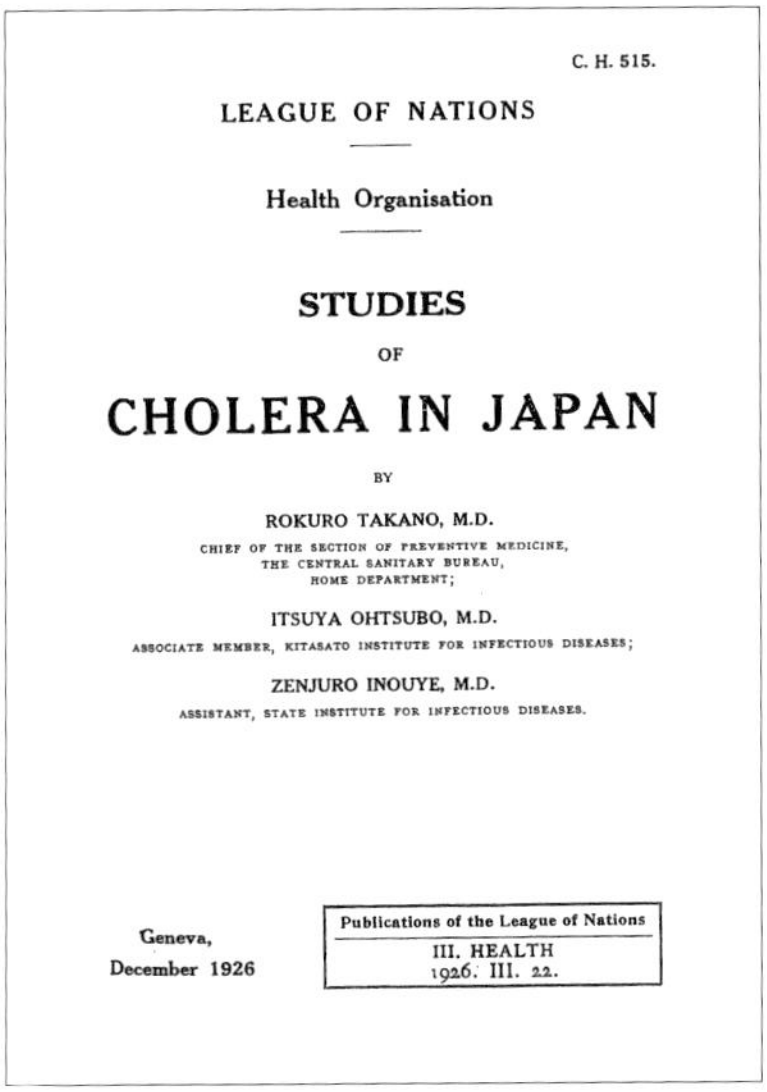
C. H. 515.

LEAGUE OF NATIONS

Health Organisation

STUDIES
OF
CHOLERA IN JAPAN

BY

ROKURO TAKANO, M.D.
CHIEF OF THE SECTION OF PREVENTIVE MEDICINE, THE CENTRAL SANITARY BUREAU, HOME DEPARTMENT;

ITSUYA OHTSUBO, M.D.
ASSOCIATE MEMBER, KITASATO INSTITUTE FOR INFECTIOUS DISEASES;

ZENJURO INOUYE, M.D.
ASSISTANT, STATE INSTITUTE FOR INFECTIOUS DISEASES.

Geneva,
December 1926

Publications of the League of Nations
III. HEALTH
1926. III. 22.

図1 *Studies of cholera in Japan*（Takano, Rokuro *et al.* 1927, League of Nations）

西南戦争コレラ事件

日本における検疫の歴史は、明治の初めにまでさかのぼることができる。その背景は、江戸時代の末期に始まった海外諸国との通商、特に東アジアおよび東南アジア諸地域とのヒトおよびモノの往来にある。明治維新から一〇年が経過した一八七七（明治一〇）年以後、九〇年代にいたるまで、国内ではコレラがたびたび大流行を起こすようになった（図2）。その規模の大きさは、一八七七年から一八九六年の二〇年間で、三五〇〇万から四〇〇〇万人程度だった当時の日本において、感染者が約五三万、死亡数が三七万人に達したことからも想像できるだろう。特に、一八七九年および一八八六年には、コレラによる死者がそれぞれ一〇万人を超える事態となった。

このコレラ（cholera）という病気は、原因となる細菌が飲料水や食品とともに経口でヒトに侵入・感染する細菌性の感染症である。長崎、横浜、函館、神戸、新潟などの開

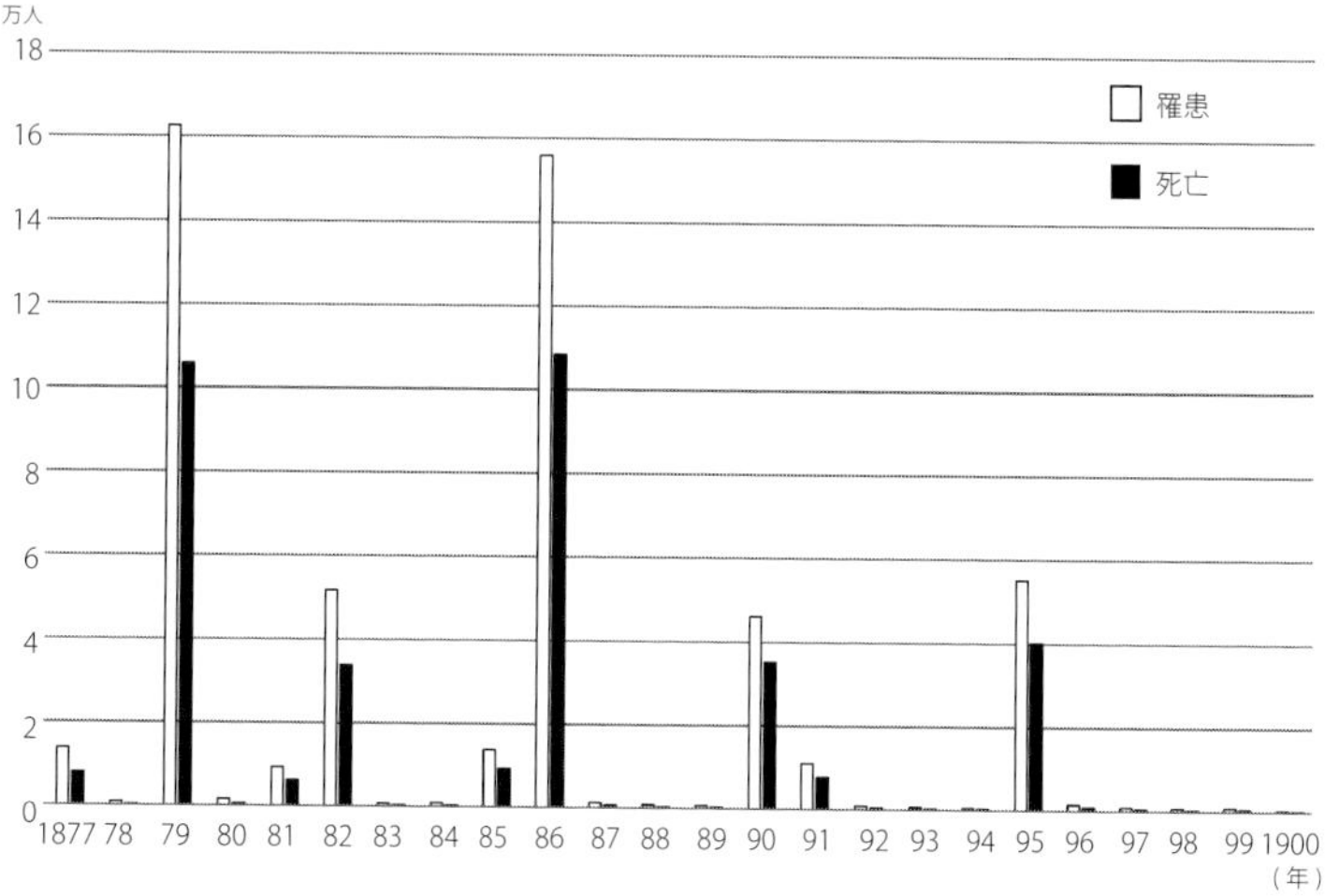

図2　明治期日本のコレラ流行1877-1900（『内務省衛生局年報』各年（内務省衛生局）より作成）

港場を拠点に国際貿易が行われるようになった時期は、中東、ヨーロッパ、アフリカ、中国大陸などでコレラが猛威を振るう第四次世界的流行（パンデミック）のさなかにあった。その意味で、日本の港湾と諸外国を結ぶ船舶は、社会経済の活性化にとって必要不可欠な道具であるとともに、感染症の原因をもたらすものでもあったということになる。

日本が最初に経験した本格的なコレラの流行は一八七七（明治一〇）年秋、長崎を起点とするものだった。九州西北部に位置する長崎は、一八五八（安政五）年に江戸幕府が開港場として指定するはるか以前から、中国およびオランダとの国際貿易の拠点だった。そして、あまり知られていないことだが、長崎は古くからの港湾都市であると同時に、戦時には将兵や軍事物資を各地へ輸送する兵站基地としての役割を果たすことがあった。一八七七年の西南戦争がまさにその典型である。周知のように、西南戦争は一八七七年二月から九月にかけて九州で発生した反政府内乱である。鹿児島、熊本、宮崎、大分など九州各地を戦場として、西郷隆盛のもとに集まった約三万名の不平士族を中心とする薩摩軍と、明治政府に動員された六万名余りの官軍による戦闘が展開した（小川原　二〇〇七）。

西南戦争に際して、明治政府が全国から召集した兵士は大阪へ集められ、そこから輸送船で長崎へと送られ、やがては熊本や鹿児島など九州南部の戦場へ向かっていった。

そして西郷隆盛の自刃によって終戦を迎えた一八七七年九月、今度は派兵のルートをさかのぼる形で、長崎から海路で神戸、大阪へと将兵の引き揚げが行われた。戦場へ向かう兵士たちと、戦闘で傷つき引き揚げる兵士たちが直面したのは、中国南岸のアモイから長崎へと伝播しつつあったコレラの流行だった。多くの兵士が行き交う長崎で、政府軍将兵たちはつぎつぎとコレラに斃《たお》れていったのである。防衛省防衛研究所が所蔵する当時の記録には、九州各地から大阪の陸軍事務所へと、毎日のように軍隊内でコレラ罹患者が発生していることを伝える戦況電報が残されている（図3）。政府軍が長崎、熊本、鹿児島など計一三カ所に設置した軍団病院（野戦病院）の記録によれば、入院総数九八九五名のうち、六九八名がコレラによるものであった（西村 一九一二）。

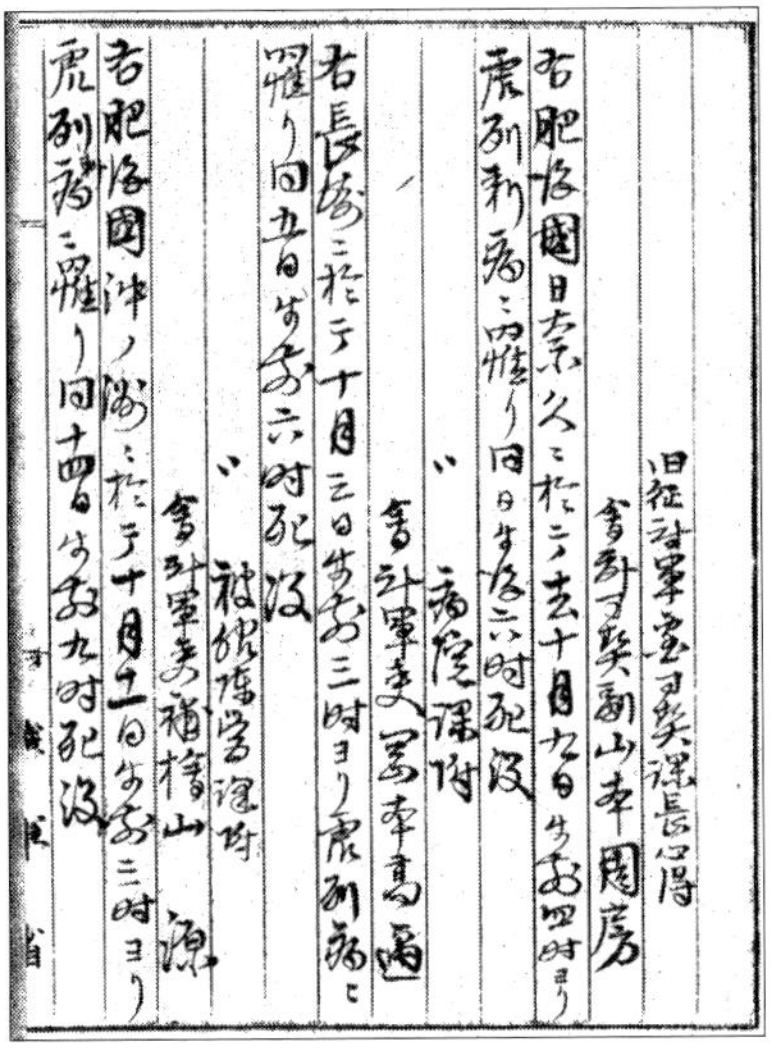

図3　西南戦争におけるコレラへの感染・死亡事例
（「明治十年十一月　日記　来　旧軍団残務調所」防衛省防衛研究所所蔵、M10-24-267、JACAR（アジア歴史資料センター）Ref.C09082363400）4行目、7行目、12行目に「虎列刺病ニ罹リ……死没」の文字がみえる。

そして、長崎から輸送船で大阪へと引き揚げる将兵の間からもコレラの感染者は続出した。その通報に接した大阪の陸軍事務所では、神戸港沖での停船措置を命じ、帰還兵の上陸を禁止することにした。九州の戦場から神戸・大阪へと続々と到着する感染者を前にしての、まさに水際作戦の試みであった。しかし、陸軍によるこの突然の検疫実施は、次のように凱旋将兵にとっては戦勝気分を害する企てと映ったようである。

上陸することを禁止し、病気を避ける方法を講じようとしたが、戦争に勝利した軍人のなかに、医務官のいうことを聞いて衛生の方法を守る者が少なかった。逆に、医務官を馬鹿にして、喧嘩をしたうえで相次いで上陸してしまった（石黒　一八七八）。

反乱軍の鎮圧に成功した政府軍将兵は、神戸港で上陸禁

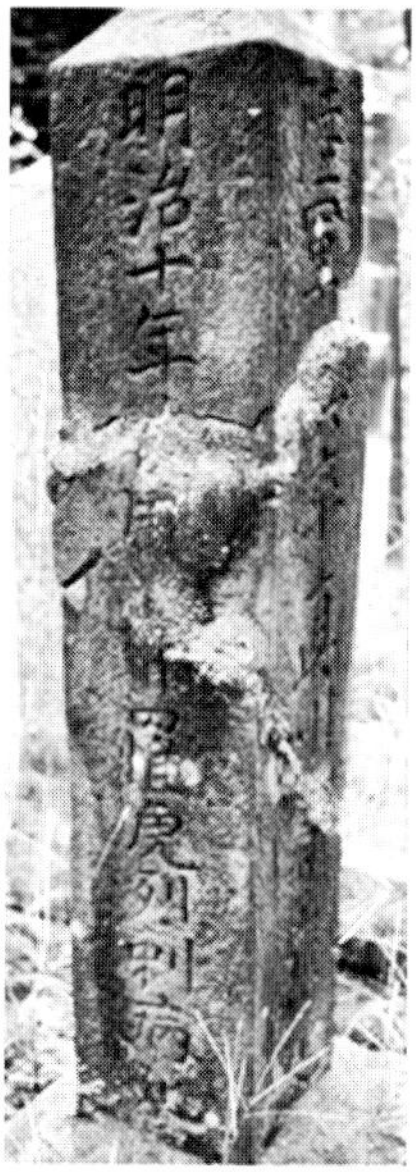
図4　旧真田山陸軍墓地
（筆写撮影）

止命令を伝えた医務官の説得に応ずることなく、神戸から大阪への行軍を強行したのだった。その後、陸軍は、九州からの兵員輸送の停止、陸地での行軍の中止、神戸に寄港した輸送船での兵員待機などを改めて発令したが、上陸した兵隊の間からコレラ感染者が続出し、病院への隔離収容や消毒などの手段が追い付かず、まさにお手上げ状態となった。結果的に、神戸および大阪では多くの帰還兵がコレラを発症し、一〇〇〇名以上の将兵が大阪に開設されていた陸軍臨時病院へと収容された。それだけではなく、京阪神地方の市街地に宿泊する将兵から市民へとコレラが感染し、全国的流行へと発展していったのである。

このように、明治最初のコレラの流行は、国内の反乱鎮圧に成功した軍隊の間で蔓延する結果となった。その契機は、軍隊の将兵の移動を制御することに失敗したことにある。創建からわずか数年の軍隊ではあるが、防疫を理由とした行動制限が持つ難しさを物語っている事例といえるだろう。

大阪市東部にある真田山《さなだやま》には、旧陸軍墓地がいまでも残されている。そこには、西南戦争での戦死者の墓碑が約一〇〇〇柱たっており、長年の風雨により摩耗した碑文のなかには、「罹虎列刺（コレラ）病死」とはっきり読み取ることができるものがある（図4）。これらは、明治日本が建設される過程で、武士身分を基盤とした軍隊に代わり、徴兵による新たな軍隊秩序が形成されるなか、その狭間《はざま》で落命した兵士の痕跡であるといえるだろう。

検疫と国際関係

一八七七（明治一〇）年の検疫の失敗とコレラの蔓延という事態を受けて、明治政府では検疫法令の本格的な作成に着手することになった。ただし、想定されていたのは日本国内の港湾を移動する船舶ではなく、海外から日本の開港場へと入港する船舶への検疫だったようである。それは、一八七八（同一一）年夏、外務省において法案の協議がなされたことからも推測できる。会議のメンバーは、外務大輔《たいふ》（現在の外務次官に相当）の森有礼《ありのり》（一八四七〜一八八九）、内務省衛生局長として防疫全般の責任者であった長与専斎《ながよせんさい》（一八三八〜一九〇二）など日本人委員が四名、顧問としてイギリス、アメリカ、ドイツの医師が一名ずつという顔ぶれだった。三名の欧米系の医師は、横浜に設けられた領事館の医務官であったり、布教活動と医療奉仕を目的に来日した宣教医であったりと、属性は多様であった。だが、過去に多くの国で防疫活動従事した経験があるという点では共通しており、海外での感染症対策の実務に関する知識・情報を提供することが求められていたのだろう（市川 二〇〇八）。

当時、ヨーロッパ諸国の間で数年ごとに開催される国際衛生会議で争点となっていたのは、船舶を一定期間停留させることで感染の伝播を防ぐ「停船法」と、特定の症状をみせる船員・船客がいるかどうかを医師が検診するが停留は最小限にとどめる「医師検査法」をめぐってのものであった（Howard-Jones 1984、脇村 二〇〇八）。この二つの異なる基準は、厳格な防疫を求めるか、経済流通を優先するのかが背景にあった。そのため、外務省での検疫会議でも、コレラ流行地から来航する船舶に対して、どちらの基準によって検疫を行うのかが問題となったのは当然のなりゆきだったといえるだろう。

会議では、日本人委員が「停船法」を志向する一方で、イギリス海軍軍医W・アンダーソン（一八四二〜一九〇〇）とドイツ海軍病院医務官H・グッチョー（一八四三〜一九〇三）が繰り返し力説したのは、「停船法」が流通を阻害する古典的方法だということだった。特に、アンダーソンは、イギリス公使H・S・パークス（一八二八〜一八八五）による貿易優先（したがって停船法に否定的）の意見を会議の場で伝えるなど、その行動は検疫に関する海外情報の提供にとどまらず、背後にある自国の姿勢を前提としていた。結果的に、外務省での会議は、欧米系医師の主張に押し切られる形で、一八七八（明治一一）年八月末、「医師検査法」に基づく検疫法令を採用することで幕を閉じた。

ところが、翌一八七九（明治一二）年春にはじまるコレラの流行を受け、同年七月に明治政府が発令した「海港虎列刺病予防規則」（太政官布告第二八号、まもなく「検疫停船規則」に改正）は、流行地から日本の開港場に入港する船舶に対して、沖合で七日間の停船を規定する内容となっていた。どのような経緯で会議の結論と真逆の法令が発令にまで至ったのかは判然としないが、医師の判断により停船期間を短縮化する方案から、古典的な「停船法」に基づく検疫へと変更されたことは明らかである。もしかしたら、この法令の成立にかかわった政府関係者は、海外からの輸入感染症の伝播を防ぐための最先端の検疫法令を自らの手で作り上げたような錯覚に陥っていたのかもしれない。しかし、当時の日本は検疫制度の構築という国際競争の先頭を走っていたのではなかった。むしろ、周回遅れの走者が自分より後方にいる走者をみて、先頭を走っていると勘違いしていたのだと、後になって痛感させられることになる。

事実、「海港虎列刺病予防規則」をつきつけられた欧米諸国は、それまでは外務省の検疫会議に自国の医師を派遣するなど協力姿勢を示していたが、一転して懐疑的な態度をとるようになった。その急先鋒がイギリス公使H・S・パークスだったことはよく知られている（厚生省医務局 一九八〇）。一八七九（明治一二）年七月、香港を出港し神戸を経由して横浜へ向かっていたドイツ船ヘスペリア号が、日本側の検疫官の制止を振り切って、停泊期間中に横浜へ入港する事件が発生した。ヘスペリア号事件である。この出来事には、日本が制定した行政規則を欧米諸国に遵守させる法的根拠が希薄だという外交上の事情が背景にあった（五百旗頭 二〇一〇）。

ヘスペリア号が日本側の停船要請を承知していながら従わなかった理由は、ドイツ側の外交記録から判明する。まず、横浜のドイツ総領事E・ザッペ（一八四三～一八八八）およびび医務官H・グッチョー（外務省の検疫会議に参加していたドイツ海軍病院の医師と同一人物）は、船内にコレラ患者が発生していない限り、航行が許可されるべきだと考えていたようである。これでは、日本側が策定した停船法に基づく「海港虎列刺病予防規則」と相いれないことは間違いない。そして、ヘスペリア号へ臨検のために乗船した日本の警官が、すでにコレラの蔓延地域となっている内陸と多くの停船中の船舶の間を繰り返し往来している様子から、自船内にコレラが伝播することを危惧していた模様である（市川 二〇一八）。日本側がコレラを輸入感染症と考え、船舶を沖合で停泊させて上陸を防止しようとしたのに対して、ドイツ側は、日本の警官（検疫官）がコレラを船内に持ち込むのではないかと恐れているのは極めて対照的で興味深い。

ヘスペリア号が停船期間のさなかに横浜へ入港した理由は、先に述べた検疫会議のいきさつから、日本側の検疫制度そのものに懐疑的だったことはもちろんであるが、結局のところコレラ流行のさなかにある日本側が海外から来航する船舶に検疫を強行することへの矛盾だったようである。感染症の来源がどこにあるのかという点に注目する時、コレラは海外から輸入されるものだという島嶼国日本の発想は、欧米諸国にとっては全く受け入れられないものだったことを、この事件の顚末は示している。事実、記録的大流行となった一八七九年および一八八六年のコレラは両方とも輸入感染例でなく国内の感染例が拡大したものだった（山本 一九八二）。

検疫をめぐる方針転換

かくして、明治初めの日本が志向した厳格路線の海港検疫は挫折に終わった。一九八〇（昭和五四）年に旧厚生省が編纂《へんさん》した『検疫制度百年史』は、一八七九（明治一二）年の検疫中止から一八九九（同三二）年の海港検疫法の成立までの事情には言及していない。しかし、この二〇年余りの間、検疫に関して全くの空白であったわけではない。ヘスペリア号事件を経験した日本は、島嶼国としての発想に基づく古典的な検疫が不可能であることを悟り、制度を一新した。一八八二（明治一五）年六月、新たにコレラの流行が警戒されるなかで発令された「虎列刺病流行地方ヨリ来ル船舶検査規則」は、わずか五カ条からなるものだった。停船時間を四八時間以内とし、コレラ感染者および疑似症者がいなければ直ちに入港をさせる旨を明記している点から、「医師検査法」への転換は明らかであった。

この規則の実施にあたっては、外務省は「最も簡便な手段を実施することで、公衆の健康および生命をできるだけ確実に保護することを目的とする」と説明している。つまり、検疫に際しての停船措置を最小限に抑えることを条件に、諸外国の外交官に協力を求めることにしたのである。これは、海港検疫の方法論という点からすれば、一律に長時間の停泊を定める古典的なあり方から、国際衛生会議の議論に沿った国際基準への追従を意味していた。また、検疫法令をめぐる実際の運用面においても、簡略化された検疫法令を用いることによって、日本の行政規則を諸外国の船舶に遵守させることが期待されてきたのである。実際に、この時期の検疫に関する記録には、コレラ感染者が乗船する船舶に対して、検疫港での検査ののち、隔離と消毒を実施し、結果的にそれがコレラの感染を防いだとするものが散見される。たとえば、一八九一（明治二四）年八月、上海から長崎港へ向かうイギリス汽船レノックス号（乗員四五名、船客なし）のケースでは、船長がコレラにより死亡し、乗員五名の感染が確認された。女神検疫所では、感染者のみの隔離と船内の消毒が行われ、レノックス号は入港した。そして、この船から長崎市内への伝播は確認されなかったと記録されている（長崎県 一八九二）。

おわりに

以上、日本では感染症対策に際して水際作戦を求めるのはなぜかという疑問から出発して、明治期の日本における海港検疫のあり方について概観した。それは、ひとことでいえば、日本独自のルールを設定しようとして失敗した歴史だった。最終的には国際標準に則《のっと》ったものへと転換するものの、初期の検疫のあり方からは、コレラという感染症は海外から日本へ輸入されるものだという前提に立っていたことがはっきりとみてとれる。しかし、検疫が諸外国から入港（入国）する船舶や人間に対して実施されるものである以上、自国だけで通用するルールを押し通すことはできなかった。現在、日本最初の検疫法令である「海港虎列刺病予防規則」が施行された七月一四日は、「検疫記念日」に設定されている。この日は、検疫という水際作戦による本格的な感染症対策はじまりであることは間違いないが、同時に、検疫制度をめぐる試行錯誤を通して、日本の保健医療のあり方が海外諸国からどのようにみられているのかを学習した軌跡であるともいえるだろう。

参考文献

石黒忠悳 一八七八『大阪陸軍臨時病院報告摘要』陸軍文庫
五百旗頭薫 二〇一〇『条約改正史—法権回復への展望とナショナリズム—』有斐閣
市川智生 二〇〇七「海港検疫の知られざる歴史を検証」『Ship & Ocean Newsletter』一七二号
市川智生 二〇〇八「近代日本の開港場における伝染病流行と外国人居留地—一八七九年「神奈川県地方衛生会」によるコレラ対策」『史学雑誌』第一一七篇第六号
市川智生 二〇一八「ドイツから見た明治日本の感染症制御」『歴博』第二〇九号
小川原正道 二〇〇七『西南戦争—西郷隆盛と日本最後の内戦』中

央公論新社
厚生省公衆衛生局 一九八〇『検疫制度百年史』ぎょうせい
国立歴史民俗博物館 二〇〇三「旧真田山陸軍墓地概要図・墓碑銘文」『国立歴史民俗博物館研究報告』第一〇二号、国立歴史民俗博物館
内務省衛生局 一九二七『日本ニ於ケル「コレラ」ノ流行』内務省衛生局
長崎県 一八九一『明治二十四年長崎港船舶検疫紀事』長崎県（長崎歴史文化博物館所蔵）
西村文雄 一九一二『明治十年西南戦役衛生小史』陸軍軍医団
脇村孝平 二〇〇八「国際保健の誕生―19世紀におけるコレラ・パンデミックと検疫問題」遠藤乾編『グローバル・ガバナンスの最前線―現在と過去のあいだ』東信堂
山本俊一 一九八二『日本コレラ史』東京大学出版会
Norman Howard-Jones 一九八四『予防医学のあけぼの―国際衛生会議(1851-1938)の科学的背景』（室橋豊穂訳）日本公衆衛生協会

コラム◉コロナ時代に再考されるべき病院船

砂田向壱

はじめに

一九四三年、豪華客船「オプテンノール」は、太平洋戦争勃発と同時にオランダ海軍に病院船として徴用され、一〇日も経たないうちに、日本海軍駆逐艦「天津風」に拿捕《だほ》された。「マラリア」「アメーバ赤痢」「デング熱」「チフス」などの感染に対応できる臨床検査室を備え、「死体安置室」に加えて「死体焼却炉」まで設置していた。

日本船に艤装《ぎそう》後の最初の船名は病院船「天応丸」で「第二氷川丸」と船名を変え三年半もの間、日本の病院船として働き、昭和二一年八月一九日未明、舞鶴港外の若狭湾で自沈している。

病院船は、「戦場で傷つき、病に倒れた傷病兵を収容し、医療活動を行う海上の病院の船」とされ、一九四九年のジュネーヴ第二条約で、医療以外の軍事活動を行わないなどの要件を満たせば、いかなる軍事的攻撃からも保護された。

病院船「コンフォート」への期待とギャップ

二〇二〇年三月三〇日、感染者が激増したニューヨーク市に、トランプ大統領はアメリカ海軍に、所属の病院船「コンフォート」の派遣を命令した。

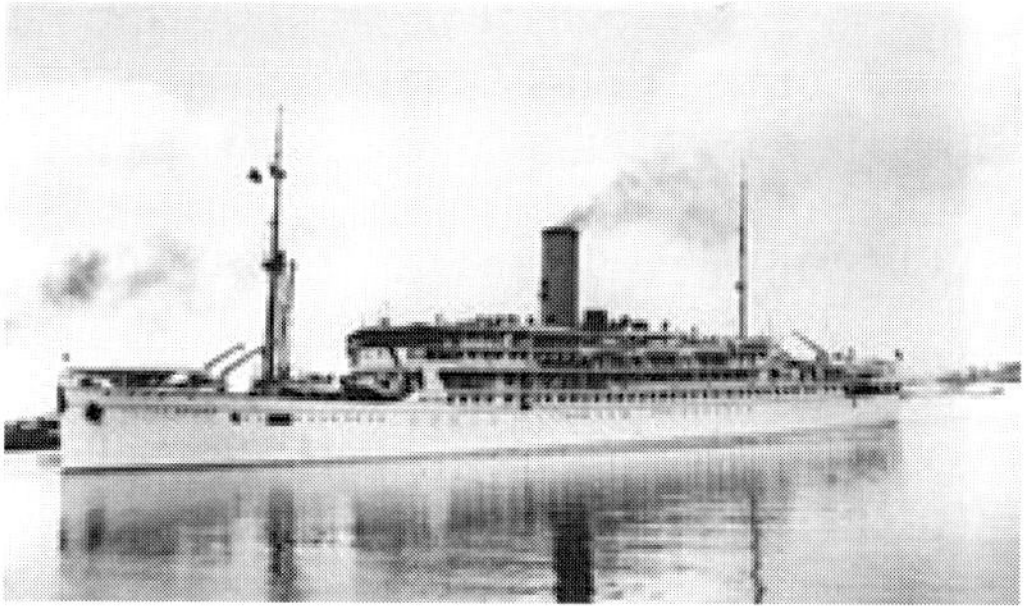

天応丸となる前のオランダ船「オプテンノール」（写真出典：ウィキペディア）

「コンフォート」は母港をノーフォークとする病院船で、イラク軍事介入時に「海上医療センター」として、約半年間に延べ七〇〇〇人の外傷治療を行った。

「コンフォート」を派遣した海軍は、「ニューヨーク市内の病院にかかる負担を軽減し、患者のために働く医師や看護師に、感染症治療に専念する時間を増やすのが目的だ」と説明した。

しかし、医療崩壊寸前の地域の病院は、トランプ政権に「一〇〇〇床もベッドがある病院船に、なぜ感染症患者を乗せないのか」と疑問を呈した。民間病院の患者の流れをサポートするためとしていた海軍も「コロナ感染患者の治療をするには、船のマイナーチェンジが必要である」と、入港から一か月後に帰港の命令が下った。

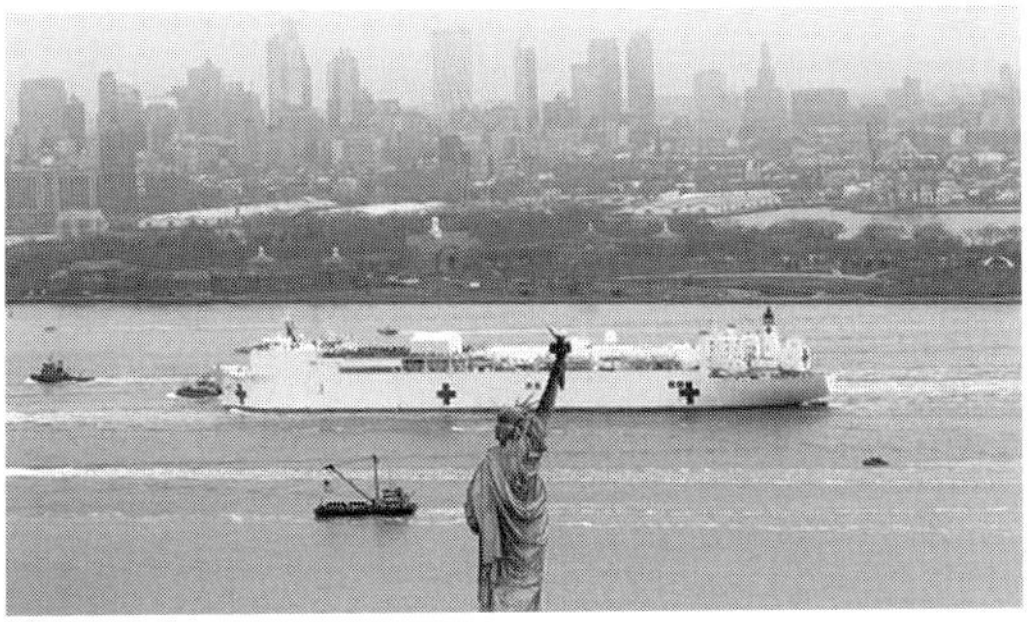

ニューヨークに到着した米海軍病院船「コンフォート」（写真出典：Mike Segre/REUTERS）

『ダイヤモンド・プリンセス』でなぜ感染は拡大したか？

感染者と感染していない客を分離する「ゾーニングの不完全」が最大要因だろう。「ダイヤモンド・プリンセス」では当然、感染症対策のゾーニングは考慮されてなかった。厚生労働省が、医療関係者らとスクリーニングを開始した段階は、ツアー客の多くの危機感は薄く、いまだ自由に客室間を移動したり、ビュフェで食事したり、劇場のパフォーマンスを楽しむなど、感染者と交じり合っていた。

また船の客室等級は特に厳然としている。病気の人を他の部屋に移動させる強制ができない問題も大きい。したがって、乗客は船を離れるまで、二～四人用の部屋にとどまることを余儀なくされていた。

船体は主垂直隔壁を防火壁で仕切っている。防火壁は火災発生と同時に自動的に閉まり、出火の際は、一つの防火区画内で火災を留めるように設計されている。垂直隔壁の防火区画内に感染者が発症した場合、他の水平区画（外気）から新鮮な空気を強制的に換気・吸排気ができない独立した縦通換気となっていた。

コロナ時代に病院船に求められるもの

戦傷治療が主の「コンフォート」が感染症患者の受け入れできなかった理

由は、こうした換気の不完全さがあった。

垂直隔壁にエレベーターシャフト3基が垂直に沿っている。中央の最上階のヘリパッドからは、エレベーターで外傷初療室に直行できる。初療室は五〇床の収容能力があり、トリアージおよび初期診療が行われた。このフロアーにはＩＣＵが八〇床、手術室が一二室あった。ただし左舷・右舷共に「窓」は一切ない。

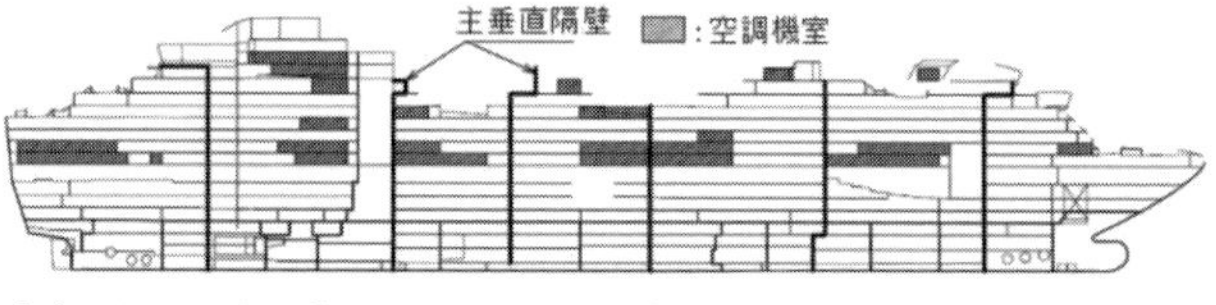

「ダイヤモンド・プリンセス」の垂直パーテーョン構造（出典：三菱重工技報 Vol.47 No.3 (2010) 船舶海洋特集）

垂直隔壁は、垂直を中心軸に船体内部を横に仕切る。隔壁はバルクヘッド（Bulkhead）と呼ばれ、船の構造を強化する材壁を指す。大型船は船首隔壁を便宜上第一と数えて第二隔壁、第三隔壁など隔壁が複数ある。タンカーは縦通隔壁など原則として縦式構造としなければならない。

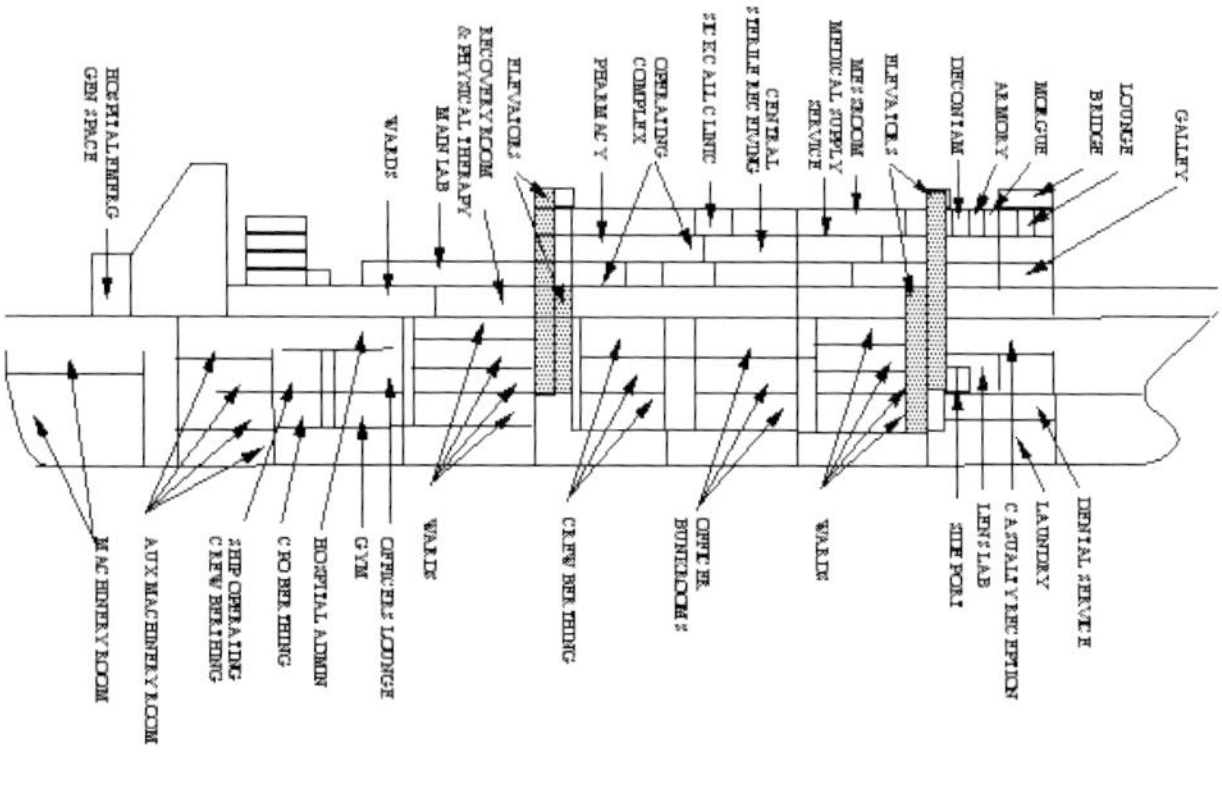

米海軍病院船「コンフォート」の構造（出典：Military Analysis Net Work・T-AH 19 Mercy Class）

　診療室内における空気感染リスクの低減のため、天井面の給気口から無菌状態の空気の下向きの気流を設ける設備、病原体が付着した微粒子や飛沫核を流下させる「パンデミック対応のエアカーテンシステム」、医師と患者を隔離する「簡易ブースの空気圧の調整装置」、医師の後方から患者に向けて除菌した空気を吹き付ける空調システムなどがコロナ時代は特に求められる。

　コロナ発信源の中国は、世界に先んじ感染症専門水上病院の設計に着手している。この計画で中国病院船はコロナウイルスと同様の伝染性呼吸器疾患の患者を扱うことができるようになる。

　日本でも世界に貢献する感染症研究病院船『factory & hospital ship』を、国際共同研究で実現させてはどうだろうか。

第5章

疫病からの再生

10 孤島の風土病

飯島 渉

はじめに

沖《おき》の島という高知県の離島を舞台にした『孤島の太陽』（吉田健二監督、日活、一九六八年）という映画がある。駐在保健婦として島にやって来た若い女性が、風土病の抑制や島民の健康のために一生を捧げるという内容である。主人公の荒木初子を演じたのは樫山文枝《かしやまふみえ》、島を訪れた大学病院の医師で荒木に思いを寄せる青年が勝呂誉《すぐろほまれ》で、当時、映画やテレビ・ドラマに数多く出演していたスターだった。映画では、荒木はいったんプロポーズを受け入れ島を出ることを決める。しかし、島民の窮状を見捨てることができず、結局は島に残ることを決心する。新型コロナウイルス感染症のパンデミックのなかで、私はこの映画のことを思い出した。その理由を書きたい。

映画の原作は、伊藤桂一《けいいち》『「沖ノ島」よ私の愛と献身を――離島の保健婦荒木初子の十八年』（講談社、一九六七年）である。伊藤（一九一七―二〇一六）は、兵隊として中国戦線に従軍した経験にもとづいて（終戦時は伍長）、「戦場小説」をたくさん残した作家である。

映画の中では大学病院の名前は出てこないが、沖の島で風土病の抑制に尽力したのは、長崎大学風土病研究所教授の片峰大助《かたみねだいすけ》（一九一五―一九九二）だった。片峰は一九三九年に長崎医科大学を卒業し、陸軍軍医として中国大陸に駐屯した経験がある。つまり、映画の青年医師よりも年齢を重ねていた。荒木初子（一九一七―一九九八）は沖の島出身で、戦前に産婆資格をとり、戦後、三二歳になって保健婦資格を取得して駐在保健婦となって故郷にもどってきた。生涯結婚せず島の医療に尽力したことは事実である。

風土病の抑制のために努力する若い男女（しかも二人は結ばれない）というストーリーは青春映画としても単純で、

文部省特選のような作品が興行収入を期待される映画として製作されたことに驚かされる。もっとも、一九六〇年代後半の日活は左傾化しており、共産党員だった山本薩夫《やまもとさつお》が『戦争と人間』三部作（一九七〇―七三年）という五味川《ごみかわ》純平《じゅんぺい》原作の作品を撮るような時代だった。

沖の島の風土病―リンパ系フィラリア症

沖の島で流行していた風土病は、リンパ系フィラリア症という感染症（寄生虫症）である（以下、単にフィラリア症とする）。バンクロフト糸状虫という寄生虫が原因で、それが中間宿主であるアカイエカなどの蚊によってヒトに媒介され発症する。感染すると、悪寒とともに発熱するので、日本各地で「くさふるい」と呼ばれていた。ちなみに、沖の島では「ぬすっと（盗人）」と呼ばれていた。これは、ついさっきまで元気にしていた人が急に悪寒などに襲われ、命を落とすこともあることによる。沖の島では、一九六〇年になってようやく本格的な調査が行われ、一九六二年から対策費用と治療費用が県負担となり、宿毛市の保健所が中心となって対策が進められた（荒木　一九六七：四八―四九）。

フィラリア症の原因や感染のメカニズムが明らかになったのは一九世紀後半のことで、熱帯医学の父と呼ばれたパトリック・マンソン（一八四四―一九二二）が、蚊が中間宿主であることを発見した（一八七八年）。この時、マンソンは中国福建省《ふっけんしょう》の厦門《あもい》で海関（税関）の医師として働いていた。この病気は、感染しても直ちに死にいたることはないものの、リンパ系に障害が生じ、陰嚢《いんのう》が肥大化したり（陰嚢水腫）、足が象のように大きく腫れる症状（象皮病）、尿が白濁《はくだく》する乳び尿などを引き起こす場合があって、生活の質は大きく損なわれる。遺伝性と考えられた時期もあり、各地で差別の原因となった（吉田・有薗　二〇一六：一三四）。西郷隆盛は奄美《あまみ》に流されていた時にフィラリア症に感染し、陰嚢水腫のためうまく馬に乗れなかったとされる。

駐在保健婦という制度についても触れておく必要があろう。保健婦の駐在制度は、米軍占領下の沖縄で導入された公衆衛生看護婦の制度に基礎があるとされてきた。しかし、木村哲也は、県の保健婦が町村などに駐在する制度はそれ以前からあったとして、特に、高知の事例を紹介した。映画にも登場する上村聖恵《かみむらさとえ》（一九二〇―一九八七）は高知県の出身で、看護婦免許を取得したのち、一九四二年に安芸郡《あきぐん》川北村で高知県最初の保健婦となり、戦後は高知県立保健婦養成所の講師になった。教え子の一人が荒木初子であり、駐在保健婦は、離島などの地域保健のために大きな役割を果たした（木村 二〇一二：六三）。

フィラリア症というと、現在、多くの人はイヌの寄生虫症を想像する。しかし、二〇世紀の日本にはフィラリア症をはじめ、風土病がたくさんあって、多くの人々がそれに苦しめられていた。そうでなければ、映画は製作されない。

リンパ系フィラリア症の発見

日本でフィラリア症の調査や研究が開始されたのは二〇世紀前半である。一九一二年に陸軍省医務局が兵士の血液検査を行って、出身地におけるフィラリア症の状況を調査した（陸軍省医務局 一九一三）。その目的は徴兵制度を機能させることであった。その後、内務省衛生局（厚生省が設置されたのは一九三八年、それ以前の衛生行政は内務省が管轄）が風土病の全国的調査を行って、その分布が明らかになった。この時、マラリア、日本住血吸虫症、ワイル氏病、肺臓ジストマ病、肝臓ジストマ病、ツツガムシ病やクル病（骨軟化症）とともに、フィラリア症の調査も行われた。流行が顕著だったのは、沖縄、鹿児島、長崎などであった。症状としての象皮病に注目し、感染は「散在的」であるが、温暖な地域、特に、太平洋に面した温暖な沿岸地域や島嶼《とうしょ》部で流行が目立つと指摘している（内藤 一九二八：一二）。

二〇世紀前半には寄生虫予防法（一九三一年）が制定され、日本住血吸虫症やマラリアなどの風土病への対策が進んだ。しかし、フィラリア症にはほとんど手が付けられなかった。本格的対策が進められたのは、第二次世界大戦後のことである。鹿児島大学医学部の佐藤八郎教授、長崎大学風土病研究所（当時、現在の熱帯医学研究所）の片峰大助教授、そして、東京大学伝染病研究所（当時、現在の医科学研究所）の佐々学《ささまなぶ》教授の各教室が競って調査研究を進めた。佐藤教室は鹿児島県、片峰教室は長崎県、そして、佐々教室が愛媛県を対象とした。こうした中で、高知の沖の島を担当したのが長崎大学風土病研究所の片峰教室だった。

フィラリア症対策の中心は、ジエチルカルバマジン（DEC）という駆虫薬を定期的に患者に投薬することだった。患者の確認には血液検査が必要だが、ミクロフィラリアが血液中に出てくるのが夜間に限られるため、午後一〇時ごろになってから住民全員を集めて血液検査を実施しなければならなかった。参加率は高く、住民はほとんど血液検査に応じた（多田 二〇〇八：五三―五六）。フィラリア症を治療し、予防したいという気持ちが強かったことは事実だが、同時に、血液検査に参加しない者への批判をおそれる、いわば同調圧力も働いていたと見るべきであろう。

リンパ系フィラリア症の伝播

いったいいつごろから、日本各地でフィラリア症が流行するようになったのだろうか。藤田紘一郎《こういちろう》によれば、日本で流行したフィラリア症の原因であるバンクロフト糸状虫は東南アジア起源で、これがニューギニアからポリネシアへと東進し、また、マダガスカル、アフリカへと西進した。この背景には、約七〇〇〇年前に東南アジアの熱帯雨林地域で発達したサトウキビ、タロイモ、ヤムイモ、バナナを中心とする根菜農耕文化が、約三〇〇〇年前にポリネシアやアフリカに伝わったことがあり、それにともなって、バンクロフト糸状虫が東南アジアからポリネシアへと西進し、アフリカへと東進した可能性が高いとされる。バンクロフト糸状虫は一度感染すると、一〇年近くミクロフィラリアを生み続けるが、マラリアなどとは異なり、感染した媒介蚊に数回吸血された程度では罹患《りかん》しない。つまり、感染が維持されるためには、ある程度の規模のヒトの集団が必要である（藤田 一九九九：二〇四―二〇六）。

ここ数年の間、私は、かつてリンパ系フィラリア症が流行していた、愛媛、長崎、鹿児島、そして沖縄（宮古が流行の中心であった）を訪ね、その経緯を調査した（飯島 二〇二〇）。訪問先の島々や半島には急峻《きゅうしゅん》な土地が多く、暮らしはさぞ厳しかっただろうと思うことが多かった。しかし、はっとするほど美しく、そして交通は不便だった。フィラリア症が流行していた時期には船での移動の方が一般的だったというお話も多く伺った。

こうした地域にフィラリア症をもたらしたのはどんな人々だったのか。縄文時代や弥生時代以来の中国大陸などとの交流を考えるべきなのか、それとも歴史時代となってからの国家間交流や倭寇《わこう》などの民間交流を想定した方がいいのかは、依然として大きな課題である。

「顧みられない熱帯病」としてのリンパ系フィラリア

ＤＥＣを利用した対策によって、日本ではフィラリア症は根絶された。日本で行われた方法は選択的集団治療と呼ばれ、血液検査によって感染者を発見し、ＤＥＣを投薬するというものである。この方法は、のちに韓国や台湾などでも導入され、中国はそれとは異なる飲料水にＤＥＣ塩をまぜる方法によって、その根絶に成功した（飯島　二〇二〇：三二一、三二七—三二八）。

フィラリア症は、世界の各地では依然として大きな健康障害であり、「顧みられない熱帯病（ＮＴＤｓ：Neglected Tropical Diseases）」と呼ばれている。ＨＩＶ／ＡＩＤＳ、結核、マラリアの三大感染症は社会的関心も高く、各国政府やビル＆メリンダ・ゲイツ財団などのグローバルファンドから多額の資金が対策のために提供されているが、風土病への関心が低いことを表現したものである。その半分ほどが寄生虫症で、日本で根絶に成功した感染症もある。そのため、日本政府は二〇世紀末になると、豊富な経験を国際的に活用して、世界の寄生虫対策を日本が主導する橋本イニシアティブ（二一世紀に向けての国際寄生虫戦略）を推進した。

おわりに

東京に目黒寄生虫館という寄生虫博物館がある。寄生虫学者の亀谷了《かめがいさとる》（一九〇九—二〇〇二）が一九五三年に設立したプライベート・ミュージアムで、寄生虫の標本を展示したり、寄生虫症のメカニズムを解説している。同館は、二〇一六年一〇月から二〇一七年六月に「顧みられない熱帯病とは？—リンパ系フィラリア症—」という特別展示を開催した（内容の一部は、現在でも展示されている）。また、「住血吸虫症の制圧を目指して」という日本が根絶に成功した風土病の特別展示も行った（二〇一九年五月—一二月）。目黒寄生虫館は、二〇二〇年に長崎大学熱帯医学研究所の熱帯医学ミュージアムとソウルの寄生虫博物館（目黒寄生虫館は世界で唯一の寄生虫専門の博物館だったが、数年前にソウルに二つ目ができた）と共催で、韓国の済州島《さいしゅうとう》でのフィラリア症（マレー糸状虫が中心）の制圧をめぐる共同展示を計画していた。それは、沖の島や長崎などで実施された対策が済州島にも導入され、フィラリア症が制圧されたからである。

その展示のために、私も参加して、二〇二〇年三月、ソウル大学校医学部寄生虫学教室とともに、済州島でフィールドワークを実施し、かつての患者さんたちへのインタビューを計画していた。しかし、残念なことに、新型コロナウイルス感染症のため延期となっている。

日本でもCOVID―19の流行はなかなか収束の気配を見せない。世界での感染は依然として拡大している（二〇二〇年九月末）。沖の島での調査も、実現できずにいる。

コロナ禍のなか、行政改革によって保健所が半減し、地域における衛生行政の力が低下しているのではないかという指摘がある。荒木初子が活躍した駐在保健婦の制度は、一九九七年に廃止された。医療財政はひっ迫しており、医療サービスの提供をめぐる制度に改編が必要なことは事実である。しかし、風土病を制圧し、世界でも屈指の平均寿命を誇る医療社会を構築した日本は、疾病構造の変化の中で、医療や衛生をめぐる制度の改編を進めた。そうした地域における医療や公衆衛生をめぐる変化ののちに、二〇二〇年、COVID―19のパンデミックに見舞われたのである。『孤島の太陽』を思い出したのは、そんな中であった。

参考文献

荒木初子　一九六七「フィラリアとの闘い」『保健婦雑誌』二三（四）：四八―四九

飯島渉　二〇二〇「フィラリアの制圧と二〇世紀日本の熱帯医学―風土病の制圧から国際保健へ」秋田茂・脇村孝平編『人口と健康の世界史』ミネルヴァ書房

木村哲也　二〇一二『駐在保健婦の時代　一九四二～一九九七』医学書院

多田功　二〇〇八「日本における寄生虫防圧とその特質」*Tropical Medicine and Health*, Vol. 36, No. 3, Supplement：四九―六七

内藤和行　一九二八『本邦に於ける地方病の分布』内務省衛生局

藤田紘一郎　一九九九「寄生虫と感染症〈病と媒介動物の物語〉」酒井シヅ編『疫病の時代』大修館書店

吉田幸雄・有薗直樹　二〇一六『図説　人体寄生虫学』（改訂九版）南山堂

陸軍省医務局　一九一三「日本に於ける「フィラリア」の分布」『軍医団雑誌』第三九―四八、陸軍省医務局

11 パンデミックがもたらす新たな国際安全保障

秋元一峰

第三種接近遭遇

およそ四六億年前に生まれた星「地球」に海が現れたのは四四億年前とされる。その深海底の熱水噴出孔付近における六億年を掛けた海水撹拌《かくはん》の中で生命が誕生したとの学説がある。三八億年前になる。二〇万年前に生まれた現生「ヒト」の直接の先祖であるホモ・サピエンス種は、六万五〇〇〇年前に誕生の地アフリカを出た。三万年を掛けた「グレートジャーニー」の後、ヒトの住み処《か》は南アメリカ大陸にまで達した。地球は、万物の霊長たるヒトとヒト以外の生命種が棲み分ける場所となった。

天文学者で未確認飛行物体（UFO）の権威（?）でもあるアメリカのジョセフ・アレン・ハイネック博士は、地球人類によるUFOの目撃を第一種接近遭遇、UFOから地球への影響の発生を第二種接近遭遇、地球外生命体と地球人の接触を第三種接近遭遇と定義づけた。スチーブン・スピルバーグ監督の映画『未知との遭遇』の英語タイトル「Close Encounter of the Third Kind」は、「第三種接近遭遇」である。

ヒトとヒト以外の生命種に置き換えてみると、ヒトの出アフリカはグローバルな第一種接近遭遇のプロローグと記すことができるだろう。一八世紀半ばから一九世紀に掛けて興った産業革命は、壮大なエネルギー消費と都市開発の時代を招来した。化石燃料の大量使用に起因するとされる温暖化が進み、ヒトの活動空間も広がった。ヒトが創りだした地球環境の変化がヒト以外の生命種の生存域に影響を及ぼすことになった。第二種接近遭遇であったと言える。そして今、ヒトがヒト以外の生命種の生存域に開発の手を伸ばしたことの結果として、あらゆる生命種がヒトの住み処で共存する現象が生じている。ヒトとヒト以外の生命種が第三種接近遭遇する時代に入っている。

二〇一四年から二〇一六年に掛けて、西アフリカでエボラ出血熱が集団発生しおよそ三万人の感染者と一万人の死者を出した。感染はアメリカ、スペイン、ドイツなどにも飛び火した。エボラ出血熱が最初に確認されたのは一九七〇年代である。森林伐採でウイルスの宿主である熱帯雨林に生息する野生動物とヒトの生存域が接近したことが、発生要因となった可能性が指摘されている。エイズの感染にも同じことが言える。

感染症は人類の歴史と共にあった。記録によれば、メソポタミアの古代都市で麻疹《はしか》が、古代のエジプトや中国ではマラリアが流行した。中世には黒死病（ペスト）が大流行した。大航海時代にはアメリカ大陸に天然痘が、ヨーロッパには梅毒が持ち込まれた。産業革命時には結核が流行し、第一次世界大戦時にはスペイン風邪が世界中に伝搬した。

ここ二〇年ほどの間、それまでの歴史では見られなかった頻度で感染症が多発している。一九九七年の鳥インフルエンザ、二〇〇二年の重症急性呼吸器症候群（SARS）、二〇〇九年の新型インフルエンザ、二〇一二年の中東呼吸器症候群（MERS）、二〇一三年の新型鳥インフルエンザ、二〇一四年のエボラ出血熱、そして二〇一九年発生の新型コロナウイルス（COVID―19）である。すべてヒト以外の生命種としての野生動物が媒介するものである。

過去の疫病の大流行にはグローバリゼーションとの相互関係が見て取れる。古代都市国家における感染症流行は人類の集団生活と人口集中が要因として挙げられる。後期青銅器時代に当たる紀元前一五〇〇年頃には既に地中海域を中心としてミケーネ、ヒッタイト、アッシリア、バビロニア、キプロス、エジプトなどの間で古代版グローバル経済圏が広がっていたことが分かっている。一四世紀のユーラシア大陸を襲った黒死病（ペスト）と一九一八年から一九二〇年に掛けてほぼ全世界に広がったスペイン風邪は、グローバル化によるパンデミックの典型である。一四世紀にパンデミックを引き起こした黒死病の発生源については中国説が有力である。一三三四年に浙江《せっこう》流域で悪疫が流行り、五〇〇〇万人が死んだという中国の記録があるそうだ。黒死病がヨーロッパを中心に各地で流行し始めたのは一三四七年頃からである。当時のユーラシアはモンゴル帝国が支配するパックス・モンゴリカの時代であり、マルコ・ポーロのような商人たちが行き交うユーラシアグローバリズムの中で、黒死病は瞬く間にヨーロッパから北アフリカに掛けての全域に拡散した。一九一八年から一九二〇年に掛けて世界各地に蔓延《まんえん》するパンデミックを引き起こしたスペイン風邪は、第一次世界大戦の最中の一九一六年頃から感染が始まっていた。一九一四年のサラエボ事件に端を発した第一次世界大戦は一九一八年まで続いた。この間、七千万人以上の軍人が世界に広がる戦地に動員された。つまり、スペイン風邪は戦争のグローバル化がもたらしたパンデミックであった。

新型コロナウイルス感染症COVID—19のパンデミックも、経済活動のグローバル化と中国依存のサプライチェーンがもたらした産物であることは確かだ。

では、この二〇年間での新たな感染症の爆発的とも言える増大をどう見ればよいのか？ そこに第三種接近遭遇の加速、つまり、ヒトと細菌やウイルスの媒体となるヒト以外の生命種の生存域の一体化が加速し、さらには濃密になっていることを要因の一つとして想定することに無理はないであろう。もう一つ考慮すべき統計がある。一九八八年に国連とベルギー政府によって創設された災害統計「国際災害データベース」（EM—DAT：Emergency Event Database）によると、一九〇〇年に比して二〇〇五年には洪水等の災害が七六倍、感染症は八四倍増加している。近年の未知の感染症（新興感染症）多発には、第三種接近遭遇の他に環境破壊や地球温暖化との因果関係があることを示唆するデータである。

ウイルスは三〇億年前には地球上に存在していたとされる。野生哺乳類の体内では三二万種の未知のウイルスが共存しているとの推定もある。ヒト以外の生命種との接近の中で未知の細菌やウイルスがヒトに移り疫病を起こせば、それはグローバル化の中で国境の壁を越えて容易にパンデミック化するだろう。

以降、COVID—19パンデミックがヒト世界に何を引き起こそうとしているのか、我々人類は何をすべきなのかについて考察を試みる。

感染世界の国際力学

感染症パンデミックは既存の国際構造と社会システムに大きな変化をもたらしてきた。一四世紀に蔓延した黒死病はヨーロッパにおける農業と文化に革命的な影響を与え、それが社会通念となっていた権力構造を一変させた。農奴に依存していた荘園制が消滅し、それによって封建制度が崩壊した。教会の権威が失墜して宗教改革が起こり、ルネサンスが一気に開花した。中世ヨーロッパの社会レジームにパラダイムシフトを起こした。

スペイン風邪パンデミックは、第一次世界大戦の終結後に始まった。そのため、スペイン風邪は終戦後の国際構造の再構築に大きな影響を与えた。領域主権国家の境界は強固なものとなり、政治における強いリーダーシップが希求された。ポピュリズム的な政党が支持を得てナチス主義を台頭させた。アメリカのトーマス・W・ウイルソン大統領の唱える国際連盟の理念とは真反対に、世界は勢力ブロック化の道を進んだ。

新型コロナウイルス感染症COVID―19のパンデミックは、既存の国際構造や社会システムにどのような影響を及ぼし、どのような世界を創りだすであろうか? ワクチンや特効薬ができてグローバリゼーションの回復に向かうのか、それとも国家の領域主権が強く認識される歴史に舞い戻るのか、あるいは我々が経験したことのないまったく異なる世界が出現するのであろうか。まずは、COVID―19パンデミックの中で世界では何が起きているのかを見てみよう。

COVID―19、国際構造への影響

国際構造の面から考察してみよう。COVID―19パンデミックが引き起こしている現象として、米中対立の激化と中国の権威主義的な現状変更姿勢に対する国際的反感の顕在化がある。

元々、米中間では貿易不均衡や知的財産権を巡る対立、それにファーウェイ（華為）等を通じた情報流出といった安全保障に関わる問題もあったが、対話は維持され、二〇二〇年一月一五日には米中間の包括的貿易協定の第一段階合意が取り交わされもした。しかし、アメリカにおけるCOVID―19の感染が拡大するにつれ、両国間の対立は局面を拡大して激化することになる。発端はウイルス発生源に関する舌戦であった。アメリカの一部メディアが新型コロナウイルス（SARS―CoV―2）の発生源について、中国科学院武漢ウイルス研究所からの流出の可能性を報道した。政府高官も「証拠がある」などと声明を出すと、中

中国外交部報道官がツイッターでアメリカ軍が持ち込んだと反論し、紛争は国際社会を巻き込んでエスカレートしていった。

アメリカでＣＯＶＩＤ—１９の感染が拡大し始めた三月初旬、中国では習近平国家主席が発生源となった武漢を訪問し感染終息をアッピールした。その前月二月中旬、在シカゴの中国総領事がウイスコンシン州議会上院議長に、中国の感染対応を称賛する議決案文を送っていたことが発覚する。中国の海外公館による工作活動やいわゆる「戦狼外交（官）」が仕掛ける「世論戦」が露骨になる中、アメリカ国内では嫌中感情が高まることになった。

そのような中で中国は、南シナ海や東シナ海で高圧的な行動を繰り返し、インドとの国境紛争では武力衝突し、さらには突飛にブータンの一部地方の領有権を主張するなどして、いたずらに関係諸国に反中感情を引き起こしている。二〇二〇年六月三〇日、中華人民共和国香港特別行政区国家安全維持法（以降、香港国家安全維持法）が全国人民代表大会常務委員会で可決・施行されることになった。これにはイギリスのみならず欧米の自由民主主義諸国から香港の自由が失われるとの強い警戒感と共に、中国による民主活動家への強権的な弾圧に批判が高まることになった。

ＣＯＶＩＤ—１９パンデッミックは、米中間の対立を従来の経済、科学技術や安全保障を巡る問題から自由や人権に関わる国民国家の価値観の面にまで一気に拡大させた。二〇二〇年七月二三日、アメリカのマイク・ポンペオ国務長官は、一九七二年に米中和解を実現したリチャード・ニクソン元大統領の記念図書館で、「世界が共産主義体制の中国を変えなければ、中国が世界を変えてしまう」と述べ、中国の脅威に対抗するための自由民主主義諸国による連携の必要性を訴えた。そして「中国は権威主義化し自由を攻撃し敵視している」「自由世界は新たな専制国家に打ち勝たなくてはならない」と強調した上で、中国の習近平国家主席について「全体主義思想を信奉し、中国的共産主義に基づく世界的覇権を切望してきた」と名指しで非難した。ポンペオ国務長官は南シナ海問題について、「自由民主主義諸国は中国の無法な領有権主張を否定するために共同で行動すべき」と述べている。

ポンペオ国務長官演説の一日後の七月二四日、アメリカは中国軍の研究機関などに所属していたことを隠して入国し、情報収集をしていた容疑で中国人四人を逮捕したと発表した。

表し、さらに、アメリカにおける中国によるスパイ活動の拠点としてヒューストンの中国総領事館を閉鎖した。これに対して中国は七月二七日に四川省成都の米総領事館を閉鎖する措置をとった。八月に入ってアメリカのアレックス・アザー厚生長官が台湾を訪問すると、中国人民解放軍東部戦区の広報官が、「台湾周辺で大規模な実戦演習を実施した」「一部の大国が台湾独立勢力に誤ったシグナルを出している」と述べた。時を同じくして、中国は香港の反中国系新聞社創業者の黎智英（ジミー・ライ）氏や民主活動家の周庭（アグネス・チョー）氏らを香港国家安全維持法違反容疑で逮捕した。米中対立は最早元に戻ることが不可能と思われるほどにエスカレートし続けている。

アメリカは自由民主主義諸国に対中共同歩調を求めているが、「アメリカファースト」を掲げる政策がそれを阻害している面がある。ヨーロッパへの駐留米軍を縮小しアジアの同盟国には対応困難なまでの大幅な基地経費負担増額を求めるなど、自国利益のために同盟国との協調を軽視するかのような外交を進めている。アメリカは、中国による香港における民主化運動阻止やウイグル族に対する人権弾圧を非難するが、二〇二〇年五月に発生した白人警官の黒人容疑者に対する不適切な拘束による殺害に端を発した暴動のように、国内において根の深い人種差別問題を抱えている。一方、協調を求められる自由民主主義諸国の多くは経済発展を中国との関係に依存している。中国が進める「一帯一路」構想への対応も各国それぞれに異なっている。

アメリカが衡平で普遍性ある世界秩序再構築のためのリーダーシップを発揮できるか否か、そしてもう一つ、アメリカの友好・同盟国がグローバル経済や情報通信ネット整備における過度の中国依存を修正できるか、この二つが、アメリカが唱える自由民主主義諸国による対中共同歩調の成否を左右する。

中国は、「覇権を求めない」「ｗｉｎ―ｗｉｎの関係を目指す」との言葉とは裏腹に、権威主義的な政治・外交を推し進めているとの見方が先進自由民主主義諸国の中で広まっている。およそ権威主義的な独裁国家は、他国の主張や普遍的な規範を無視して自国の利益のために独善的な行動を推し進める。その姿勢に対して批判が高まり、それが自国の利益にとって不利になると判断した場合、許容範囲の譲歩をするか、または武力や他の手段による制裁に訴える。今の中国は国際的な批判など無視するかのような振る舞いを続けている。

さて、中国がポンペオ国務長官が名指しするような「権威主義化した専制国家」であったとしたら、それで国が成り立っていくであろうか？　中国は経済活動のグローバル化の最大の受益国であり、「覇権を求めない」「ｗｉｎ－ｗｉｎの関係」こそが、国策の基本でなければ成り立たないはずである。また、共産党一党独裁は「特色ある社会主義」「中華思想」といった統治思想に基づくものであり、「世界共産革命」といった思想教義に縛られてはおらず、むしろ経済発展を自由主義経済に基づく交易に依拠している。自由主義経済は、一党独裁体制が計画する国策に沿ったものではなく、「神の見えざる手」に委ねるのが基本であり、内部矛盾は否めない。中国にとって、「韜光養晦《とうこうようかい》」路線からの脱却は、活気ある海外進出を促すことにつながったが、過度な独善的姿勢から権威主義的とのラベルを貼られることにもなった。中国は、大いなる葛藤を抱えながら、「中華」概念を内的観念として国威を高め、世界的な影響力の発揮を図っていくであろうが、そこには安全保障上の危険性が潜む。

ＣＯＶＩＤ－１９、社会システムへの影響

ＣＯＶＩＤ－１９への対応の中で、多くの国や地域で政治、経済、市民生活などの社会システムに変化が生じている。それが感染終息までの一時的なものかあるいは常態となるかを判断するのは尚早であろうが、注目すべきは、社会システムの理念そのものに影響を与える可能性のある現象がＥＵの中で生じていることである。ＥＵ加盟の多くの国はＣＯＶＩＤ－１９感染拡大の中で都市封鎖（ロックダウン）に踏み切り、各国が政治主導による独自の様々な対応措置を講じた。そこでは、外出の禁止や強制的隔離など市民生活を制限する強い統制力が必要であった。

ＥＵは、一九九二年のマーストリヒト条約に基づく標準化された法制度の下で、国境を越えた自由な往来を認め、共通の外交・安全保障政策の下で単一の市場経済を発展させてきた。しかし、都市封鎖を含むＣＯＶＩＤ－１９パンデミックへの対応の中で、国境は閉ざされ、市場は分断され、外交・安全保障も統一性を失う一面を露呈した。ヨーロッパで最初に蔓延が広まったイタリアでは、医療崩壊と

も言える事態が生じ多くの犠牲者を出したが、EUは一体性を欠き、適切な支援を提供することができなかった。EU内には不協和音が生じた。EU加盟各国は国境を閉じ、国家行政の統制力を強めつつ国内での感染封じ込めに努めた。その状態の中でEU加盟諸国では必然的に内向姿勢が強まった。EUを核として世界に開かれていた経済活動は、都市封鎖によって閉じられ景気は一気に衰退した。経済危機を乗り越えるために、各国は政治主導による景気回復策を講じた。EU加盟各国は今後「小さな政府」から「大きな政府」へと舵を切る可能性がある。このような社会システムの変化が常態化するようであれば、EUの理念そのものを否定することにつながる。

そもそも、ヨーロッパにおける領域主権国家の誕生は比較的新しい。宗教戦争として長く続いた三十年戦争までのヨーロッパでは、国家は法人格を持っておらず、外交は君主など統治権を持つものが担っていた。三十年戦争の講和には、統治権を国家に与え国家に領域を規定することが前提となった。一六四八年、ヨーロッパにおける排他的国家権力と領域の画定、そして勢力均衡を確認するウエストファリア条約が締結された。現在のEUは、このウエストファリア体制の歴史の上に構築されている。歴史が繰り返されることは往々にして有り得ることだ。

EU加盟諸国における中国との関係は流動的である。「一帯一路構想」に加盟しているイタリアは、中国からCOVID—19対応において支援を受けた。イギリスやフランスでは中国によるいわゆる「マスク外交」（各国で不足するマスクを無料で提供）などCOVID—19の混乱に乗じるかのような外交攻勢に警戒心を示している。ことにイギリスは中国による香港国家安全維持法施行などから中国の政治システムと権威主義的外交姿勢に対する警戒感を増大させている。対中関係は旧東欧も巻き込んで波紋が広がっている。八月三〇日のチェコ共和国上院議員の台湾訪問に対する中国の脅しとも取れる発言に、EU諸国が警戒感を示している。

COVID—19パンデミックによる社会システムへの影響において注意すべきは、統制の強まりの行方である。COVID—19感染対応において、一党独裁政治体制の中国では早期に収束に向かい、多様な意見を尊重するアメリカでは蔓延が長引くことになった。日本では憲法の規定から政治の市民に対する規制に効力を欠くことが露呈した。

中国は全体主義で感染を封じ込め、それを宣伝し共産党一党独裁の正当性を国内外に示そうとしている。危機対応において、民主主義的な政治機構では統治が効かず民衆に不安を生じさせることがある。危機に直面したとき、民主主義的な統制への不満から国家の行政機能の強化を求める声が出ても不思議ではない。

さて、中国が香港国家安全維持法を可決した六月三〇日、国連人権理事会で日本、フランス、イギリスなど二七カ国が「一国二制度」のもとにおける自治を阻害するとの共同声明を発表したが、驚くことにそのおよそ二倍の五三の国々が同法律を支持するとの共同声明を出している。支持を表明した国々のほとんどは発展途上国であり、その背景には中国からの投資や経済援助を求める思惑があるのかもしれない。しかし、自由民主主義を普遍的価値と見做す国は実はそれほど多くはないことを示していることも事実である。

COVID―19への対応の中で、国家の強い行政力を求める声と共に、世界は民主主義国とそうでない国とに二分されていく可能性もある。

海に潜む砲声

二〇二〇年三月下旬、世界最強の海軍力の象徴となっているアメリカ海軍の空母がインド太平洋地域から消えた。空母セオドラ・ルーズベルトの乗員が新型コロナウイルスに感染、同空母は急遽グアムに入港し留まることになった。乗員四八〇〇人の内四分の一に当たる一二〇〇人が感染していた。この時期、横須賀基地を母港とする空母ロナルド・レーガンとワシントン州プレマート母港の空母カール・ビンソンは定期修理中であり、同じくプレマート母港の空母ニミッツとカリフォルニア州サンディエゴ母港の空母エイブラハム・リンカーンも出港に向けた休暇中であった。インド太平洋の海に常にプレゼンスしてきたアメリカの空母が不在となる異例の事態となった。同じ時期、中国の空母「遼寧《りょうねい》」が南シナ海で演習した後に沖縄本島と宮古島の間の海峡を通って東シナ海に入った。アメリカの空母は五月末には作戦海域に戻ったが、その間、米中間で海軍力プレゼンスの逆転現象が起こっていた。

今、COVID―19パンデミックの中で、海洋では偶発的武力衝突の危険性が高まっている。殊に緊張が高まっているのが南シナ海と東シナ海である。南シナ海には西沙諸島と南沙諸島などの領有権と海洋資源の主権的権利を巡って中国、台湾、ベトナム、フィリピン、マレーシア、インドネシアそしてブルネイの五か国一地域が対立している。また、中国は南シナ海のほぼ全域を囲い込む九段線を一方的に設定し、そこに特別な権利を主張すると共に内側にある七つの島嶼(岩礁)に軍事転用を可能とする施設を建設しており、航行の自由や安全保障上の問題として域外諸国を巻き込んだ紛争となっている。中国が主張する南シナ海における九段線を含む歴史的権利は二〇一六年の常設仲裁裁判所の裁定によって完全に否定されたが、中国はその裁定を「紙屑」であるとして無視している。南シナ海諸国がCOVID—19パンデミックへの対応に追われる中でも、中国は高圧的な行動を続けており、海警局の巡視船が西沙諸島近海でベトナムの漁船に体当たりして沈没させ、資源探査船がマレーシアの排他的経済水域で石油の探査を強行するなど緊張を高めている。

一方、東シナ海では日本が領有し施政下におく尖閣諸島に対して中国が領有権を主張し、その領海や接続水域内に公船などを侵入させて緊張を高めている。中国公船による尖閣諸島への接近は、二〇一二年に日本が尖閣諸島を国有化して以降に活発になった。殊に、二〇二〇年四月一四日から八月二日までの間、中国公船が一一一日間連続して尖閣諸島の接続水域や領海内で行動する異常な事態が生じた。その後も、中国公船の尖閣諸島周辺での行動は続いている。COVID—19の中国での感染減少と日本での感染再拡大に無関係とは思えない。

中国では戦争映画が多く、テレビでも頻繁に放映されるのに驚かされる。「戦狼外交(官)」は、数年前に放映された戦争映画『戦狼』の題名から来ている。昔は日中戦争を舞台とするものが多かったが、最近は朝鮮戦争における米中武力紛争を題材としたものが多くなっているようだ。映画では中国の武力行使が正当化されている。そのような映画を頻繁に見ていれば、問題解決に武力を使うことに躊躇《ためら》いがなくなるのではないかとの危惧が生じる。

二〇二〇年七月一三日、アメリカ政府は南シナ海をめぐる中国の主張を退けた二〇一六年の仲裁裁定を支持するとの声明を出し、中国による南シナ海支配の試みに反対する立場を明確にした。領有権問題には介入しないとするこれまでのアメリカ政府の立場を完全に変えるものであった。同月二一日、アメリカのマイク・エスパー国防長官がイギリスの国際戦略研究所で講演し、「中国に対し国際水域を自国の海洋帝国に変える権利はないことを明確にするため行動する」と述べている。実行性を示すかのように、アメリカは七月四日に原子力空母二隻を南シナ海に展開し演習を実施した。対して中国は七月一日から六日にかけて、南シナ海と東シナ海それに黄海で同時に軍事演習を実施した。米中両国の軍隊が同時期・同海域で軍事演習を行うのは極めて異例であった。このような軍事的対立は八月にも再現された。アメリカが主導する環太平洋合同演習（RIPMPAC）が開催されると、中国は対抗するかのように南シナ海、東シナ海、渤海と黄海の四海域で弾道ミサイル発射を含む大規模な演習を実施した。アメリカの対中姿勢にはオーストラリアも同調し、七月二三日、南シナ海での中国の権益に対する主張を否定する文書を国連に提出した。COVID—19パンデミックで混乱が続く中、東アジアの海域で偶発的な武力衝突が生じる危険性がある。

パンデミック安全保障—体系的安全保障のすすめ

現在生じている不可逆的とも言える米中の対立やEUなどに見られる社会システムの理念に影響を与える可能性のある現象、そして東アジアの海洋における武力衝突の危険性は、それがすべてではないが、COVID—19パンデミックを背景として拡大している。ヒトが織りなす国際社会は複雑系世界であり、固定されていた一つの常態が不安定化すると連鎖的に様々な不協和状態を創りだし、ヒト世界全体のシステム破壊を生じさせる。COVID—19が現在のヒト世界にシステム破壊を起こさせていることは確かである。であれば、感染症パンデミックへの適切な安全保障上の対処なくして国際安全保障環境や社会システムの安定化はあり得ない。高圧的な海洋進出を阻止するための取り組みや、偶発的な武力衝突を予防するための安全保障措置が必要であることは確かだが、それは対処療法であって根本的な解決とはならない。COVID—19パンデミックを背景として生じている国家間紛争などの不安定化事象への直接的な安全保障上の対処と、COVID—19パンデミックそのものへの安全保障上の対処を、同時並行的に組み合わせた体系的な取り組みが必要である。新興感染症がここ二〇年の間で急増している。COVID―19が終息したとしても、次の感染症が襲ってくる可能性を否定はできない。今後の事態に備える意味からも、感染症パンデミックに対するものを包む新たな体系的な安全保障への国際的取り組みの態勢を構築すべきである。

「気候安全保障」にみる体系的安全保障の意義

今、幾つかの国が、地球温暖化によって生じる様々な事象に安全保障上の観点から国際的に取り組む姿勢を見せている。「気候安全保障」(Climate Security)と称される。海洋では、海面上昇、台風などの大型化、生態系の変化などが安全保障上の脅威と認識される。台風などの大型化は海面上昇と相まって沿岸域における被害を増大させ、将来的には島嶼国からの難民問題を生じさせる。海洋生物の分布域の変化は新たな漁業紛争や違法操業の多発につながる。海軍や海上法執行機関による「気候安全保障」への取り組みとしては、沿岸域における大規模災害への国際的な救助と人道支援、大きな排他的経済水域を有するものの海洋監視能力の乏しい島嶼国への漁業監視支援などがある。

「自由で開かれたインド太平洋」を標榜《ひょうぼう》する諸国は、中国の海洋進出に対抗するための行動を活発化させる一方で、「気候安全保障」にも取り組んでおり、多国間協力態勢を構築するための訓練を定期的に実施している。例えば、オーストラリアがフィジーおよびトンガと両国の沿岸域において、また、オーストラリア、ニュージーランド、アメリカそしてフランスが太平洋を舞台として大規模災害時における人道支援・救助の訓練をしている。このような訓練を通して、大規模災害時における救助活動の多国間連携に関する標準的な手続きなどが策定されている。一方、オーストラリアやフランスは南太平洋島嶼国の排他的経済水域に軍用機等を派遣して漁業監視を支援している。

「気候安全保障」の目的は、当たり前のことながら地球温暖化に伴って生じる安全保障上の事態への対処であるが、注目すべき副次的効果が二つある。一つは、人類社会が地球温暖化への対応に関心を高める中で、「気候安全保障」に積極的に取り組む国家が、国際社会に生じるグローバルな課題や紛争を処する場面において存在感を示せることである。つまり、国際政治における合意形成に大きな影響を与え得る力となることである。本論ではこのような力を「影響力」と表記する。換言すれば、「影響力」は国際政治のガバナンス構築の主導力である。そして更に大事な二つ目として、放置しておけば地球温暖化に伴って生じる可能性のある国際紛争や感染症の発生を、未然に予防していることである。

「影響力」について考察してみよう。本来、主権国家は国際関係において外交・経済・軍事などの国力によって最大限の利益を得ようとするパワーポリティックスの世界観を持っていて不思議ではない。しかし、現実は逆説的で、すべての面で相対的な優位を確保しようとして国力を損耗するよりも、勢力を均衡させて国際政治を安定化させる方が得策と判断し、競争相手国とのパワーのバランスを図ってきた（バランス・オブ・パワー）。しかし、様々な価値観が尊重される今日の世界では、パワーポリティックスにおける国力の要素にも多様性が生じ、外交・経済・軍事といったパワーと共に、例えば、持続性ある発展のための貢献や大規模災害被災国への人道支援等々による国家の「影響力」（パワー・オブ・インフルエンス）もまた国際政治をリードし得る力として意識されるようになっている。対立よりも協調を求めるグローバル化経済の中では、「気候安全保障」のような取り組みは国家の「影響力」の強力な要素となり得る。南太平洋島嶼国などでは、海軍力のプレゼンスよりも災害救助や漁業監視を提供してくれる国を望む傾向がある。南シナ海諸国では、中国の高圧的な海洋進出を抑制し得るアメリカ海軍の展開を歓迎する一方で、資源環境保護や法執行のための能力構築支援を求めている。中国は、二〇一八年に他国の自然災害や人道上の危機に対処する機関として、中国国際発展協力局（China International Development Cooperation Agency）を設立した。「災害外交」と称されている。「気候安全保障」を通じた国家の「影響力」は、国際関係を有利に処する大きな武器ともなる。

予防効果について見てみよう。今、将来の海洋安全保障上の問題として危惧されているのが漁業紛争である。地球温暖化によって魚類の生存域分布が変化すれば、現状の漁業協定等がそぐわない事態も生じ、それが新たな紛争要因となることが危惧される。地球温暖化によって牧草地が砂漠化するような状況が生じれば、海洋生物種の食料としての需要が世界的に高まり、多くの国が漁場に進出し、紛争と乱獲を招く事態も考えられる。前述したように、オーストラリアやフランスなどは、海洋資源の主権的権利を執行する能力に乏しいメラネシアやポリネシアの島嶼国に対して、軍用航空機などによる監視活動を提供すると共に、将来における漁業紛争を予防するための研究を進めている。「気候安全保障」への国際的取組は、将来における新たな紛争要因の芽を摘み取っている面がある。

「パンデミック安全保障」を包含した体系的海洋安全保障概念のすすめ

繰り返しになるが、今日の激化する米中対立構造を前提とした安全保障政戦略や海洋における偶発的武力衝突を避けるための危機管理策を講じることは絶対的に必要ではあるが、COVID―19パンデミックを背景として考える場合、それだけでは不完全である。COVID―19パンデミックへの安全保障上の対処を組み合わせた体系的な取り組みが必要である。そこにおいて、「気候安全保障」と類似の新たな概念として「パンデミック安全保障」が構想されるべきである。ここで提案する「パンデミック安全保障」は、感染症パンデミックがもたらす安全保障上の事態に国防を担う機関が関係省庁や民間組織と協力して対処するものを想定している。現在でも既に各国の国防組織は感染経路の遮断や感染者の隔離・輸送手段の提供、医療支援等の面で貢献している。アメリカ海軍は保有する二隻の病院船を派出してCOVID―19パンデミックの医療支援に当たった。日本の自衛隊も感染が蔓延したクルーズ船ダイアモンド・プリンセス号に隊員を派出し対応に当たった他、防衛医科大学校や自衛隊中央病院が医療提供するなどした。

ここでは更に踏み込んだ提案をしたい。まずはパンデミック初期段階において、感染症の蔓延の中で国家間対立や紛争がエスカレートすることを防ぐために、例えば、パンデミックが収まるまでの間の休戦協定や、紛争海域あるいは他国の領海付近への海軍艦艇や航空機の展開を控えるなどの措置を慣行化させる国際合意を、各国に働き掛けてはどうであろうか。二〇二〇年三月二三日、国連のアントニオ・グテーレス事務総長が、COVID―19パンデミックから紛争地域の市民を守るために全世界での即時停戦を呼び掛けたが、加盟各国の反応は鈍かった。全紛争地域としたことが各国を第三者的立場にしてしまったように思える。特定の地域に絞り、関係国を明確にしておけば状況は変わったかもしれない。

次に、パンデミックが収束する頃に、各国におけるパンデミック対応に関わる官民軍協力の実績を分析・評価し、国際的に共有することを各国に働き掛けてはどうであろうか。軍の能力や運用が秘密事項に当たるとして反対する意見があるかもしれないが、アメリカ国防総省はCOVID—19パンデミックへの対応を公表する特別のホームページを設け、毎日のように軍による支援活動を紹介している。公表することにより、当該軍の行動が軍事的なものではないこと示し、隣接国による無用の警戒を避けることができる。透明性は信頼を醸成する。日本としては、このような「パンデミック安全保障」を国家安全保障局の所掌業務として取り組むことが望ましい。

さて、もはや回復が困難とも思える現在の米中関係において、仮に両国ともそれぞれの立場に国際協調が得られないままで対立が固定化すれば、「新冷戦」という安全保障環境が残される。それでも構わない、東西冷戦と同じように辛抱強く対立を続けておけば、やがて内部矛盾から共産主義は自壊するとの考え方もあるだろう。しかし冷戦状態となれば、グローバリズムは大きく変質する。世界は緩やかに二分され、おそらく多くの国が自由民主主義と権威主義の間で揺れ動く。自由民主主義を普遍的価値と考える諸国が、権威主義に与《くみ》せず経済活動を再活性化させたいのであれば、グローバリズムの変質を受容限度にまで抑えつつ経済活動や情報通信システムの国際構造を再編成すべきであろう。経済活動における中国への過度の依存はまず修正すべきである。同時に、グローバルな情報通信システムの安全保障上の措置について検討すべきであろう。そのためには、自由民主主義諸国は共同して「影響力」を発揮し国際合意を形成する必要がある。「パンデミック安全保障」の提唱と実践は、「気候安全保障」と同じように国際社会に対する大きな「影響力」を持つことにつながるはずである。「パンデミック安全保障」を通じた「影響力」を発揮することにより、国家間紛争への対応において国際世論を味方につけることができ、高圧的な海洋進出に対抗する際も強固な共同歩調態勢を築くことができる。

三密化する第三種接近遭遇

二〇一六年、ロシア・シベリアで人が炭疽菌に感染して死亡する事件があった。地球温暖化の影響で永久凍土が融解し閉じ込められていた哺乳類の体内から、炭疽菌が放出されたことが原因として考えられている。シベリアは地球上で温暖化が最も進む地域の一つである。驚くことに、二〇二〇年六月二〇日、マイナス六七・八度の世界最低気温記録を持つロシア・シベリアのベルホヤンスクで気温が三八・〇度にまで上昇した。地球温暖化が続けば、永久凍土の融解は続き、閉じ込められていた細菌やウイルスがヒト世界に同居することになるだろう。永久凍土には三三種類のウイルスが存在しているとの調査結果があるそうだ。

地球温暖化による北極圏の融氷が細菌やウイルスを南方に広めるかもしれない。北極海の氷の減少によって北極圏の哺乳類が広範囲に移動するようになり、それに伴って感染症も広がるとの予測がある。地球温暖化が進む中で、第三種接近遭遇は加速し三密状態を呈していくだろう。その中で新たな感染症パンデミックが襲ってくることを否定できない。「気候安全保障」と「パンデミック安全保障」はヒトに突き付けられている共通のアジェンダであると考える。

参考文献

石弘之　二〇一八『感染症の世界史』角田ソフィア文庫
佐藤優　二〇二〇『ウイルスと内向きの時代』徳間書店
ダイアモンド、ジャレット　二〇一〇『銃・病原菌・鉄』（倉骨彰訳）草思社
ハラリ、ユヴァル・ノア　二〇一九『二一世紀人類のための二一の思考』（柴田裕之訳）河出書房新社
胡波《フーボー》　二〇一六『中国はなぜ海洋大国を目指すのか』（濱口誠訳）富士山出版社

12 ヒトをつなぐための海

秋道智彌

はじめに　海から考えるコロナ禍

二〇二〇年九月三日現在、新型コロナウイルス（COVID-19）の死者数は世界で八六万人以上となった。経済的な打撃、社会の不安と低迷とともに、コロナ禍に由来する人種差別や感染者・医療従事者への偏見など、連鎖の波及は社会に蔓延している。パンデミック（Pandemic）のさなか、新しいライフ・スタイルや起業についてさまざまな提言やアイデアが出されている。経済の回復と感染症対策を両立すべきとする発想から、「コロナとともに」（with corona）とのメッセージがある。しかし、この用語がいかなる具体性をもち、希望をあたえるものなのか釈然としない。

本書では、病原体を運んだヒトと船に注目してきたが、海を生活の場とする漁撈民や航海民と疫病のかかわりについてはまったくふれていない。かれらも外部から侵入してきた疫病に感染し、いのちを落とすことがあった。それでも、さまざまな知恵で対応し、危機を乗り越えてきた。人びとは、疫病の来襲にたいしてどのような知恵を育んできたのか。

海を生活の場とするヒトは地球上で圧倒的なマイノリティである。しかし、その知恵はマジョリティであるわれわれの生き方を変えるかもしれない。なぜなら、彼らは感染症にもっとも脆弱であった分、生きるためにきわめて柔軟な生きる戦略をもってきたからだ。

地球温暖化による海面上昇の影響をもっとも直接的に受けているのがオセアニア島嶼国である。一方、人口が少なく、海により隔離されていた分、新型コロナウイルスの拡散は極小であった。南太平洋では二〇二〇年三月、仏領ポリネシアでパリ帰りのタヒチ人が最初の感染例となったが、入国禁止令や入国二週間前、五日前の健康診断書の提出が義務化されており、状況はきわめて良好である。

今後も新たな疫病のパンデミックがヒトを襲うかもしれない。今回のコロナ禍をふまえ、本節では海に生きる人びとの知恵からみえてくる新しいメッセージを模索してみたい。海からポストコロナの時代を考える眼目はこの点にある。

シー・ノマッドとグローバル経済

生業をほぼ海に依存して暮らす人びとは、シー・ノマッド、ないしシー・ジプシー、日本語では「漂海民」つまり「海を漂いながら生活する民」と称されてきた（羽原 一九六三、藪内 一九六七、Sopher 1977）。ただし、海上での暮らしはノマディズム（遊動生活）やジプシーの用語から連想されるような、あてもなく海をただよう漂流（ドリフト）を意味しない。

海だけに依存して生活することはそもそも不可能である。シー・ノマッドの人びとは点々と海を移動したが、多目的な戦略が背景にあった。たとえば、海産資源の獲得にさいして、資源の生態と分布や風・潮流の変化に応じて漁場を求めて移動した。さらに、水や薪木の補給はもちろんのこと、海産物と主食・生活資材との交換や売買のため、陸地との接点となる場所を決めて移動した。海産物は直接、コメや砂糖などと物々交換される場合や、商人が常駐する村に船を着け、食料や資材を購入ないし前借することもあった。

社会生活では、冠婚葬祭時には方々から船で人びとが集まった。フィリピンやマレーシアでは海賊行為や奴隷狩りを働く集団から迅速に避難することも重要な戦略であった（Warren 1981）。つまり、陸上の定住生活とちがい、生活のさまざまな局面におうじて海を越えて移動する行動が常習化、ないしハビトゥス（慣行的な行動原理）となっており、かれらは積極的な移動性（active translocation）に卓越した集団であった。

シー・ノマッドは、東南アジア各地に見出される。マレー半島の付け根に当たるシンガポール海峡域にはオラン・ラウトが生活している。オランは「人」、ラウトは「海」を表す。現在では、マレー半島の狩猟採集民セマンなども含めてオラン・アスリ（「先住の人」）と総称される（口蔵 一九八七）。

インドネシアのフロレス海、セレベス海、マカッサル海

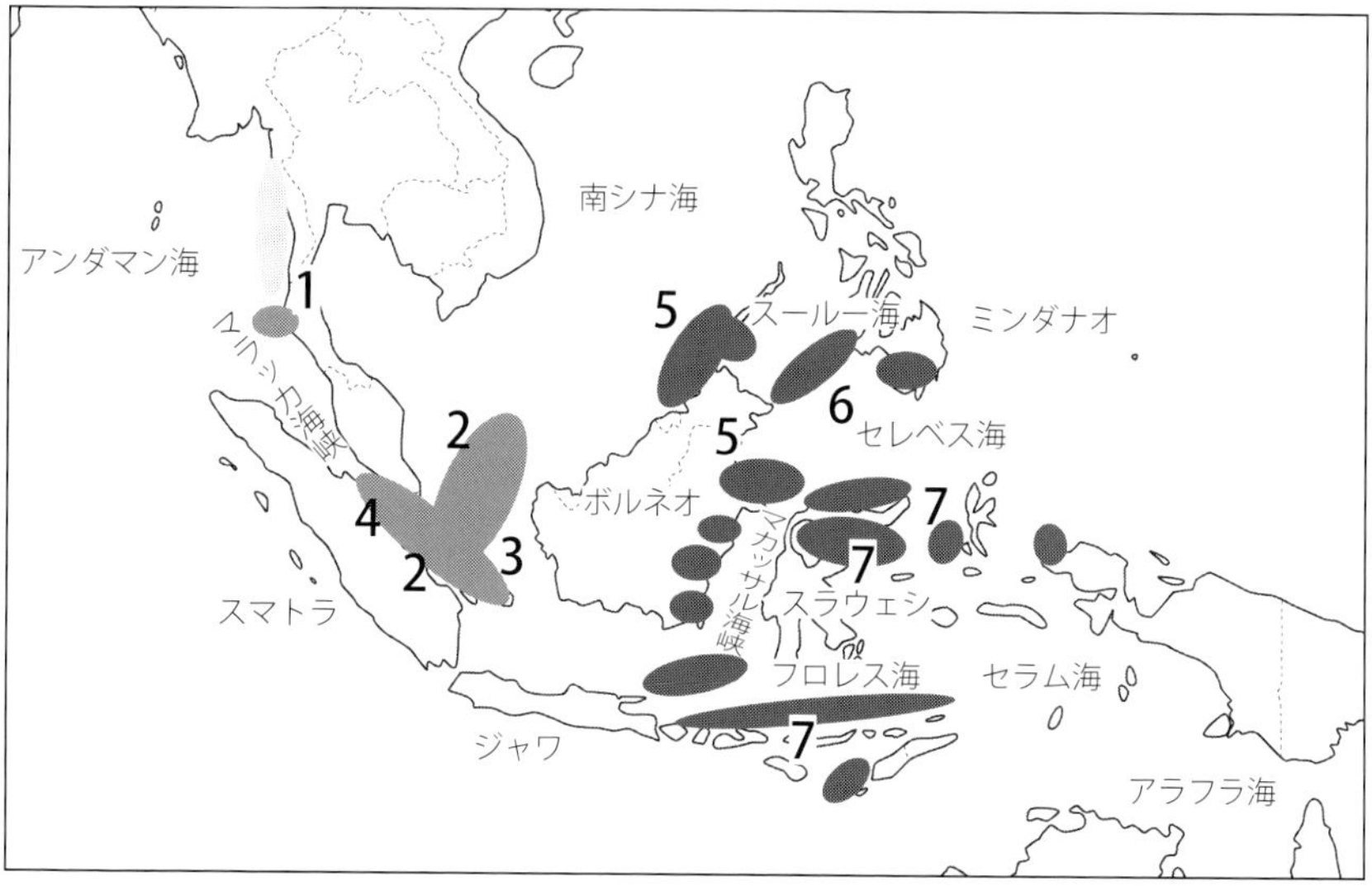

図1　東南アジアにおけるシー・ノマッドの分布（Sopher 1977；Stacey *et al.* 2019 をもとに作成）

モーケン　オラン・ラウト　サマ・バジャウ：バジャウ・バジャウ・ラウト／バジョ

1 Urak Lawoi（タイ・プーケット島）
2 Orang Suku Laut
3 Sekah（バンカ・ビリトン島）
4 Orang Kuala
5 Bajau
6 Bajau Laut
7 Bajo

峡に面する諸島、スールー海を囲むマレーシアのボルネオ島北部からフィリピンにかけて、バジャウ、バジャウ・ラウト、バジョなどと称される集団が点々と居住している（総称はサマ・バジャウ）（長津　二〇一八、鶴見　一九八七、床呂　一九九九、Stacey *et al.* 2019）。このほか、アンダマン海に面するミャンマー東部のメルグイ諸島にはモーケンと呼ばれる集団が居住している（鈴木　二〇一二）。タイの観光地プーケットにもオラン・ラウト系のウラック・ラウォイが居住する（図1）。

サマ・バジャウは、潜水活動に長けた能力をもつ。スラウェシ島ティラムタのバジョの村で聞いたところ、生まれたばかりの子を父親が抱いたまま船上から海に入り、船の下を潜って反対側に浮上するまでにその新生児が死ぬと、その子は妻が陸地の人間と密通して生まれたとみなされた。サマ・バジャウのアイデンティティは素潜り能力にあると考えられているわけだ。

オセアニアにも海に生きる人びとがいる。パプアニューギニア北部のアドミラルティー諸島は主島のマヌス島と周辺の大小の島じまからなる。マヌス島南側一帯と周辺離島には、漁撈民のマヌス（言語的にはティタン）、半農半漁民のマタンコール、農耕民のウシアイの三集団が住みわけている。ウシアイは蔑称でもあり、マヌス島にいくつもの言語集団にわかれて居住している。マヌスの集団は海岸部の杭上家屋に居住し、農耕をおこなわない。筆者の調査で一九の村落を確認した（Akimichi and Sakiyama 1991）。

パプアニューギニア東側のソロモン諸島では、マライタ島北東部にある広大なラグーン（礁湖）の浅海にサンゴ石灰岩を積んで造成した六〇ほどの人工島にラウと呼ばれる漁撈民が生活している。ラウも農耕地をもたない。ラウの獲った魚介類は対岸のマライタ島海岸部で週二回開かれる市でタロイモ・ヤムイモ・野菜などと取引される（秋道一九七五、一九九五）（図2）。

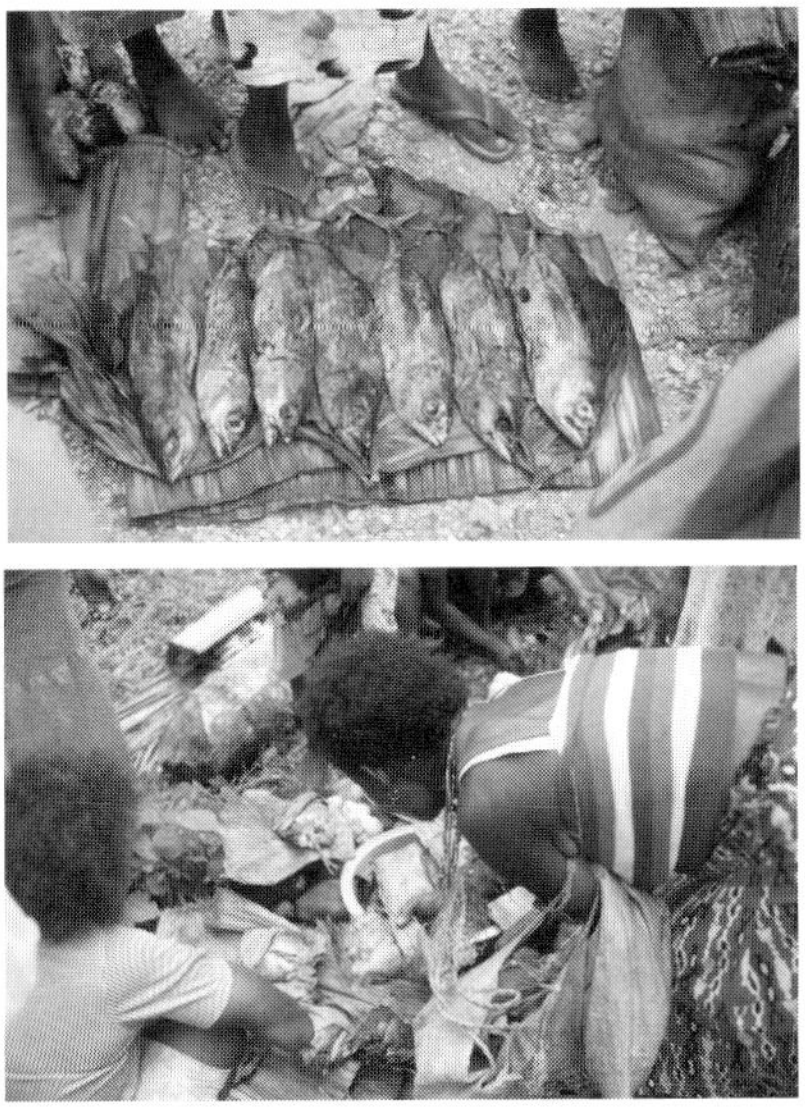
図2　ソロモン諸島マライタ島海岸部の市（ウシア）
漁撈民が石蒸焼きにした魚を、農耕民はタロイモ・ヤムイモ・野菜を持ち寄る。女性しか取引に参加できない。

バジャウとグローバル経済

海に生きる人びとの生活の場は船上ないし海岸部の杭上家屋である（図3）。ラウの住む人工島では陸地に地床の家屋があるが、島の周囲には杭上家屋もある。インドネシアのバジャウの村は、海上の密集した杭上家屋群からなる。スラウェシ島北端沖には浅瀬やマングローブ地帯に仮住まい用の杭上家屋が点在している（図4）。

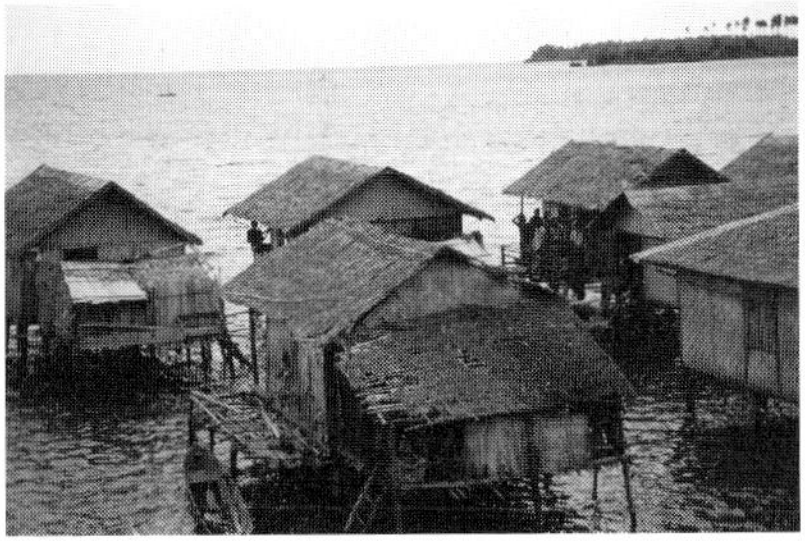
図3　グルアピン・バジョの杭上家屋（カヨア島・北マルク州・インドネシア）
左側の家の手前は便所。

バジャウは頻繁に海上移動を繰り返してきた。海への依存度が大きく、魚介類や海藻などを主食のコメ・サゴでんぷん・キャッサバ・タロイモ、バナナ・ココヤシ、生活用品・燃料・漁具の資材などを交易で獲得する。外部社会との開かれたネットワーク社会が特徴である。

バジャウは近隣の農耕民や住民との交易だけを通じて生きてきたのではない。数世紀以上前から、ナマコ・真珠貝・フカヒレ・乾燥貝柱・海燕の巣など、中国向けの商品を生産してきた（Sopher 1977）（図5）。潜水漁で獲ったウミガメは生簀に入れておき、バリ島へと運ばれた。かれらは貝製シャンデリア、枝サンゴを白ペンキで着色した土産物なども製作する。

一九九〇年代からは、香港向けにハタ類の活魚を獲る漁業やヨーロッパ向けの海藻養殖（キリンサイ）がおこなわれるようになった。さらに、先進国の水族館や趣味用の熱帯鑑賞魚を獲ってきた。インドネシアのスラウェシ島北部のバジョは、熱帯鑑賞魚を家の生け簀で蓄養し、中国系商人に売る。魚は生きたままバリ島に輸送され、日本や欧米諸国に運ばれる（秋道 二〇一三）。

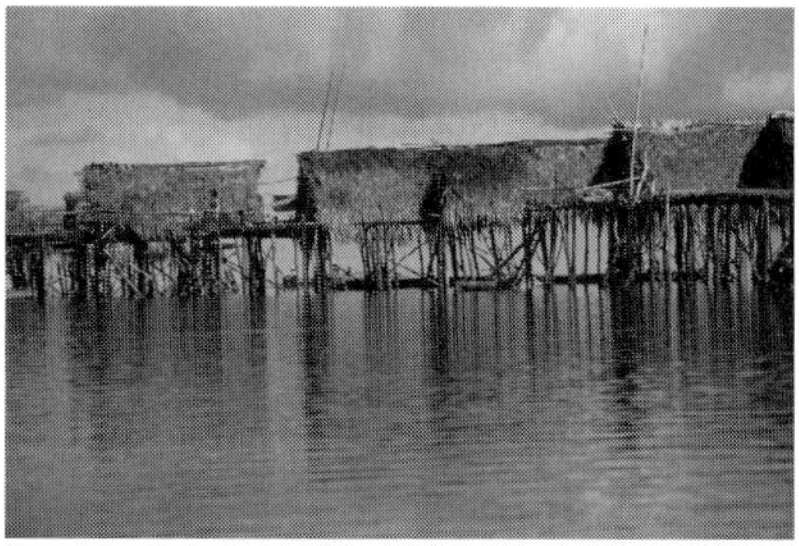

図4　インドネシア・スラウェシ島北端沖にあるバジャウの杭上集落
バダセンと呼ばれる仮小屋ですべて杭上家屋。

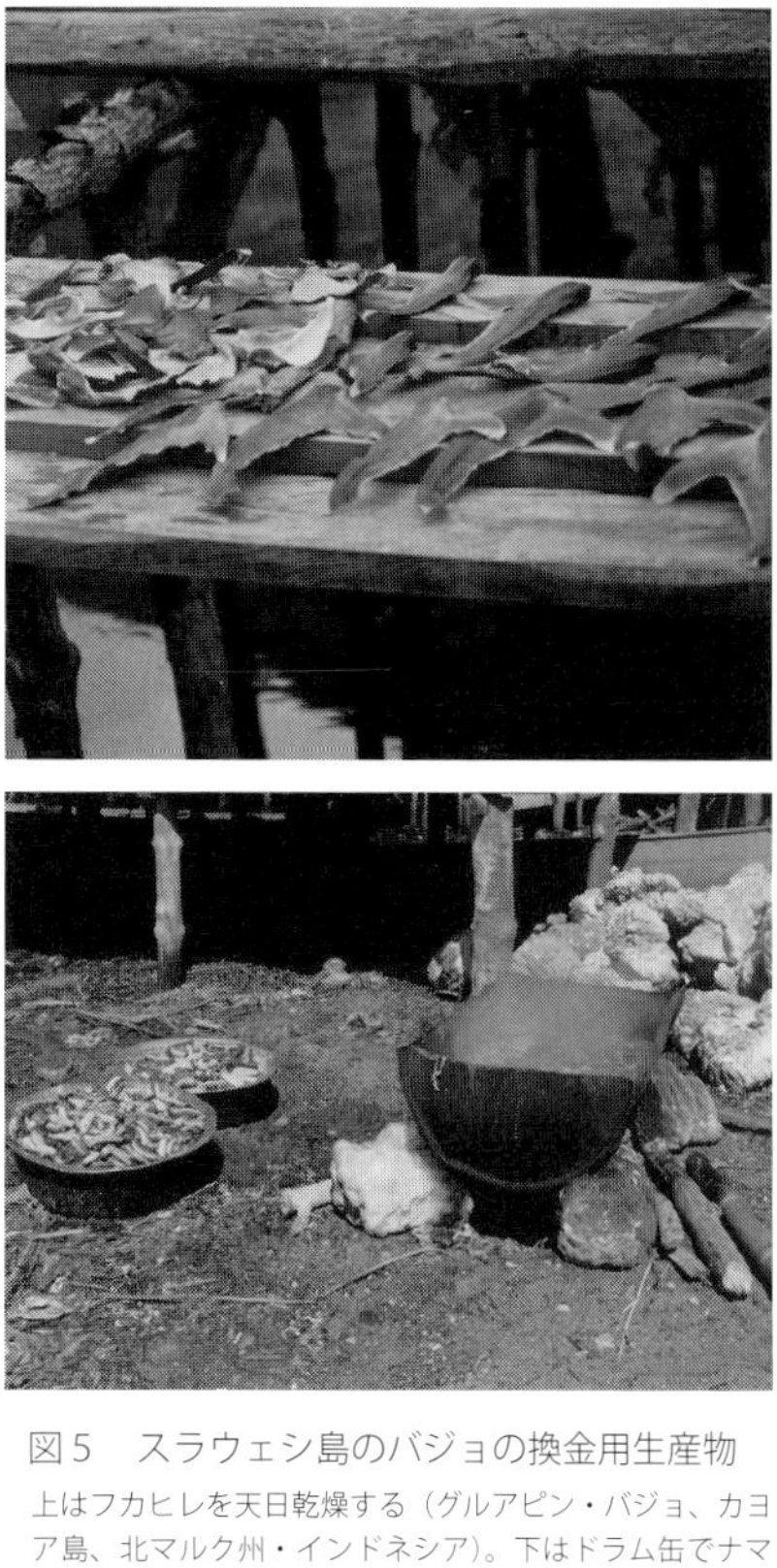

図5　スラウェシ島のバジョの換金用生産物
上はフカヒレを天日乾燥する（グルアピン・バジョ、カヨア島、北マルク州・インドネシア）。下はドラム缶でナマコを煮た後、天日乾燥する（ティラムタのバジョ、中部スラウェシ州）。

スラウェシ島のバジョの家を訪問したさい、主人が見せてくれた熱帯観賞魚の図鑑には種類ごとに価格が記入されていた。名古屋のＴＶ塔で日本人業者と仲良く写っている写真も見せられた。その主人は筆者に洗面器に入れた小さな魚を見せてくれた。それは、スラウェシ島中部海域の固有種であるアマノガワテンジクダイであった（図６）。バジョの親しむサンゴ礁の海には、おどろくほど多様な種類の生き物が生息している。しかも、日々の食料、物々交換、域外向けと用途が多層化している。かれらは辺境の海に生きているが、自給的な小規模漁業だけをいとなんでいるわけではない。近隣の農民や都市部、バリ島、シンガポール、香港、日本、欧米ともつながる活動をいとなんでいる。バジャウやバジョは海を通じてグローバル・エコノミーとの結節点にいることがわかる。

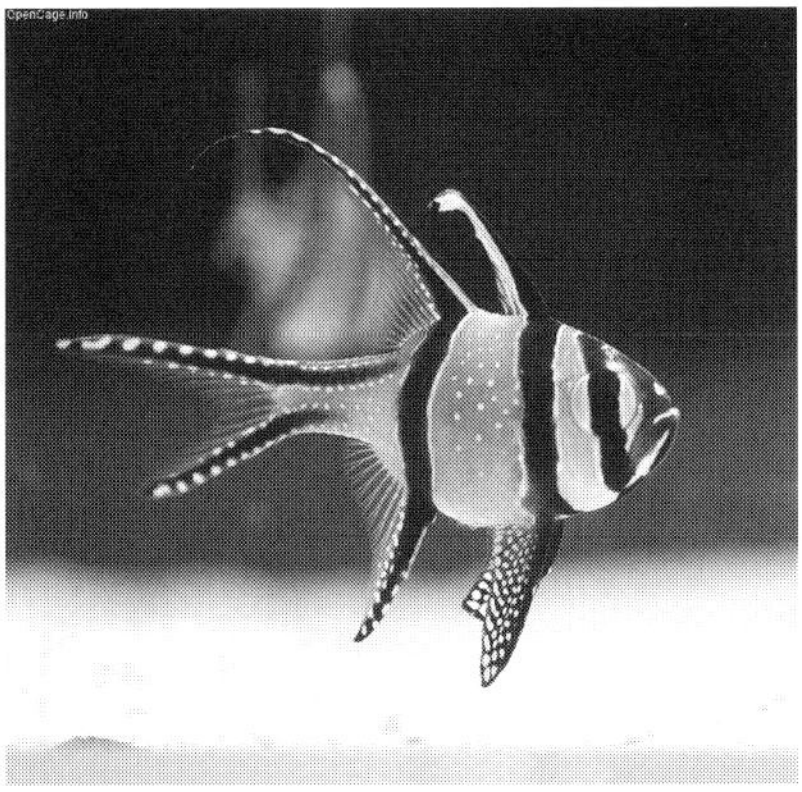

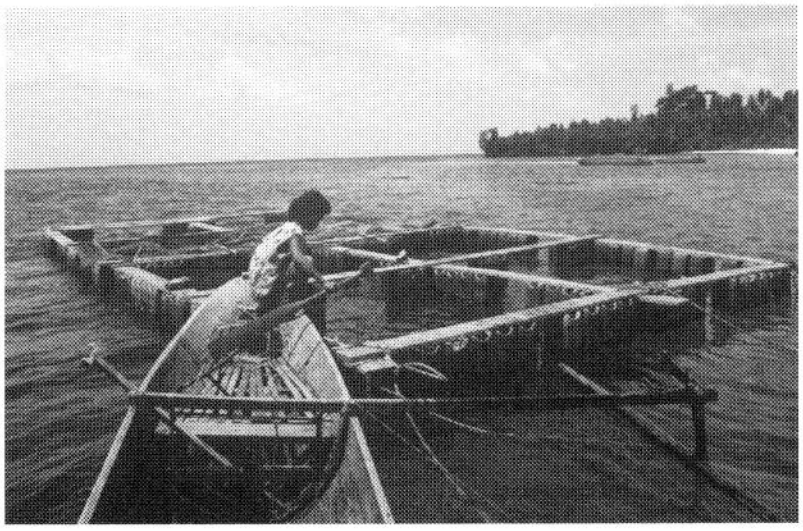

図６　アマノガワテンジクダイ（上）と熱帯鑑賞魚用の生け簀（下）

インドネシア・スラウェシ島中部のバンガイ諸島の固有種で、バンガイ諸島で採集した熱帯鑑賞魚は生簀に入れておく。これを北スラウェシまで船で輸送し、バリ島経由で世界の水族館向けに輸出される。バンガイ諸島にはバジョの村が多くある。

シー・ノマッドの疫病対策

海に戻ったオラン・ラウト

インドネシアではオランダ東印度会社（ＶＯＣ）が一七世紀から第二次大戦終結時まで植民地的支配を続けた。その間、オランダは住民を定住化させて拘束する施策を「統治法」を通して実施した（吉田 二〇〇二）。バジャウなど「住所不定」のシー・ノマッドも例外ではなく、強制的に定着させられることとなった。海を広く移動する生活から定住生活へ移行させる政策である。

スマトラ島南部沖のバンカ島、ビリ

トン島に住むオラン・ラウトの船上生活者は家族単位で船に居住し、魚・シャコガイ・ウミガメ・ジュゴン・海藻・ナマコなどを獲り、コメ・キャッサバ・サゴでんぷんなどと交換した。かれらは陸地居住政策に激しく抵抗していた。もし陸に住めば死に至るとか、雷に打たれて死ぬとする恐怖感をもっていた。一八七六年前にビリトン島にいたオラン・ラウトは島でマラリアが流行したさい、陸地生活をやめて海にもどった。海ではなく森に逃げ込むこともあったが、そのさいには集団で元気を落とすことないよう大声を出しあって移動した（Sopher 1977）。

アンダマン海のメルグイ諸島に住むモーケンの人口について、一九世紀の一八二六年から一九三九年までに一四例の報告がある。この期間中に何度もコレラが大発生し、モーケンの人口が減少したはずだが増加傾向を示す数字も提示された。これをめぐって議論があったが、モーケンがコレラへの耐性を獲得していた可能性がある（Sopher 1977）。

シンガポール島のオラン・ラウトは船上生活から対岸のジョホールに強制移住させられていた。ところが、一八二〇～二七年の間に流行した天然痘（疱瘡）に罹患した。ジョホールのオラン・ラウトは疫病を恐れ、元の船上生活に戻っていった。

コレラ、天然痘以外にもイチゴ腫（フランベジア）、性病に罹患する例がシー・ノマッドで知られている。かれらは陸地が疫病の巣窟であり、罹患する危険性が大きいことを経験から学んでいた。シー・ノマッドは、いったん疫病に感染すると再び海へともどる柔軟性をもっていた。植民地主義による政策への不信感があったとして、海に逃げることができたことは幸いであった。陸地の農民や都市生活者にはとても思いつかない発想を実現した。

排泄とゴミ―定着生活への不適応

海に生きる人びとは、植民地政府による定住・定着政策をどのように考えてきたのか。マヌス島南東部のブナイ村に滞在中、村の漁撈民に聞いてみた。

「われわれは海辺で杭上生活を送ってきた。しかし、陸住まいを強要された。陸での暮らしは不衛生である。しかも、日中は暑くてとても部屋におれない。排泄物は地面に残り、うじ虫がわいて不潔きわまりない。海の家は涼しいし、蚊もいない」。

ブナイ村からすぐ西にあるペレ村に米国の女性人類学者で

あるM・ミードが一九二九年代、滞在した。ある日、ペレ村に行ってみると、ミードの家は高床式で海岸部にあった。当時、ペレ村の漁撈民は海上の杭上生活から海岸部に移動していたことがわかる。ただし、筆者が調査をおこなった一九八六年、ブナイ村の家屋は海岸部の高床式であったが、便所だけは細長い板をつないだ桟橋の先に作られた海上の小屋であった(図7)。インドネシアのバジャウの村も同様に、便所は杭上の海上集落のなかにあり、下は海であった。

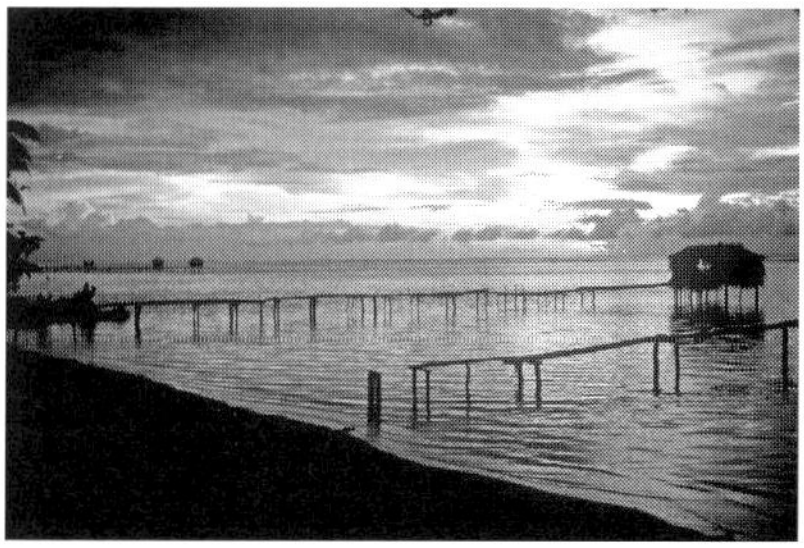

図7　ブナイ村における海上のトイレ(マヌス島南東部・マヌス州・パプアニューギニア)
画面奥にも同様なトイレがみえる。

マレーシアのジョホールに滞在中、マラッカ海峡の小離島にオラン・ラウトが住むと聞き、仲間と船をチャーターして話を聞きに行った。海岸からすぐ奥の茂みに平屋建ての家があった。あいにく留守でだれもいなかったが、唖然としたのは、家の外側に大量の紙やプラスチックのごみが積まれていることであった。船上生活や杭上生活では、ごみは船上ないし窓から外に捨てれば、波が自然とどこかへ運んでくれる。紙製の箱なら分解されるが、プラスチックは現在、世界で問題になっているとおり、分解されることなく海をただよう。彼らは陸住まいになっても、ごみは家の外に捨てればよいとする「習慣」はかわっていない。

オラン・ラウトの陸住まいでみた「ごみ屋敷」に落胆したが、陸地の生活に適応できていない人びとに複雑な思いをもった。海はごみや糞便をいずこへと運んでくれるので、生活は質素であり、衛生面では清潔だ。ところが、プラスチックや缶詰の空き缶、網や釣り糸などの人造繊維などは海では深刻なごみ問題を生み出す。

シー・ノマッドの生存戦略と疫病

前項で挙げたシー・ノマッドは小規模な船による核家族単位で集団生活をおくる場合であるが、かならずしも家族単独のみで活動がおこなわれたわけではない。親族関係をもつ集団が船団を組んで移動した。

海をつなぐネットワーク

停泊地はたいてい水場のある海浜で、インドネシア語で「水、泉」を表すワイ（wai）やバジャウ語でボエ（boé）の地名がつけられている。たとえば、フロレス諸島スンバワ島北岸に住むバジャウの場合、インドネシ語でワイジャラン（Waijarang）、ワイバカル（Waibakal）、ワイウリン（Waiwuring）、バジャウ語でボエ・ペトー（Boé Pettoh）、ボエ・ランサー（Boé Lancah）、ボエ・プテリ（Boé Puteri）などの停泊地がある（Verheijen 1986）。あるいはバジャウの集団が住む島・湾・入江・岬・浜が停泊地として利用された。つまり、バジャウは水場を中心とするネットワークのなかを移動する「セフティー・ネット」を戦略としてもっていることがわかる。

寄港先に自分の船を受け入れてくれるパートナーがいた。食料の売買、タバコやマッチ、必要な資材や船の燃料費（船外機）などを前借し、その見返りに漁獲物を優先的に出資者に売買するパトロン＝クライアント関係をもつ場合が多い。インドネシアでは、スラウェシ島南部を中心にバジャウが資材・資金・油などの提供を受けるクライアントであり、魚介類を買い取る商人はブギス人、マカッサル人、ブトン人であることが多い。前者はサウィ、後者はブンガワと称される。相互依存関係はバジャウと他の民族集団間だけにかぎらないが、負債をかかえながら貧困な生活をいとなむ社会的弱者は災害や疫病にたいしてもっとも脆弱であるとはいえ、逃避と回避、生存の安全保障などの戦略を体得している。

疫病退散の水際作戦

バジャウの例ではないが、前述したミクロネシアのサタワル島に、戦前、土方久功《ひじかたひさかつ》が昭和六年（一九三一）から七年間滞在し、島民の暮らしや文化に関して貴重な著作物を数多く残している（土方　一九九〇〜九三）。このなかで、島では流行病（メサルピク）にたいしてサフェイ（薬）をほどこす習慣のあることを記述している。サフェイは骨の痛み、高熱、腹下し、鼻血などのあらゆる病気にたいして処方される。島に自生するさまざまな種類の植物をサンゴ製の石杵で砕き、ココヤシの網目状の葉鞘《ようしょう》で包む。これをココヤシの果汁を入れた容器に絞りだして飲用する（秋道　二〇一九）（図8）。

原因不明の病気の場合、島にいる神がかりの女性が占い、特定場所に疫病退散のしかけを作る。前述のメサルピクは「砂浜の前面」の意味で、流行病が海から島にやってくるとする観念を示している。土方がパラオからサタワル島に向かうさいに乗船した船が長明丸である。この船は島じまを巡回するもので、土方によれば、船が病気を運ぶくだりがつぎのようにふれられている。

「長明丸が来てからぼつぼつ風邪が流行しだしたが、目下実に多数の者が高熱に悩んでいる。この分ではまだ一人くらい死ぬかもしれない」（土方　一九七四：一三七）。

じっさい、数日後、ばたばたと死人がでた。この場合

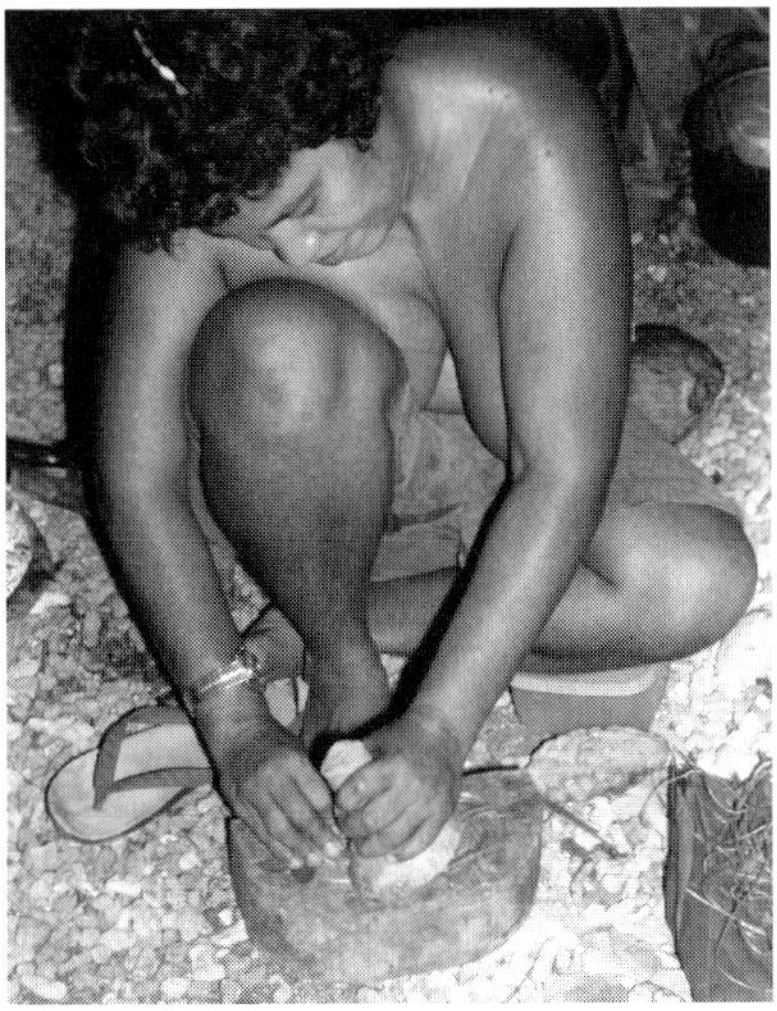

図8　サタワル島における薬（サフェイ）の準備

島に自生する何種類かの植物を石皿の上に置き、サンゴ製の杵で叩く。これをココヤシの葉鞘《ようしょう》で包み、ココヤシ果汁で成分を絞り出して服用する。

は、インフルエンザが船で運ばれたのかもしれない。現在でも、島民は数日後に船が島に来ることが無線でわかると、浜に自生するナット（クサトベラ）やネーン（ヤエヤマアオキ）の葉を四枚両腕にこすりつけて苦い成分で病気をもたらす悪霊が体に乗りうつらないようにする。このサフェイ（薬）はアメラス（aemmeras）（体を苦くするの意味）と称される。メラス（meras）は「苦い」の意味である。クサトベラの葉は苦いが食用ともなる。ヤエヤマアオキの苦い成分はアントラキシンである。ポリネシアではノニと呼ばれ、現在、さまざまな病気の治療薬とされている。

メサルピクを防ぐため、バナナの白い内皮とイチビの樹皮を黒く染めたものをよじって作った紐にココヤシの若葉（ウプット）を取り付ける。これを二本、三・六〜四・五メートル間隔で浜から島のほうに延ばし、二本の木に結ぶ。こうすると、悪病が恐れをなして島に上陸しないと考えられていた（土方　一九七四：一五五—一五六）（図8）。

島外から島にもたらされる疫病や災禍を退散させるいとなみもある。島民は顔を黒、白、黄色（ウコンの粉）に塗り、ココヤシの若芽（ウプト）を額や腕に巻く。ホラガイを吹き鳴らし、島中を集団で歩き回る。カヌーで航海中、嵐に遭

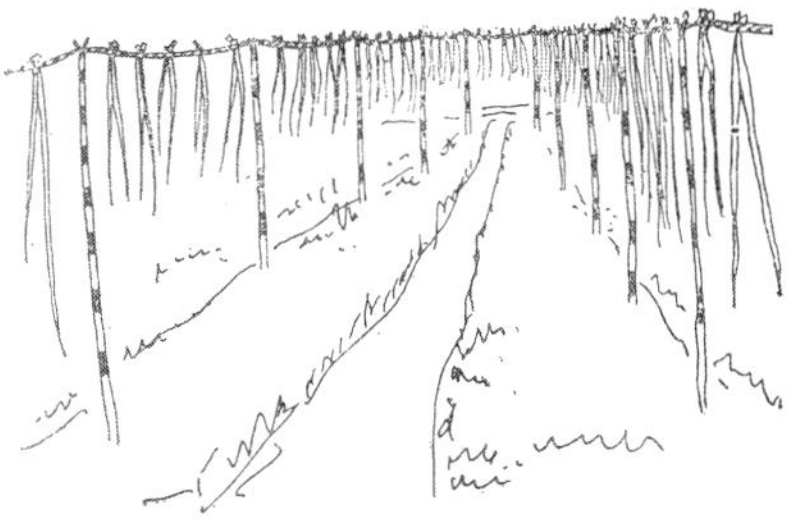

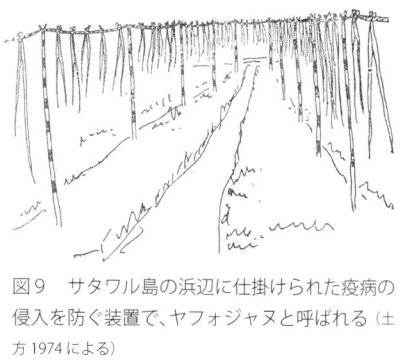

図9　サタワル島の浜辺に仕掛けられた疫病の侵入を防ぐ装置で、ヤフォジャヌと呼ばれる（土方 1974による）

遇したような場合、ホラガイを吹き鳴らして嵐を鎮める。エイの鋭い尾ヒレをつけた槍を天空に突き刺すしぐさをする。体に薬を塗り、あるいは染料と飾りで自らを変身させ、音としぐさで疫病と災難を打ち負かす人間的な儀礼行為といえる。

以上のような慣行は非科学的で意味がないと断定する前に、島の人びとが疫病は船でやってくることを敏感に感じ取って予防措置をとってきたことを重く受け止めるべきであろう。

土方の滞在した戦前、ミクロネシアは日本の委任統治領でパラオに南洋庁があった。『南洋群島要覧』によると、ミクロネシアにはアメーバ赤痢・フラムベジア・デング熱の風土病があったが、コレラ・ペスト・黄熱病などはなく、表1に示したような七種類の伝染病が記録されている（表1）。なお、防疫体制については、「船舶取締規則及交通港取締規則に依り医師たる各支庁技手及警察官吏をして厳に入港船舶の検疫を行はしむ」とある。ハンセン病患者について島民は伝染性を信じないとして、サイパン・ヤルート・パラオ・ヤップに療養所を設置して隔離している（南洋廳一九三六）。ただし、この資料が離島の情況をどの程度反映しているか疑問である。離島民の考えた疫病と、南洋庁の伝染病に関する統計資料との間に齟齬がある。外来船が離島に来る頻度も数ケ月に一度程度であり、離島民による疫病への認知と対策はさらに先鋭化していたと考えられる。

バジャウと白旗の合図

バジャウの人びとは外界からもたらされる疫病は「陸起源」であると考えているふしがある。海と日常的に接する経験知でいえば、海に由来する疫病はないといえるからだ。インドネシアのスラウェシ島中部・ゴロンタロ州トロシアジェの海上集落に住むバジョは、村で白い旗を掲げて村全体が疫病状態にあることを宣言し、他の船の侵入を禁じた例がある（Zacot 2008）。フィリピンのバジャウについても同様の対策をとるとサマ・バジャウの研究者である長津一

表1　南洋庁時代の支庁別伝染病（南洋庁 1936）

	サイパン	ヤップ	パラオ	トラック	ポナペ	ヤルート	計
アメーバ赤痢	9	8	9	1	4	0	31
	0	2	0	0	1	0	3
腸チフス	1	0	3	9	0	0	13
	0	0	1	1	0	0	2
猩紅熱	0	0	1	0	0	0	1
	0	0	0	0	0	0	1
パラチフス	30	0	0	0	1	0	31
	3	0	0	0	0	0	3
ジフテリア	2	0	0	0	1	0	3
	1	0	0	0	0	0	1
赤痢	0	0	2	0	0	0	2
	0	0	0	0	0	0	0
疫痢	0	0	0	0	0	1	1
	0	0	0	0	0	0	0
計	42	8	15	10	6	1	82
	4	2	1	1	1	0	9

上段は患者数、下段は死者数

史は考えている。

スールー海のサマ・バジャウの社会では、男性が死ぬと船の船首に、女性が死ぬと船の船尾にそれぞれ白旗を立て、死者の存在を知らせる（Hussim 2020）。新型コロナウイルスへの感染時にもこれとおなじ発想から白旗を使うのではないだろうか。

なお、白旗はインド洋のセイシェルではプラスチックごみのない安全な浜を証明するために使われており、「降伏」、「感染のため侵入禁止」、「死者の通知」などを示す標識ではない。

イスラーム圏には海水を浴びて、病（悪霊）を祓うためのマンディ・サファル（mandi safar）の清めの儀礼があり、イスラーム圏のヒジュラ暦で二番目の月がサファルに当たる（二〇二〇年は、九月一九日からの月で、ヒジュラ暦一四四二年にあたる）。

バジャウと国家のコロナ対策

インドネシアでは二〇二〇年三月二日に最初の新型コロナウイルス感染症（COVID-19）が西ジャワで見つかった。それ以来、感染症が拡大し、四万三千人の陽性患者と二三〇〇人の死者を出し、感染率と死者数は東南アジア諸国でもっとも多い。インドネシア政府は感染拡大を防ぐために社会的な大規制政策（Pembatasan Sosial Berskala Besar：PSBB）を四月一〇日にジャカルタなどを対象に適用し、順次、地方へと拡大した。その中身は、不要不急の外出のほかは自宅に待機し、外出して密集した会合などに参加しないこと、石鹸で手洗いを励行し、外出のさいはマスクをすること、毎朝日光浴をすることなどが指定されている。日本ではソーシャル・ディスタンスの維持や三密（密閉、密集、密接）の回避、手洗い・うがいの励行、マスク着用などが常態化しており、共通点が多い。

こうした国家の規制にたいする反応はさまざまであるが、スラウェシ島の東南スラウェシ州の州都クンダリ近郊に住むムカール・バジョ（Mekar Bajo）村で調査をおこなっている人類学者のB・バスカラによると、バジョは政府の政策にたいして、さまざまな面で相反する意見をもっている。漁をしても海産物を買う商人がいないし、観光客を船で運ぶ仕事も客がなく、現金収入の道が絶たれた。政府からはコメ・砂糖・即席麺類・ヤシ油・ミルクなどの支給がある。役人や軍隊などが村を検分に来たさい、家のなかに密集していると排除されるが、バジョの生活空間は一軒に多くの人が住むのでせまく、密集はもともとの生活スタイルでしかたがない。石鹸で手や顔を洗えというが、真水があまりない。バジョはむしろ海水が疫病を防ぐ役割をしてくれるので、海に入って体を洗うほうがいいと考えている。朝に日光浴をしなくても、日中の長時間、海で活動をするので日光浴など必要がない。

外出を控えるライフ・スタイルもバジョにはそぐわない。漁業のためにあちらこちらを船で動き回るのがふつうであり、親戚も方々に住んでいるので、陸の境をいとも簡単に越えることがある。日本でも、非常事態宣言後に県外への移動を自粛する通達が出されたが、バジョの生活感覚からは考えられないことになる。インドネシア政府は「清潔で健康な生活」（Perilaku Hidup Bersih dan Sehat：PHBS）を目指して、自宅では野菜や果物を十分にとる食生活が推奨されている。バジョはこの政策にたいして、野菜や果物は陸の産物であり、われわれは新鮮な海の食べ物を食べている。バスカラは、コロナ禍が過ぎた時点で、世界の人びとは海に依存したバジョの健康な暮らしに目を向けるだろうと表明している（Baskara 2020）。

ヒトをつなぐ海へ

新型コロナウイルスの蔓延する現在、海に生きる人びとの暮らしから多くのメッセージが浮かび上がった。前項でふれたように、バジャウの人びとは「三密」には脆弱であったが、自宅待機、手洗い、食事など、国の推奨する方策にはほとんどそぐわない暮らしをしている。

重要な点は、定着して生きる大多数の現代人とは異質な生き方が海を介してありうるということだ。

海のゾミア論

東南アジアの広大な山岳部の民族は広くゾミ（Zomi）と呼ばれる。この地域の諸民族が平地の大王国などの支配や奴隷化、徴兵、重税、伝染病などから逃避してきた歴史に注目したゾミア論が提起された（スコット 二〇〇三）。大文明の周縁におけるゾミの例を漂海民にも適用した考えが提示された（鈴木 二〇一四）。シー・ノマッドが国境を越えて移動し、国家の支配政策から逃避してきた歴史的経緯は示唆に富む。ただし、ミャンマー、マレーシア、フィリピン、インドネシアを含む広大な海域をひとくくりで論じることはできない。

東南アジアの港市国家群のもとで、シー・ノマッドは交易品となるナマコ・フカヒレ・真珠貝・海燕の巣・ウミガメ・海藻などを獲得してきたのはまぎれもない（Sopher 1977; Warren 1981）。

東南アジアの海域世界の海産物は商人や交易者を通じてより大きな集散地に輸送され、中国へと運ばれた。海産物の生産者であるオラン・ラウトやバジャウなどから、それらを商品として輸送・集荷する過程で、ブギス人、マレー人、ブトン人、マカッサル人、インドネシア・マレーシア・タイの華人など多様な民族が組み込まれている。筆者はこの点に注目してエスノ・ネットワーク（エスノは民族の意味）と称した（秋道 一九九五）。バジャウが移動する先々にはおなじバジャウ集団のネットワークがあり、商人のブギス人・マカッサル人のネットワークがある。バジャウは異なる言語にも習熟し、自らの民族的アイデンティティさえも流動的に変える（鈴木 二〇一四）。

バジャウは、大きな経済圏の末端部に従属した存在とはけっしていえない。現代では、バジャウが対象としてきたフカヒレの輸出がワシントン条約で規制されることや、熱帯鑑賞魚を獲るさいに青酸カリなどの違法薬物の使用がIUU漁業として規制、監視の対象となっている。こうした規制にたいして、事の良し悪しは別として、法の眼をかいくぐるしたたかさをもっており、密漁や国境を越えた密貿易にも手を染めることすらある。陸のゾミアでアヘンの運び屋となった先住民がいた例もある。

海とのかかわりを未来に

突然の新型コロナウイルスの来襲にたいして、逃げるが勝ちの行動を実践し、海では安全とする経験知を育んできたシー・ノマッドはポストコロナ時代における人類の生き方に大きな修正が必要とのヒントを与えてくれた。地域と世界をつなぐ多重な生業戦略、海を介した人的ネットワーク、海賊の襲撃、災害や疫病からの脱出作戦、柔軟なアイデンティティ、そしてなによりも卓越した移動能力がかれらの持ち分である。

人類すべてがシー・ノマッドになるなどありえないが、漁業者、船員、海軍、海洋研究者、サーファー、ダイバーなど、海とかかわる人びとが世界には多数いる。今後の海面上昇や突発的な津波の来襲にたいしてもレジリエンス（回復能力）を発揮するのは海に生きる人びとである。

海の保全、ごみ回収、資源管理など、海に関する多くの課題を考えるさい、海に生きる人びととの知恵に学ぶ姿勢をもつべきであろう。海とともに生きることが、陸地中心に生きてきたヒトにとり人類史上でもつ意味を考える重大な契機になると予感する。「コロナとともに」ではなく、「海とともに」生きる術を新しい生き方として提案したい。

参考文献

秋道智彌　一九七六「漁撈活動と魚の生態―ソロモン諸島マライタ島の事例」『季刊人類学』七(二)：七六―一二八

秋道智彌　一九九五『海洋民族学―海のナチュラリストたち』東京大学出版会

秋道智彌　二〇一三『海に生きる―海人の民族学』東京大学出版会

口蔵幸雄　一九九七「オランアスリの起源：マレー半島先住民の民族形成論の再検討」『岐阜大学地域科学部研究報告』一：一四三―一六九

スコット・ジェームズ・C　二〇一三『ゾミア―脱国家の世界史』（佐藤仁監訳）みすず書房

鈴木佑記　二〇一二「漂海民再考―海民研究へ向けた覚書」『南方

文化』三九：一一七―一三四
鈴木佑記　二〇一四「水のジミア―東南アジアの漁民を事例として」『東南アジア研究』五四（一）：一一七―一三六
鶴見良行　一九八七『海道の社会史―東南アジア多島海の人びと』朝日新聞社
床呂郁哉　一九九九『越境―スールー海域世界から』岩波書店
長津一史　二〇一八「東南アジアにみる海民の移動とネットワーク―西セレベス海道に焦点をおいて」小野林太郎・長津一史・印東道子編『海民の移動誌―西太平洋のネットワーク社会』昭和堂、一四八―一七七
南洋廳　一九三六『南洋群島要覧』（昭和拾壱年度版）南洋庁
羽原又吉　一九六三『漂海民』岩波書店
土方久功　一九七四『流木―ミクロネシアの孤島にて』未来社
藪内芳彦　一九六七『東南アジアの漂海民』古今書院
吉田信　二〇〇二「オランダ植民地統治と法の支配―統治法第109条による「ヨーロッパ人」と「原住民」の創出」『東南アジア研究』四〇（二）：一一五―一四〇

Akimichi, Tomoya and Osamu Sakiyama 1991. Manus fish names. *Bulletin of the National Museum of Ethnology* 16(1): 1-29

Baskara, Benny 2020. The Life of the Bajo People amidst COVID-19 Pandemic. *CSEAS NEWSLETTER*, 78: TBC

Hussim, Hanafin bin, The Unseen Life of Sea-Gypsies- Times of India (https://timesofindia.indiatimes.com/india/the-unseen-life-of-sea-gypsies/articleshow/70977699.cms)

Sopher, David E. 1977. *The Sea Nomads- A Study of the Maritime Boat People of Southeast Asia*. The National Museum

Stacey, N.E., D. Steenbergen, J. Cllifton, and G. Acciaioli 2018. Understanding Social Wellbeing and Values of Small-Scale Fisheries amongst the Sama-Bajau of Archipelagic Southeast Asia In Johnson, D., Acottt, T.,Stacey, N., Urquhart, J. eds. *Social Wellbeing and the Values of Small-Scale Fisheries*, Springer, pp. 97-123

Verheijen, Jilis A.S. 1986. The Sama/Bajau Language in the Lesser Sunda 5 Linguistics, Research School of Pacific Studies, The Australian National University

Thomson, J. T.1851. Description of the Eastern Coast of Johore and Pahang, and/with Adjacent Islands. Journal of the Indian Archipelago and Eastern Asia 5: 83-92, 135-154

Walters, Oliver W.1999. History, Culture, and Region in Southeast Asian

Institute of Southeast Asian Studies

Warren, James F.1981. The Sulu Zone 1768-1898: The Dynamics of External Trade, Slavery, and Ethnicity in the Transformation of a Southeast Asian Maritime State. Singapore University Press

Zacot, François-Robert 2008. *Orang Bajo suku pengembara laut: pengalaman seorang antropologi*. KPG (Kepustakaan Populer Gramedia)

おわりに

「ブルー・リカバリー」に向けて

角南 篤

新型コロナウイルス感染症の影響を受け、社会や経済が大きく変化しつつある。世界各地で、コロナ危機をどのように克服するのか、また同時に、どのように経済を回復させるのか、難しい舵取りが行われている。今後の社会について、不安を含めて何かが変わるという予感を持っている方も多いように思う。それは海洋の分野も例外ではなく、コロナウイルス感染症は、海洋に係わるさまざまな活動にも大きな影響を及ぼし、私たちが海洋とどう向き合っていくのかを改めて問いかけている。

本書『疫病と海』では、疫病と海、そして、ヒトとの関係について歴史的な経緯を検証しつつ、新型コロナウイルス感染症を踏まえた将来に向けて、海からのメッセージ提示を目指して論を進めてきた。

海は、ヒト・モノ・情報を運ぶ道として人類の歴史を通じて大きな役割を果たし、舟や船が海を介して恩恵を運んだ歴史はいうまでもないが、その裏で災禍をも拡散する媒介でもあった。その典型が疫病にほかならず、「海を越えた疫病」をテーマとして正面から議論を組立てた。海を越えて運搬される疫病や多種多様なエイジェント（外来種や病原菌）をめぐる人類の歴史を、国際法、疫学、人類生態学、国際政治学、海洋生態学を含む分野横断型の切り口から検証し、第1章の「疫病の人類史」から第5章の「疫病からの再生」まで、未来に向けた人類の生きざまについてのメッセージをつないできた。

「ブルー・リカバリー」に向けて

ここではまず、「ブルー・リカバリー」というコロナ危機のなかで生まれた新たな造語を紹介したい。この言葉は、二〇二〇年の世界海洋デー（六月八日）の前後にオンラインで行われた、海洋分野の様々な会議において、「グリーン・リカバリー」（持続可能な形でコロナ危機を乗り越えようという概念）のアナロジーとして使われ始めた言葉である。経済回復と海洋環境の保全を二律背反とするのではなく、これを機に、健全な海洋を保つ上で持続可能なビジネスを推進し、持続可能な経済に移行していくことで、海洋生物多様性や気候変動リスクに打ち克つより強靭な海洋経済をつくっていこうという意思を表す概念でもある。

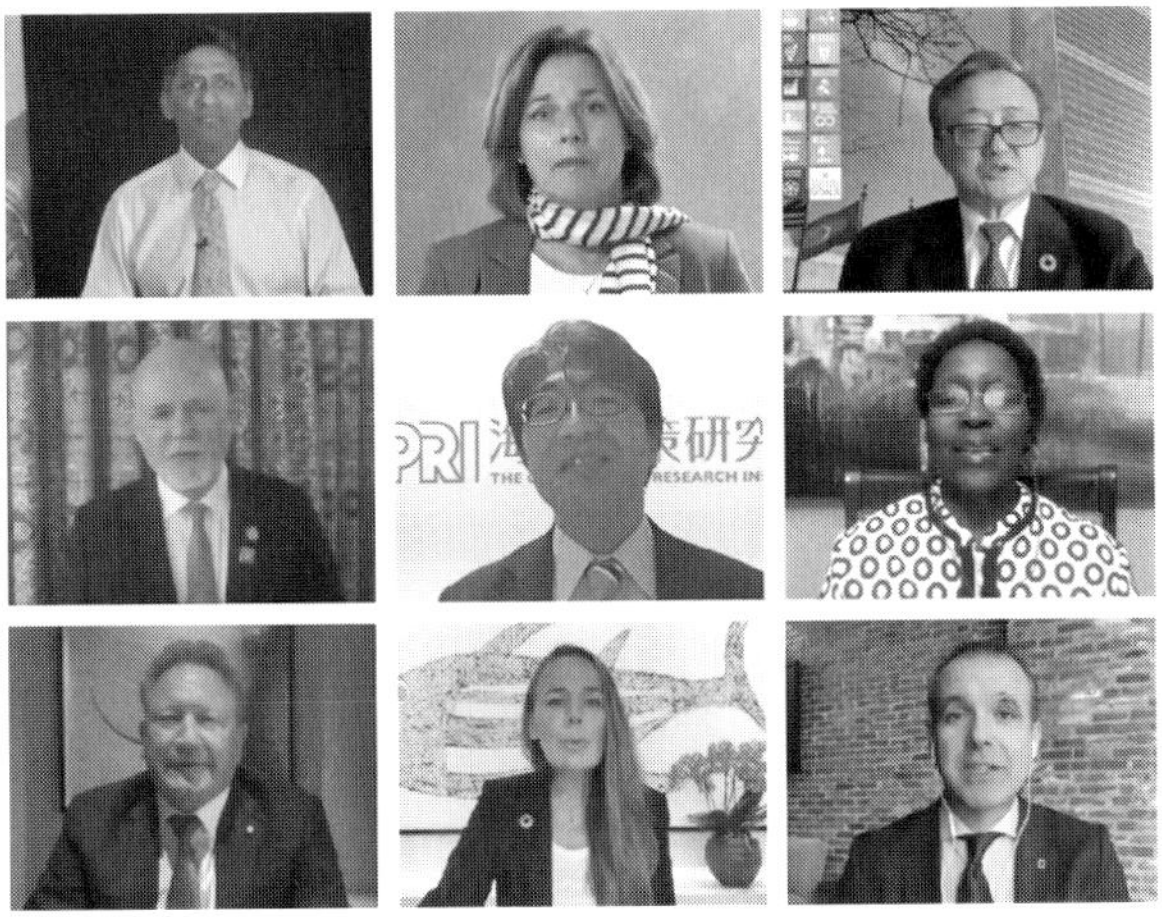

筆者が参加したウェビナーの様子（2020 年 9 月 30 日に開催された国連生物多様性サミットのハイレベル・サイドイベント 「生物多様性：海洋の役割」の様子、真ん中が筆者、https://www.spf.org/opri/news/20201012.html より）

笹川平和財団海洋政策研究所ではブルー・リカバリーをテーマに七月から九月にかけて三回シリーズのウェビナーを開催するなど、コロナ危機のなかでも世界のリーダー達との議論を継続している。世界経済の回復が優先されるなか、どうしても海洋環境の問題は脇に置かれる可能性があるが、コロナ危機を持続可能な形で乗り越えようという意思を示してきている。

従来より二〇二〇年は海洋のスーパーイヤーと呼ばれており、三年に一度の国連海洋会議や、二年に一度の生物多様性条約締約国会議（CBD―COP）をはじめとした国際会議において、持続可能な海洋に向けた議論が進められる予定であった。多くの会議は二〇二一年に延期となっているが、ブルー・リカバリーでは、ポストコロナ時代の社会を見据えつつ、それら会議の再開に向けてモメンタムを維持していくことが求められている。例えば、二〇一〇年に採択された「愛知目標」の後継となる二〇三〇年までの目標（ポスト愛知目標）を決めるＣＢＤ―ＣＯＰ１５では、海洋保護区の拡大に向けて二〇三〇年までに三〇％の海域を保全するという「三〇×三〇」の議論が注目されている。一方、海洋保護区のなかには、エコツーリズムなどの観光収入を資金源として維持管理されているものもあり、感染症対策をしながら経済の再生を図っていく過程のなかで、どのように海域の保全活動を担保していくのか、また、海洋保護区を拡大していくのか、新たな工夫が求められている。

気候変動問題についても海洋分野が注目されている。日本が二度の「化石賞」を受賞した二〇一九年一二月の国連気候変動枠組条約第二五回締約国会議（ＣＯＰ２５）は、日本政府のよりいっそうの温暖化対策を促す機会となったが、その裏では、海洋と気候のつながりがＣＯＰ決定にて初めて言及されている。二〇五〇年までに実質的に温室効果ガスの排出をなくす「ネット・ゼロ」の議論が進展するなかで、洋上風力発電の加速など、海洋分野からの貢献が問われている。

反グローバリゼーションのなかでの日本の役割

昨今の国際情勢は、米中のせめぎ合いやブレグジット（英国のＥＵ離脱）に代表されるように、反グローバリゼーションの流れが台頭している。コロナ危機のもとでのＷＨＯ（世界保健機関）を舞台としたせめぎ合いもその典型であろう。米国トランプ大統領は二〇二〇年七月初旬にＷＨＯの脱退を通告し、中国の王毅外相がそれを暗に非難するなどグローバルな連帯とは全く逆の姿が見られる。そのようななか期待されているのがミドルパワーと呼ばれる国々の存在である。すなわち、米国が不在の状況でもドイツとフランスが中心となりＷＨＯ改革案が作成され、二〇二〇年一一月の世界保健総会での合意に向けた動きが進められた（詫摩　二〇二〇）。国際協調をはかっていくためには、同様のミドルパワーの国としての日本の役割が極めて重要である。

世界の海はつながっており、前述のブルー・リカバリーをテーマにした世界のリーダー達とのウェビナーでも、常に、海洋問題における国際協調の重要性が共有されてきている。

第2章で紹介した「ダイヤモンド・プリンセス号」での感染拡大で浮き彫りとなった、外国籍の船舶への検疫の問題にしても、自国だけでは解決できないことは明らかである。共通の国際ルール作りのためには国際協調のもとでの議論が欠かせない。また、課題に直面して多くの葛藤を経験した国だからこそルール作りに積極的に貢献すべきと考えられる。このような課題を議論する国際機関のひとつに国際海事機関（ＩＭＯ）がある。海洋国家で国際物流の多くを国際海運に頼る日本はＩＭＯの設立以来、理事国の地位を維持し続けており、外航海運の船員交代問題（コロナ禍の下、船員が寄港地で下船できず、交代や帰国に支障をきたした問題）なども含めて、国際的な議論をリードすることが求められる（宮下　二〇二〇）。

二〇一九年六月、大阪で開催されたＧ２０の首脳宣言で打ち出された『大阪ブルー・オーシャン・ビジョン』の実現に向けても、同様に日本のリーダーシップが問われている。このビジョンでは、二〇五〇年までに海洋プラスチックごみによる追加的な汚染をゼロにまで削減することを目指している。この問題では、ストローやレジ袋のような使い捨てのプラスチック製品の利用削減が象徴的なものとなっているが、一方で、今回の感染症の拡大防止においてはプラスチック製品の有用性が見直された面もある。そのようななかで、どのように海洋プラスチックごみによる追加的な汚染をゼロにするのか。３Ｒ（リデュース・リユース・リサイクル）の徹底に加えて、新たなリサイクル技術の開発や生分解性プラスチックなどの代替品の開発など、科学技術イノベーションで日本がリードしていくことが期待される。同じく大阪を舞台に、人工島夢洲《ゆめしま》を会場として二〇二五年に万国博覧会が開催される。このようなブルー・リカバリーの新たな価値を日本から発信していくことが期待される。

次巻に向けて

海洋政策研究所は、海の諸問題に対し、「海」をキーワードに活動する多種多様な方々の視点から考察し、その本質と課題を浮き彫りにしていくため、二〇〇〇年から長年にわたりオピニオン誌である『Ocean Newsletter』を発行し続けている。「海とヒトとの関係学」シリーズは、そのオピニオン誌への既発表原稿を元にしたもので、重要なテーマ別に再編集・一部加筆し、二〇一九年一月に第一巻・第二巻を発行した。第一巻の『日本人が魚を食べ続けるために』では、採集・狩猟時代以来、魚食が身近なものであった日本人が、海洋汚染や水産資源の減少などが引き起こす様々な問題に向き合い、どのように魚食の未来をよりよいものにしていくことができるかをテーマにした。また、第二巻の『海の生物多様性を守るために』では、海にあふれるプラスチックゴミ、拡大する外来生物、失われる海の多様性など、生物多様性保全のための取り組みについて、多様性を阻害する要因の排除と、積極的な保全策という二種類の側面から考察した。これら二巻に引き続き二〇二〇年二月には、ヴァイキングや水軍などの事例を交えながら、海の領有、権益、海面利用をめぐる軋轢《あつれき》や、紛争問題について考察するとともに、歴史、地域文化、国際的な条約などの観点から、その解決に向けた提言をおこなう第三巻『海はだれのものか』を発行した。

四巻目となる本書も、Ocean Newsletter を通じて発信を続けてきた論考の再編集・一部加筆を基本としつつ、本書が扱うテーマ性を踏まえた新規執筆を交えた構成とし、発行に至った。本書の執筆・編集にご尽力をいただいた皆さまに心よりお礼を申し上げる次第である。

次号に向けて、最後にワン・ヘルス（One Health）という言葉を紹介したい。この言葉は二〇〇四年に米国で開催された野生生物保護学会に由来する言葉だそうで、ヒトの健康を守るためには、動物や環境の健康を守ることも重要であると示した概念である。ここ数年、とりわけコロナ危機のなかで、より聞かれるようになり、ヒトと動物と環境のそれぞれの健康を守らなければ、今後もパンデミックを防げないとの共通の認識が広がった。ワン・ヘルスの対象には海洋環境の健康も含まれており、本書でも取り上げた水環境に蓄積される薬剤耐性遺伝子などは、まさにその例と言える。本書のテーマである疫病と海、そしてヒトとの関係をワン・ヘルスの観点から紐解《ひもと》くとき、海洋プラスチック問題や地球温暖化による海洋生態系の変化など、危機的な状況にある海洋環境の問題にも思いを致すことが求められよう。

そこで次巻では、その海洋環境の問題として、海洋の温暖化とヒトの関係に着目する予定である。海は、これまで様々なものを受け入れてきた。海洋は産業革命以降、人間社会が排出した熱や二酸化炭素を吸収し、氷山から融《と》け出た淡水を事実上すべて受け入れている。地球温暖化の影響を抑制する調整剤としての役割を担い、仮に海洋による二酸化炭素の吸収がなければ、産業革命以前の二七八ｐｐｍから四〇〇ｐｐｍを超えて上昇している大気中の二酸化炭素濃度は四五〇ｐｐｍ以上になっていたと言われている（ｐｐｍは大気中の分子一〇〇万個中にある対象物質の個数を表す単位）。しかし、海は有限であり、今後は二酸化炭素の吸収もペースダウンすると見られている。広く大きい海は何でも受け入れてくれる訳ではない。海には限りがあり、いま悲鳴をあげている。このような海の問題をベースとし、水産資源の生息域の移動による日本の魚食文化への影響や、海面上昇により国土が失われる可能性のある島嶼《とうしょ》国での移住問題、本書での紹介した気候変動と安全保障の問題、科学技術イノベーションによる解決策の模索など、次巻においても、ヒトとの関係に着目して幅広い角度から考察をしていきたい。

参考文献

詫摩佳代　二〇二〇「グローバルヘルス・ガバナンスの展望」『Ocean Newsletter』四八六号：四—五
宮下國生　二〇二〇「外航海運業は新型コロナウイルスにいかに立ち向かっているか」『Ocean Newsletter』四八二号：二—三

用語集（秋道智彌）

COVID-19 (Coronavirus Disease 2019)
新型コロナウイルス感染症。二〇二〇年二月一一日、WHOは新型コロナウイルス感染症をCOVID－19と正式に名付けた。二〇一九年暮れあたりから二〇二〇年にかけて世界的な流行に至っている。これはSARS－CoV－2と呼ばれるウイルスが原因で発症する感染症である。二〇二〇年一二月一九日段階で、世界中の死者は一六七万四八四〇人、感染者数は七五六七万人以上となった。感染すると、三八度以上の発熱、咳、息苦しさなどの呼吸器系に異常がみられ、味覚を感じなくなることもある。重症化すると、肺炎を併発し、死に至る。高齢者、高血圧・糖尿病罹患《りかん》者、喫煙者などで重篤化する。他人との接触時には二メートル以上の社会的距離を置くこと、マスクの着用、手洗いの励行、三密（密閉・密集・密接）の回避などを基本的な予防策とすることが推奨されている。

DEC (diethylcarbamazine citrate)
ジエチルカルバマジンクエン酸塩。リンパ系フィラリア症の治療薬で、日本のエーザイ株式会社が製薬企業として世界保健機関から世界で初めて事前認定（Prequalification）を取得した。本年の二〇二〇年までに「顧みられない熱帯病」の一〇疾患の撲滅を目指す「ロンドン宣言」があり、エーザイはそれに参画している。

IHR (International Health Regulation)
国際保健規則。一九六九年、ISR（国際衛生規則、一九五一年制定）から国際保健規則（IHR）に改名され、黄熱、コレラ及びペストが国際検疫感染症に定められた。二〇〇五年、IHRが改正（IHR2005）され、国際検疫感染症を「特定の感染症」に絞らず、国際的な公衆衛生場の脅威となり得る事象（公衆衛生緊急事態：PHEIC）へと対象が拡大され、バイオテロやSARS・鳥インフルエンザなどの新興／再興感染症に対応できるようになっている。

MERS (Middle East Respiratory Syndrome)
中東呼吸器症候群。原因となるウイルスは、重症急性呼吸器症候群（SARS）を引き起こすウイルスに似たコロナウイルスである。二〇一二年、中東のヨルダンとサウジアラビアで最初に見いだされ、二〇一八年初頭の時点で、MERSによる症例は二二二〇、死者は七九〇人であった。砂漠地帯のヒトコブラクダが自然宿主となっている。

NTDs (Neglected Tropical Diseases)
顧みられない熱帯病。一九九七年の洞爺湖《とうやこ》G8サミットの宣言を受け、熱帯の貧困地域において発症が顕在化している一七の疫病が指定された。このなかには、デング熱・狂犬病・トレポネーマ感染症（イチゴ腫）・ハンセン病・シャーガス病・リンパ系フィラリア症（アメリカトリパノソーマ）・住血吸虫症などが含まれる。現在では対象疾患は毒蛇咬傷などが追加され二〇余となっている。

PCB (Poly Chlorinated Biphenyl)

ポリ塩化ビフェニルのことで、フェニル基（C6H5）のベンゼン環が二つ結合し、水素の代わりに塩素をいくつか置換結合したさまざまな物質のひとつ。化学的に安定し、熱に強いが、毒性が強く、発がん性がある。PCBは脂肪に溶けやすく、PCBを含む食品を摂取し続けると、中毒症状を発する。体内に取り込まれると、脂肪層に蓄積される。海生哺乳類のクジラ・イルカ・アザラシなどでは食物連鎖を通じて生物濃縮されたPCBが取り込まれる。母乳を通じて仔個体にも蓄積される。PCBを含むダイオキシン類は環境ホルモン（内分泌攪乱《かくらん》化学物質）と称される「海の疫病」の元となる。

SARS (severe acute respiratory syndrome)

重症急性呼吸器症候群。中国広東省《かんとん》を起源とした重症の肺炎がパンデミックとなった。二〇〇三年に重症急性呼吸器症候群（SARS）として報告された。それ以前は二〇〇二年一一月一六日に中国での発症例を皮切りにインド以西のアジア、カナダで感染が拡大し、三二地域と国で八〇〇〇人以上が感染した。二〇〇三年七月五日にWHOは終息宣言を出した。

SSC (Ship Sanitation Certificate)

船舶衛生証明書。船舶が港内に停泊する間のいかなる公衆衛生上のリスクをも確認、評価、記録し、その結果適用すべき管理措置のために策定されている。公衆衛生上のリスクは、疫学的根拠、直接的な観察又は測定（又はこれらの組み合わせ）によって確認される。船舶は、公衆衛生上の理由から、加盟国により自由な入港許可を拒否されてはならない。とくに、乗船又は下船、貨物又は貯蔵品の荷揚げ又は荷積み、あるいは燃料、水、食物及び補給品の積み込みを拒絶されてはならない。加盟国は検査をし、自由交通許可を交付することもでき、もし船上に感染又は汚染が発見された場合は、必要な消毒、汚染除去、虫類駆除又はねずみ駆除、あるいは感染又は汚染を防止するための他の必要な措置が実行される。

WHO (World Health Organization)

世界保健機関。人間の健康を基本的人権の一つとし、その達成を目的とした国際連合の専門機関で、一九四八年に設立。日本は一九五一年五月に加盟した。天然痘の撲滅は一九八〇年、WHO総会で宣言された。世界で三大感染症と言われるHIV／エイズ、結核、マラリアをはじめ、さまざまな種類の「顧みられない熱帯病」（ＮＴＤｓ）の撲滅・軽減に取り組んでいる。

アニサキス　Anisakis

アニサキスは回虫目アニサキス科アニサキス属に属する線虫の総称であり、全種が魚介類に寄生する。アニサキスをもつ魚介類を摂取することにより、アニサキス症と称される食中毒を引き起こす。中間宿主の魚介類としては、サケ・サバ・アジ・タラやイカなどを含み、不十分な加熱状態のものを摂食すると感染する。主に宿主の内臓に寄生しているが、筋肉にも入ることがある。

アボリジニ　Aborigine

オーストラリア大陸に居住する先住民で、旧石器時代に東南アジア方面から大陸に至った。狩猟採集生活を送り、独自の文化を育んできた。かつては東南アジア方面にスンダ大陸棚が、ニューギニア・オーストラリア側にはサフール大陸棚があり、両者の間は歩いて渡ることができない海があり、この海域はウォレシア（Wallacea）と呼ばれ、アボリジニの先祖も海を越えて大陸に至った。白人が到来する前に、東南アジアからの漁民が北部のアーネムランドに至ってナマコ漁業をおこなったことが知られている。

白人がオーストラリアに持ち込んだ疫病は多種類におよび、麻疹《はしか》、天然痘、水痘、赤痢、結核、淋《りん》病、インフルエンザなどがあった。感染症で死亡するアボリジニ以外に先住民掃討作戦が獲られ、当初の白人入植時に二五～三〇万人（五〇万、七五万人説もある）であったが、一九二〇年ころにはわずか六～七万人に大激減した。

イースター島民　Easter Islander（Rapa Nui）

ポリネシアの東端にあるイースター島（ラパ・ヌイ）の住民で、ポリネシア文化をもつ。その起源をめぐり、T・ヘイエルダールは南米起源説を提唱したが、今は否定されている。ただし、ポリネシア人がイースター島ないしマルケサス諸島から南米に至り、サツマイモを持ち帰ったことが知られている。モアイと呼ばれる巨石人像や鳥人信仰など独自の文化をもつが、ペルーでのグアノ鉱山における強制労働のため島民の多くが連行されて命を落とした。帰島した島民も感染症を島で広めて人口が激減した。

ヴァイキング　Viking

七～一二世紀、スカンディナビア半島・ユトランド半島を本拠地として、大西洋・ヨーロッパ各地で交易を中心とした航海活動をおこなったノルマン人。ノルウェイの「入り江」（ヴィーク：vik）に住む人の意味でヴァイキングと称される。九世紀に現デンマーク領のフェロー諸島・アイスランドを発見した。

アイスランドの首都レイキャヴィークにもヴィークの名がある。さらにグリーンランド・ニューファンドランド島（アメリカ大陸）に至り、漁撈・狩猟と交易に従事した。交易ネットワークはイベリア半島、バルカン半島、コンスタンチノープルに至る広域に及んだ。長い航海生活では、塩蔵肉や干し魚とともに、松の樹皮入りパンを食し、ビタミンCを補給した。

エンデミック　endemic
エンデミックは「地方にかぎられる」、「地方固有の」の意味で、風土病、地方病などに用いられる。日本では、伊豆諸島の八丈小島におけるフィラリア症、山梨盆地における日本住血吸虫症などの例がある。

オラン・ラウト　Orang Laut
「海の人」を意味するマレー語で、マラッカ海峡域からシンガポール海峡にかけての海域で船を家として生活する漁撈民。ビンタン島、リアウ・リンガ諸島、バンカ・ビリトゥン島に住む。一部はタイ国のプーケット島に居住し、ウラック・ラウォイと呼ばれる。ナマコ・真珠・ウミガメなどの海産物を商品として売り、コメ・サゴでんぷん・イモ類、砂糖などの食料や衣服・生活用品を入手した。

海関　Maritime Customs
中国では、明清時代、東シナ海に面する港に交易業務を管轄する役所が設置された。明代には、海上貿易を所管する市舶司《しはくし》が広州《こうしゅう》、泉州《せんしゅう》、明州《めいしゅう》（寧波《ねいは》）におかれた。のち、清代には倭寇《わこう》の制圧後に遷海令《せんかいれい》（海禁）を一六八四年に解き、翌一六八五年、市舶司を統合するものとして江海関《こうかいかん》（上海）、浙《せつ》海関（寧波）、閩《びん》海関（厦門《あもい》）、粤《えつ》海関（広州）の海関が設置された。

壊血病　scurvy
一〜三ケ月以上の長期航海で、食事におけるビタミンC欠乏症により発症するのが壊血病である。口や鼻から多く出血する症状からこの名がある。出血のほか、貧血・筋力の低下・呼吸困難・いらつきなどの合併症がある。一八世紀中ごろ、イギリス海軍のJ・リンドが壊血病の治療に柑橘《かんきつ》類が有効であることを解明したが、ビタミンC（アスコルビン酸）は知られていなかった。一九一九年にJ・ドラモンドの発見で翌年、ビタミンCと命名された。このほかの欠乏症として、ビタミンB１欠乏の脚気《かっけ》（beriberi）、ビタミンB３欠乏によるペラグラ（pellagra：ナイアシン欠乏症）がある。

海産生物の毒　Toxics in marine organisms
動物には猛毒をもつ種類がある。海水温の上昇により南方系の生物が北方へと分布を拡大する現象が顕著になってきた。南方種の日本列島への侵入例がハブクラゲとヒョウモンダコである。有毒種の毒素は半数致死量（ＬＤ５０）で示す。この数字は毒成分を投与した動物（マウス）の半数が死亡する量（Lethal Dose 50%）を指す。毒素のうち、マイトトキシンやパリトキシンは分子量が三四二二、二六八〇と大きく複雑な分子構造をもつ。パリトキシンではフグ毒（ＬＤ50＝〇・〇〇八ｍｇ／ｋｇ）の八〇～一六〇倍強い毒性がある。

ガレオン交易　Galleon trade

一五六五年以降、スペインのＡ・デ・ウルダネータの開拓した太平洋横断航路では、大型帆船（全長四〇メートル級、一七〇〇～二〇〇〇トン）であるガレオン船が用いられた。ガレオン船の建造はフィリピンでおこなわれた。航海はメキシコのアカプルコとフィリピンのセブ島経由でマニラとを結ぶもので、中国の絹織物と中南米産の銀が主要な交易品であった。

感染症　Infectious disease

微生物により引き起こされる感染症では、細菌、原生動物（原虫）、ウイルスなどさまざまな種類の微生物が関与する。寄生虫疾患も感染症に含まれる。細菌には、グラム陰性菌（コレラ・ペスト・腸チフス・サルモネラ感染症・細菌性赤痢）とグラム陽性菌（ジフテリア・炭疽《たんそ》・ブドウ球菌・肺炎球菌）がある。寄生蠕虫《ぜんちゅう》を病原体とするリンパ系フィラリア症、原虫を病原体とするマラリア、トキソプラズマ症、トリパノソーマ症、アメーバ赤痢などがある。ウイルスにより引き起こされる感染症は、インフルエンザウイルスや新型コロナウイルスがある。感染のしかたは、飛沫、経口、接触、刺咬《しこう》などさまざまである。

感染経路　the route of infection

病原体の感染経路には、直接伝搬と間接伝搬がある。前者は、患者の身体や分泌物に触り、病原体が口、眼、皮膚などから侵入する直接感染、飛沫感染、飛沫核＝エアロゾル感染、空気感染による経気感染、糞口感染、性（性行為）感染、母子感染などがある。間接伝搬には、食物や水を介する経口感染、病原体が付着したモノやドアノブなどを介する感染、注射針や医薬品を介した医原性感染、蚊・ノミ・シラミなどによる媒介動物を介した感染がある。

クラウディオス・プトレマイオスの世界地図

プトレマイオスは、紀元一～二世紀、エジプトのアレキサンドリアに住んでいた天文・地理学者。天文書『アルマゲスト』（地理学提要）全八巻を著し、大きな影響を与えた。地理学の祖とも称され、緯度・経度により東方のインド・中国の情報を地図化した。地図ではアジア方面が大きく強調され、このことがのちの時代、コロンブスなどの探検家が西回り航路を目指す元となった。地球を中心に置く天動説に基づく点が、のちのコペルニクスによる地動説とは大きく異なる。

グローバリゼーション　Globalization

経済・政治・文化などの諸側面で、従来の地域や国家の枠組みを超えて、地球規模でのネットワークが構築されることを指す。人間や物資の移動が活発化し、古代からグローバリゼーションの動向が見られた。疫病についても、黒死病、梅毒、結核、そしてCOVID—19などが世界規模で拡散するパンデミックが発生した。二〇世紀以降、スペイン風邪、SARS、MERS、鳥インフルエンザ、新型コロナウイルスなど、疫病の顕著なグローバリゼーションの例が発生している。

検疫　quarantine

検疫は、ある国や施設に出入りするヒト、動植物・食品・飼料・岩石・土壌などに伝染性のある病原体などが含まれていないか、汚染されていないかを検査することを指す。検疫の語源は、イタリア語のベネツィア方言で「四〇日間」を表すクワランテーナ（quarantena）に由来する。ヒトの感染症以外に、植物・動物・食品の検疫がおこなわれる。感染症の侵入を防ぐための国内法である検疫法は昭和二六年六月六日に制定された。検疫の対象となる検疫感染症を一類感染症と呼ぶ。感染症予防法第六条二項に基づき、エボラ出血熱、クリミア・コンゴ出血熱、痘瘡《とうそう》（天然痘）、南米出血熱、ペスト、マールブルグ病、ラッサ熱が指定されている。新型インフルエンザ等感染症も感染症予防法第六条七項に規定がある。米国ではアジアから持ち込まれる米ドル紙幣にも検疫を適用した。

原核・真核生物　prokaryote, eukaryote

地球上に現存する生物は、三つの分類学上のドメイン（最上位階級）に分かれる。細菌、アーキア（かつては古細菌とも呼ばれた）および真核生物である。これらのうち、細菌とアーキアは原核生物である。原核生物では、遺伝物質であるDNAが細胞質に存在し、核膜で仕切られた明確な核構造がない。原核生物は単細胞生物である。真核生物は、細胞質内にさらに核膜で仕切られた核があり、核の中にDNAが詰め込まれている。真核生物は、酵母、原生生物、植物、動物（ヒト）など単細胞から多細胞まで、形態や生態は多岐にわたる。

後藤新平

日清戦争の終結した明治二八（一八九五）年四月一日、大陸からの帰還兵にたいする検疫業務を実施するため、臨時陸軍検疫部事務官長として着任。大本営のあった広島で、似島《にのしま》に似島検疫所を建設し、徹底した検疫業務を指導した。当時の帰還兵は二三万二三四六人、検疫船は六八七隻、患者を乗せた船は二五八隻であった。感染症患者には、真性コレラ三六九人、疑似コレラ三一三人、腸チフス一二六人に達した。……と記録が残っている。似島には二万三〇〇〇坪の敷地に消毒部一四棟、停留舎（一時的に隔離する病棟）二四棟、避病院（隔離病棟）一六棟ほか関連施設を建造して処理に当たった。新型コロナウイルスにさいしての検疫体制とくらべて徹底したものであったことがわかる。

コレラ　cholera

コレラ菌のなかのO1血清型とO139血清型による経口感染症で、もともとガンジス川流域の風土病である。英国によるインドの植民地支配下でアジア貿易が拡大する一九世紀前半からパンデミックとなった。激しい下痢と嘔吐を繰り返し、脱水症状により死亡する。日本で最初に流行したのは文政五（一八二二）年で、中国から沖縄、九州に上陸後、西日本で大きな被害を出したが、江戸には達しなかった。ついで、安政五（一八五八）年、ペリー艦隊の米国艦船ミシシッピー号が中国経由で長崎に入港したさい、乗員のコレラ患者により感染が大爆発した。文久二（一八六二）年にも感染が拡大した。コレラの流行は異国船来航と関係して、異国人がもたらした疫病と信じられ、秩父の三峯神社や武蔵御嶽神社などではニホンオオカミを眷属《けんぞく》とし、憑き物落としの霊験を持つ眷属信仰がさかんとなった。オオカミの遺骸《いがい》は呪具として使われ、ニホンオオカミ絶滅の一因になったとされている。

コロリ

コレラの病名は、江戸時代、各地方でさまざまな名前で呼ばれていた。長崎では「トンコロリン」、他の地域には「鉄砲」「見急」「三日コロリ」などがあったが、頓死《とんし》を意味する「コロリ」の名称が江戸の町に定着した。このほか、タヌキやキツネに化かされて死ぬことから「狐狼狸」、瞬く間に感染が広がることから「虎狼痢」と呼ばれた。「虎列刺（コレラ）」の名称は「虎」の字により疫病の猛威を伝えるもので、浮世絵や風刺画にも虎の姿をしたコレラの図像が示されている。

コロンブス交換　Columbian Exchange

一四九二年ののちに旧世界と新世界の間で発生した動植物、奴隷を含む人びとの広範囲にわたる交換を指す。疫病では、コレラ、インフルエンザ、マラリア、麻疹《はしか》、ペスト、猩紅《しょうこう》熱、睡眠病（嗜眠《しみん》性脳炎）、天然痘、結核、腸チフス、黄熱などがユーラシアとアフリカからアメリカ大陸へもたらされた。いっぽう、アメリカ大陸より旧大陸にもたらされた感染症には、人獣共通感染症であるシャーガス病、性病として知られる梅毒、イチゴ腫、黄熱（American strains）がある。

シーボルト　Philipp Franz Balthasar von Siebold

ドイツの医者・博物学者として長崎の出島に、文政六（一八二三）年～一二（一八二九）年滞在した。のちの安政六（一八五九）年～文久二（一八六二）年日本を再訪する。出島から出ることは禁止されていたなかで、シーボルトは医学教育のため、長崎郊外の鳴滝塾で西洋医学を日本人の門下生に教えた。私塾は診療所も兼ねていた。医者でもあったシーボルトの持ち込んだ薬は多種類におよび、なかには梅毒用の水銀も含まれていた。

シャーガス病（アメリカトリパノソーマ病）Chagas disease（American Trypanosomiasis）

原虫のトリパノソーマが昆虫のサシガメ類に取り込まれる。就寝中に顔面部をサシガメにより咬まれたさい、サシガメの糞が排出され、粘膜や皮膚の刺咬部からトリパノソーマが人体に侵入する。サシガメは家屋の土壁、屋根裏、天井、マットレスなどに生息し、就寝中に感染することが多い。中南米に特異的に発生する人獣共通感染症。感染により心不全・心肺停止や腸管肥大などの合併症を併発することがある。

人獣共通感染病　zoonosis

ヒトとそれ以外の動物両方に感染する病原体による感染症のことを言う。ヒトの感染症のほぼ半数が人獣共通感染症ともいわれている。病原体としては、ウイルス、リケッチア、クラミジア、細菌、真菌、原虫及び寄生虫などである。近年では、魚類や昆虫に由来する疾患も含める。

スペイン風邪　The Spanish Influenza

一九一八～一九二〇年にパンデミックとなった風邪（流行性感冒）。現在では、H1N1型インフルエンザウイルスが病原体とされている。当時は第一次世界大戦下であり、感染者に関する情報が国により統制・管理されており、WHOのような国際機関もなかった。中立国のスペインでの情報が開示されており、その経緯からスペイン風邪の名称がついた。感染は第一波、第二波、第三波があり、第二波でもっとも感染が拡大した。当時の世界人口を一八～二〇億として、全世界ではその三分の一～四分の一が感染し、死者数は一七〇〇万人から一億人の推定がある。戦時中であり、各国の軍隊に蔓延《まんえん》したこと、三年の短期に死者数が顕著に多かった点で特筆される疫病のパンデミックであった。

大航海時代

東京大学の増田義郎《ますだよしお》による命名で、ヨーロッパ諸国がアフリカ・アジア・アメリカに遠距離航海を頻繁におこなった時代を指す。大航海時代の歴史軸は、一四一五年、イスラーム勢力が占領していた北アフリカの要所セウタのポルトガルによる攻略を最初とする。終わりは、ロシア帝国の探検家であるセミョン・デジニョフがチュクチ半島のデジニョフ岬に到達し、アラスカとアジアが陸続きでないことを発見した一六四八年である。太平洋では一五六五年以降、アカプルコとマニラを結ぶガレオン航路がスペインにより開拓されていた。大航海時代は二三三年間ということになり、V・da・ガマ（インドへ航海）、A・ヴェスプッチ（アメリカ到達）、V・N・de・バルボア（太平洋到達）、F・マゼラン（世界周航）、F・ドレイク（世界周航）、C・コロンブス（西インド諸島到達）などが代表で、ほとんどスペイン、ポルトガルの航海者である。

ダイヤモンド・プリンセス号　Diamond Princess

日本により二〇〇四年に建造（二〇一四年改装）の大型クルーズ船。全長二九〇メートル、船幅三七・五メートル、総トン数は一一万五、八〇〇トンで、日本造船史上最大。一七階建てで、船籍は英国。今回の航海には乗客二六四五人、乗員一〇六八人が乗船。客の半分は日本人で、それ以外に五六ケ国・地域の乗客がいた。二〇二〇年一月二〇日に横浜から乗船した香港人の男性と娘二人は、一月二五日に香港で下船。その後、二月一日に船内で最初の感染が見つかった。香港で下船した香港人の陽性が判明し、横浜港で検疫が実施された。四月一五日段階で、七一二例の陽性者、死者一四人が判明し、クルーズ船における未曽有《みぞう》の惨事となった。感染者の隔離の不徹底、感染管理、情報の一元化など多くの課題を残した。

鄭和　Zheng He

鄭和《ていわ》は元々、雲南省《うんなん》出身で馬三保の名をもつイスラーム教徒。明軍の捕虜となり、宦官《かんがん》として永楽帝《えいらくてい》に仕え、皇帝の命によって南海遠征をおこなった。遠征は、永楽三（一四〇五）年の第一回（一四〇五〜〇七年）から宣徳五（一四三〇）年の第七回（一四三〇〜三三年）に達した。各遠征には、総勢で二万七〇〇〇人にも達する大艦隊であった。船は「宝船《ほうせん》」と呼ばれる五〇〇トン級の大型船が六二隻、小型船が一〇〇隻以上の大船団が編成された。宝船以外の船には、水船、糧船、戦船、馬船などがあり、食料、肉、水を補給する体制がとられた。船上でモヤシや野菜なども栽培され、船員が壊血病になることはなかったとされている。

出島 Dejima

中世から近世の日本には、琉球、長崎（と平戸）、対馬《つしま》、蝦夷地《えぞち》の、世界とつながる四つの口があった。このうち、長崎は元亀二（一五七一）年、ポルトガル船が長崎に入港して以来、日葡間の貿易港となった。のちにポルトガルに代わってオランダとの関係が密になり、平戸《ひらど》にオランダ商館が慶長一四（一六〇九）年に設置され、オランダとの貿易拠点となった。平戸オランダ商館はのち寛永一八（一六四一）年、出島に移転された。

江戸時代、慶長一七（一六一二）・一八（一六一三）年のキリスト教禁止令を受けて、ヨーロッパからの外国船の締め出し時期は、英国（元和九（一六二三）年）、スペイン（寛永元（一六二四）年）、ポルトガル（寛永一六（一六三九）年）であった。ただし、長崎の出島にはオランダ人が駐留した。倭寇の侵攻下で明・清政権ともに中国人商人の日本渡航を遷界令で禁止していたが、台湾の鄭政権を屈服後に一六八三年、遷界令は解かれ、翌一六八四年以降、中国商船の日本への来航が増加した。長崎奉行所は元禄二（一六八九）年に唐人屋敷を完成させ、中国人商人を住まわせた。出島は寛永一三（一六三六）年に完成し、オランダ人は出島に居留したが、出島の外へ出ることは禁じられていた。このことが「禁制　出島町」にみえる。

天然痘 smallpox

天然痘ないし痘瘡《とうそう》はウイルス感染症で紀元前からメソポタミアやエジプトで知られ、「コロンブス交換」における天然痘の例はヨーロッパから北米・中南米にもたらされたことを指す。中南米ではマヤ・アステカ文明、インカ文明滅亡の大きな要因となった。北米では、フレンチ・インディアン戦争やポンティアック戦争で、イギリス軍が天然痘患者の使用した汚染された毛布などの物品をインディアンに贈って発病を誘発しようとし、一九世紀に入ってもなおこの民族浄化の手法は続けられた。太平洋では、オーストラリア大陸への植民活動を通じて、アボリジニが大量に犠牲となった。

鳥インフルエンザ Avian influenza

鳥類に感染したA型インフルエンザがヒトに感染して発症する。家禽・水禽の糞・臓器・死体に接触することで感染し、高熱・呼吸器系疾患から、肺炎となり死亡することがある。鳥インフルエンザA（H5N1）、鳥インフルエンザA（H7N9）が知られており、前者は東南アジア・中東で、後者は中国でヒトへの感染が発生した。WHO（二〇一九）によると、H5N1の感染者数八六一人（死者数四五五人）、H7N9の感染者数一五六八人（死者数六一五人）である。

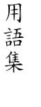

南京条約 The treaty of Nanking

第一次アヘン戦争（一八四〇～四二年）の結果、英国と清国間で道光二二（一八四二）年に南京で結ばれた条約。それまで広州のみが開港されていたが、同条約により、広州のほか、福州・厦門・寧波・上海が開港された。また、香港島が英国に割譲され、賠償金の支払い、貿易自由化が決まった。清国にとり、きわめて不利な不平等条約であり、この報が江戸幕府にも伝わり、異国船の受け入れなどの対外政策の変更をせざるを得なくなった。戦争が、中国におけるアヘン輸入禁止策に反発した英国が資本主義的な利益を優先していた背景からすると、アジアにおけるヨーロッパ資本主義の台頭を許すことになる重大な戦争であった。

似島　Ninoshima Island

広島湾内にある面積三・八七平方キロメートルの島。江戸時代、大型船の荷物をこの島で小舟に積み替えて広島市に輸送したことから「荷の島」の名がある。一八九四～九五年の日清戦争後、大陸から二三万人もの帰還兵にたいする大規模な検疫がおこなわれた。似島検疫所とともに、山口県に下関市の彦島《ひこしま》検疫所、大阪市に桜島検疫所があった。似島検疫所は明治二八（一八九五）年六月から開所した。

梅毒　syphilis

梅毒トレポネーマと呼ばれる細菌が病原体で、性交渉によって感染する。C・コロンブスが西インド諸島に到達したさい、先住民と接触した乗組員が梅毒をもち帰った。新大陸と旧大陸間における疫病の移動は、「コロンブス交換」の例とされる。梅毒はヨーロッパで感染が拡大するだけでなく、インド洋を通じてアジアにも短期間内に拡散した。日本へは一五一二年、中国経由で入った。京都の医者である竹田秀慶の記録には、その年に「人民多く瘡《かさ》あり、世に唐瘡《とうがさ》また琉球瘡《りゅうきゅうがさ》」との記載がある。

バジャウ　Bajau（Bajo）

マレーシアのボルネオ島、フィリピン南部のスールー諸島、インドネシアの小スンダ列島、マカッサル海峡、スラウェシ島、マルク地方の沿岸部に居住するかつての漂海民。現在は海岸部の杭上家屋に集住する。マングローブ地帯やサンゴ礁海域の海産資源を商人に売り、コメ・キャッサバ・イモ類・砂糖などの食料を獲得する。生活資材や漁具、船の燃料などの必要経費を前借して、得た海産物を優先的に売る商人とパトロン－クライアント関係を結ぶ場合が多い。海域を自由に移動し、海域間の人的なネットワークを構築している。鮮魚や塩干魚などは自給用と地元の住民との間で取引されるが、ナマコ・フカヒレ・海燕の巣・

真珠貝・海藻などは中国や東南アジアの華人社会に向けの商品となる。バジャウ（バジョ）は他称で、サマ（Sama）が自称である。

場所請負制

江戸時代、蝦夷地では、松前藩主や藩士が地域ごとにアイヌとの交易を請負人となる商人に委ね、運上金を受け取る仕組みを作った。交易地は場所と呼ばれ、これが場所請負制の元となった。一八世紀前半の享保～元文年間に請負制が進み、六〇以上の場所が請負制で経営された。幕府は辺境におけるロシア対策上、蝦夷地を幕領とし、東蝦夷地の場所請負制を廃止した。しかし、蝦夷地経営上、請負人の資本が不可欠との判断から松前藩に戻した。アイヌの酷使と和人の出稼ぎ者への重税、天然痘の流行により、アイヌの人口が激減した。場所請負制は明治二（一八六九）年に廃止された。

バスク人　Basque/ Euskaldunak（バスク語）

スペインとフランス国境のピレネー山脈に住む民族で、その由来について不明点が多い。一一世紀ころよりノルマン人により捕鯨業を伝授され、ビスケー湾だけでなく北西大西洋で捕鯨に従事し、ラブラドル半島、ニューファンドランドに至った。捕鯨は一五六〇年代に最盛期を迎えた。一六世紀末からのヨーロッパにおける戦乱とクジラ資源の枯渇の反面、オランダ・イギリスなどの北西大西洋の探検を通じて新たな捕鯨場が発見された。資本力のないバスク捕鯨は凋落し、オランダ、英国の捕鯨船に雇われて捕鯨業を続けた。大航海時代の最終期までがバスク捕鯨の時代といえる。バスクはリンゴのサイダーを大量に摂取することが契約上もあり、長い航海でもビタミンCを補給することができた。

バラスト水　Ballast water

船体のバラスト（底荷となる重し）として使われる水。海洋環境と生物多様性の保全、ヒトの健康と経済活動の正常な運用に有害となる水生生物や病原体が長距離間で移動することを防止する必要がある。このため、「バラスト水管理条約」が国際海事機関（IMO）で署名され、二〇一七年九月八日に発効した。大陸間の長距離輸送でなくとも、たとえば日本の岩手県内で岩石採取船が往路の空荷にバラスト水を輸送して、岩石を積み込む先でバラスト水を放出した。そのバラスト水に貝毒となるプランクトンの渦鞭毛藻類が含まれていた。それを摂取したホタテガイの中腸に蓄積され、麻痺性・下痢性の貝毒を発生させ、出荷停止になった例がある。海洋を通じた疫病の拡散を防止するための国際的な取組みの徹底は重要課題である。

パンデミック　pandemic

パンデミックは、エピデミック（epidemic：流行病・伝染病）のパン（pan）つまり「全」・「汎」的な場合で、「世界的流行」を意味する。一四世紀にヨーロッパを中心に流行したペスト（黒死病）、一九〜二〇世紀にインドをはじめ七次の大流行のあったコレラ、第一次世界大戦中（一九一八〜一九年）に発生したスペイン風邪、一九六八年の香港風邪、二〇〇九年の新型インフルエンザ、二〇一二年以降のSARS（重症急性呼吸器症候群）とMERSコロナウイルス（中東呼吸器症候群）、二〇一九年暮れからの新型コロナウイルス（COVID—19）が相次いで発生している。

病院船 Hospital ship

病院船は、戦場などで負傷、病気に陥った人びとを収容して医療活動をおこなう海上の病院となる船舶を指す。一九四九年のジュネーヴ第二条約で、医療以外の軍事活動をおこなわない要件を満たせば、いかなる軍事的攻撃からも保護された。歴史的に多くの病院船が活躍したが、米国では今回の新型コロナウイルスで感染した患者を受け入れるために派遣された米国海軍の「コンフォート」号が、船内の改装で患者の受け入れが遅れた。感染者を非感染者や医師と隔離するための防御壁が完全に整備されていなかったからだ。ふつうの大型クルーズでは船内で感染症が発生しても、隔離が構造上、できなかったことで船内感染が増大した苦い経験がある。今後の新たな感染症のパンデミックを踏まえ、日本に本格的な病院船を建造する意義が問われている。

日和見感染　opportunistic infection

すべての生物には様々な常在細菌が付着または共生している。常在菌の病原性は極めて弱く、宿主が健康であれば免疫でバランスが保たれていて、宿主が病気になることはない。しかし、高齢者、臓器移植患者、免疫抑制剤投与者など（易感染宿主という）では、免疫能が低下しているので、常在菌が宿主に病原性を発揮し、疾病を起こすことがある。このような場合を日和見感染という。もし、日和見感染菌が多剤耐性能を持っていると、抗菌剤が効かず、死に至ることも多い。緑膿菌《りょくのう》、メチシリン耐性黄色ブドウ球菌（MRSA）、バンコマイシン耐性腸球菌（VRE）など多数知られている。

プラスミド、伝達因子　plasmid, mobile genetic element

細菌は細胞内にゲノムDNAの他に、独立して複製する小さな環状DNAを持つ場合がある。これがプラスミドで、細胞間で伝達できるものとできないものがある。伝達性のプラスミドに薬剤耐性遺伝子がコードされる場合は、細菌間でのプラスミド伝達で薬剤耐性能の水平伝達が起こる。また、ゲノムDNA上にもDNA切り出し酵素や挿入配列などをコードする領域がある場合、ゲノムからゲノムへの遺伝子水平伝達が起こる。これら、耐性遺伝子をほかの細胞へ伝達させるDNA構造を可動性伝達因子（MGE：mobile genetic element）と呼ぶ。MGEにはプラスミド、ウイルス（ファージ）、トランスポゾン、integrative conjugative element（ICE）などがある。

ペスト　plague（pest）

ペストは人獣共通感染症であり、ネズミなど齧歯《げっし》類を宿主としてノミによって伝播する。このほか、野生動物やペットからの直接感染や、ヒトーヒト間での飛沫感染の場合もある。感染により、内出血した皮膚が黒変することから黒死病とも呼ばれた。海を介してネズミやノミが船内の積み荷に紛れて拡散する例とともに、ユーラシア大陸の草原地帯を移動した遊牧民とともに西進し、ヨーロッパに至った。英国のロンドン市内における墓地の発掘で、中世の黒死病の死者から抽出されたDNA検査で、ノミによる感染が有力であり、ネズミによらないとする説が二〇一八年に報告された。

フィラリア　filaria

東南アジア起源のバンクロフト糸状虫他が感染源で、蚊を中間宿主として人体に感染することを一九世紀後半にP・マンソンが発見した。症状は、リンパ系に障害が生じ、陰嚢《いんのう》の肥大化、足が象のように大きく腫れる症状（象皮病）、尿の白濁する乳び尿などを引き起こす。日本では、長崎・鹿児島・愛媛・宮古諸島の風土病とされていたが、ジエチルカルバマジン（DEC）という駆虫薬の投薬で根絶した。しかし、いまなお世界中に蔓延し、「隠れた感染症」と称される。患者の血液採取により、陽性者を検出する地域滞在型の看護制度が見直されるべきであろう。

膜ベシクル　membrane vesicle

すべての生物の細胞膜はリン脂質の二重膜でできている。細菌の細胞表面では細胞膜から小胞が形成されて細胞外へ飛び出すことがある。これが膜ベシクルである。膜ベシクル内には、酵素やDNAが含まれることがある。膜ベシクルは、ほかの細胞に融合して取り込まれることがあり、その場合、含まれるDNAがゲノムDNAに組み込まれて遺伝情報が転写・翻訳できる場合は、遺伝子が水平伝達したことになる。

マラッカ（ムラユ）Malacca（Melayu）

マラッカ海峡は帆船時代に海上輸送の拠点となり、七世紀以降のイスラーム系港市国家の繁栄はポルトガルによるマラッカ占領（一五一一年）までつづいた。その代表がマラッカ（ムラユ）であり、交易における荷作業、関税支払い、宿泊などの手配がなされた。マラッカ市内には、交易商人のためにグジャラート、ベンガル、ジャワ、中国の四地区を設営し、それぞれシャーバンダール（港の王の意味）が管理した。この人物は前記四地区からの出身者であった。シャーバンダールは船舶と交易品の取り扱いを差配する外国領事の役割をもつ商人であった。

マラリア　malaria

マラリア原虫（Plasmodium）を病原体とし、ハマダラカを媒介としてヒトが蚊に刺されたさいに感染する。熱帯・亜熱帯に広くみられ、ヒトに感染するマラリア原虫には、熱帯熱・三日熱・四日熱・卵形の四種類がある。サルマラリア原虫の一種が東南アジアで見つかり、ヒトに感染する五番目のマラリア原虫とされている。発熱、貧血、脾臓《ひぞう》の腫れなどを起こし、重篤な場合死に至る。マラリア以外に蚊の媒介するデング熱、ウエストナイル熱などがある。第一次アヘン戦争のさい、浙江《せっこう》省沖の舟山列島にいた英国軍船の兵士がマラリア禍で大きな人的損害を被った歴史がある。

水俣病　Minamata Disease

有明海で発生した水俣病は、チッソ水俣工場から排出されたメチル水銀化合物の汚染物質を魚介類が摂取し、生物濃縮され、ヒトが摂食することで発症した。重篤な中枢神経系疾患をもたらした。水俣病は昭和三一（一九五六）年五月、初めて患者の発生が確認された。有毒なメチル水銀の放出は「海の疫病」を語る上で日本の歴史に残る重大な汚点であり、海の環境保全と生物生態系を無視した公害病である。タレ流しが陸地起源であり、産業廃棄物の不法投棄は今後の地球につながるもので、断じて許せない出来事であった。

ワールド・ドリーム号　(World Dream)

全長三三五メートル、船幅三九・七メートル、総トン数一五万六九五トンのクルーズ船。定員三三七六名、客室一、六八六室。二〇二〇年一月一九～二四日のツアーに参加した乗客のうち、三人の中国人が香港で下船後、陽性が判明した。二月二日に次のクルーズがはじまったが、台湾・高雄、香港で入国を拒否された。その後乗務員が陰性とわかり、乗客を降ろしてインドネシアに向かうが、ここでも入国を拒否され、最終的には乗務員は病院船で輸送され、無人島に隔離された。

＊一部の項目は、鈴木聡先生にご協力いただいた。

執筆者一覧（肩書は 2021 年 2 月現在）

第 1 章

門司和彦：長崎大学多文化社会学部・熱帯医学グローバルヘルス研究科教授
片山一道：京都大学名誉教授
江藤由香里：山陽学園短期大学こども育成学科講師
岸上伸啓：人間文化研究機構理事、国立民族学博物館教授（併任）
黒嶋 敏：東京大学史料編纂所附属画像史料解析センター准教授

第 2 章

田中三郎：（一財）みなと総合研究財団クルーズ総合研究所副所長
坂元茂樹：同志社大学法学部教授、神戸大学名誉教授
岩本一壽：社会福祉法人恩賜財団済生会支部岡山県済生会支部長

第 3 章

小林正典：（公財）笹川平和財団海洋政策研究所主任研究員
鈴木 聡：愛媛大学沿岸環境科学研究センター教授
岩田久人：愛媛大学沿岸環境科学研究センター教授

第 4 章

永野正宏：国立アイヌ民族博物館 文化庁企画調整課調査官
橋村 修：東京学芸大学教育学部准教授
村上 衛：京都大学人文科学研究所准教授
市川智生：沖縄国際大学総合文化学部准教授
砂田向壱：（公社）モバイル・ホスピタル・インターナショナル理事長

第 5 章

飯島 渉：青山学院大学文学部史学科教授
秋元一峰：（公財）笹川平和財団海洋政策研究所特別研究員

カバー・本扉図：ピーテル・ブリューゲル『死の勝利』（プラド美術館所蔵）

秋道智彌

1946年生まれ。山梨県立富士山世界遺産センター所長。総合地球環境学研究所名誉教授、国立民族学博物館名誉教授。生態人類学。理学博士。京都大学理学部動物学科、東京大学大学院理学系研究科人類学博士課程単位修得。国立民族学博物館民族文化研究部長、総合地球環境学研究所研究部教授、同研究推進戦略センター長・副所長を経て現職。著書に『魚と人の文明論』、『サンゴ礁に生きる海人』『越境するコモンズ』『漁撈の民族誌』『海に生きる』『コモンズの地球史』『クジラは誰のものか』『クジラとヒトの民族誌』『海洋民族学』『アユと日本人』等多数。

角南 篤

1965年生まれ。1988年、ジョージタウン大学School of Foreign Service卒業、1989年株式会社野村総合研究所政策研究部研究員、2001年コロンビア大学政治学博士号（Ph.D.）。2001年から2003年まで独立行政法人経済産業研究所フェロー。2014年政策研究大学院大学教授、学長補佐、2016年から2019年まで副学長、2017年6月より（公財）笹川平和財団常務理事、海洋政策研究所所長。2020年6月より同財団理事長。

編集協力：公益財団法人笹川平和財団海洋政策研究所
（丸山直子・角田智彦）

海洋政策研究所は、造船業等の振興、海洋の技術開発などからスタートし、2000年から「人類と海洋の共生」を目指して海洋政策の研究、政策提言、情報発信などを行うシンクタンク活動を開始。2007年の海洋基本法の制定に貢献した。2015年には笹川平和財団と合併し、「新たな海洋ガバナンスの確立」のミッションのもと、様々な課題に総合的、分野横断的に対応するため、海洋の総合的管理と持続可能な開発を目指して、国内外で政策・科学技術の両面から海洋に関する研究・交流・情報発信の活動を展開している。https://www.spf.org/opri/

シリーズ 海とヒトの関係学④

疫病と海

2021年3月4日　初版第1刷発行

編著者　秋道智彌《あきみちともや》・角南篤《すなみあつし》

発行者　内山正之

発行所　株式会社 西日本出版社
〒564-0044　大阪府吹田市南金田1－8－25－402
［営業・受注センター］
〒564-0044　大阪府吹田市南金田1－11－11－202
TEL 06－6338－3078　fax 06－6310－7057
郵便振替口座番号　00980－4－181121
http://www.jimotonohon.com/

編　集　岩永泰造

ブックデザイン　尾形忍（Sparrow Design）

印刷・製本　株式会社 光邦

ISBN 978-4-908443-59-6
本書は、ボートレースの交付金による日本財団の助成を受けています。